S3-Leitlinie Opioidbezogene Störungen

Ingo Schäfer · Markus Backmund ·
Anil Batra · Maurice Cabanis ·
Wilma Funke · Ursula Havemann-Reinecke ·
Britta Jacobsen · Falk Kiefer ·
Nikolaus Lange · Kirsten Lehmann ·
Ulrich W. Preuss
(Hrsg.)

S3-Leitlinie Opioidbezogene Störungen

der Deutschen Gesellschaft für Suchtmedizin e. V. (DGS)
und Deutschen Gesellschaft für Suchtforschung und Suchttherapie e. V. (DG-Sucht)

Springer

Hrsg.
Ingo Schäfer
Klinik und Poliklinik für Psychiatrie und Psychotherapie, Zentrum für Interdisziplinäre Suchtforschung der Universität Hamburg
Universitätsklinikum Hamburg-Eppendorf
Hamburg, Deutschland

Markus Backmund
Deutsche Suchtgesellschaft – Dachverband der Suchtfachgesellschaften (DSG) GbR
Tübingen, Deutschland

Anil Batra
Deutsche Gesellschaft für Psychiatrie Psychosomatik und Nervenheilkunde e. V. (DGPPN)
Berlin, Deutschland

Maurice Cabanis
Deutsche Gesellschaft für Suchtmedizin e. V. (DGS)
Stuttgart, Deutschland

Wilma Funke
Zentrum für Integrative Psychiatrie ZIP gGmbH, Deutsche Gesellschaft für Suchtpsychologie e. V. (DGSPS)
Lübeck, Deutschland

Ursula Havemann-Reinecke
Deutsche Gesellschaft für Psychiatrie Psychosomatik und Nervenheilkunde e. V. (DGPPN)
Berlin, Deutschland

Britta Jacobsen
Klinik und Poliklinik für Psychiatrie und Psychotherapie, Zentrum für Interdisziplinäre Suchtforschung der Universität Hamburg
Universitätsklinikum Hamburg-Eppendorf
Hamburg, Deutschland

Falk Kiefer
Deutsche Gesellschaft für Suchtforschung und Suchttherapie e. V. (DG-Sucht)
Hamm, Deutschland

Nikolaus Lange
Zentrum für Integrative Psychiatrie ZIP gGmbH
Deutsche Gesellschaft für Suchtpsychologie e. V. (DGSPS)
Lübeck, Deutschland

Kirsten Lehmann
Klinik und Poliklinik für Psychiatrie und Psychotherapie, Zentrum für Interdisziplinäre Suchtforschung der Universität Hamburg
Universitätsklinikum Hamburg-Eppendorf
Hamburg, Deutschland

Ulrich W. Preuss
Deutsche Gesellschaft für Suchtmedizin e. V. (DGS)
Stuttgart, Deutschland

ISBN 978-3-662-72667-9 ISBN 978-3-662-72668-6 (eBook)
https://doi.org/10.1007/978-3-662-72668-6

Die Deutsche Nationalbibliothek verzeichnet diese Publikation in der Deutschen Nationalbibliografie; detaillierte bibliografische Daten sind im Internet über https://portal.dnb.de abrufbar.

Planung/Lektorat: Katrin Lenhart
Springer ist ein Imprint der eingetragenen Gesellschaft Springer-Verlag GmbH, DE und ist ein Teil von Springer Nature.
Die Anschrift der Gesellschaft ist: Heidelberger Platz 3, 14197 Berlin, Germany

Förderanerkennung

Das dieser Veröffentlichung zugrundliegende Projekt wurde mit Mitteln des Innovationsausschusses beim Gemeinsamen Bundesausschuss unter dem Förderkennzeichen 01VSF21015 gefördert.

Version: 1.0

AWMF-Registernummer 076–012

Federführende Fachgesellschaften und Koordination

Deutsche Gesellschaft für Suchtmedizin e. V.

c/o Center for Clinical Innovation in Addiction Research (CORE)
Wiesbadener Str. 43
D-70372 Stuttgart
Telefon: 0711/25 29 67 02
info@dgsuchtmedizin.de

Deutsche Gesellschaft für Suchtforschung und Suchttherapie e. V.

Postfach 1453
D-59004 Hamm
Telefon: 02381/41 79 98
dg-sucht@t-online.de

Zentrum für Interdisziplinäre Suchtforschung (ZIS) der Universität Hamburg

c/o Klinik für Psychiatrie und Psychotherapie
Universitätsklinikum Hamburg-Eppendorf
Martinistr. 52, 20246 Hamburg
Telefon: 040//410-57902
zis-gs@uke.de

Bitte die Leitlinie wie folgt zitieren:

Deutsche Gesellschaft für Suchtmedizin e. V. & Deutsche Gesellschaft für Suchtforschung und Suchttherapie e. V. S3-Leitlinie Opioidbezogene Störungen, Version 1.0, 30.06.2025, Verfügbar unter: https://register.awmf.org/de/leitlinien/detail/076-012 [Zugriff am *Datum*].

AWMF-Registernummer 076–012

Link zur Leitlinie: https://register.awmf.org/de/leitlinien/detail/076-012

Weitere Dokumente, wie den Leitlinienreport, das Informationsblatt für Betroffene und die genannten Anhänge, zu dieser Leitlinie finden Sie auf der oben genannten Webseite der AWMF.

Die wichtigsten Empfehlungen auf einen Blick

Diagnostik		
1.3	Empfehlung	Neu (2025)
	Bei Patient:innen mit opioidbezogenen Störungen sollen bestehende psychische und substanzbezogene Komorbiditäten diagnostiziert werden.	
EK	Entsprechend DG-Sucht & DGPPN: S3-Leitlinie Screening, Diagnostik und Behandlung alkoholbezogener Störungen 2021; DGPPN & DG-Sucht: S3-Leitlinie Medikamentenbezogene Störungen 2020	
	Konsensstärke: 100 % (Starker Konsens)	
Therapieplanung		
2.1a	Empfehlung	Neu (2025)
	Personen mit opioidbezogenen Störungen sollte vor einer abstinenzorientierten Entwöhnungsmaßnahme (medizinische Rehabilitation) eine qualifizierte Entzugsbehandlung angeboten werden.	
EK	DGPPN & DG-Sucht 2020, DG-Sucht & DGPPN 2021	
	Konsensstärke: 100 % (Starker Konsens)	
2.1a	Empfehlung	Neu (2025)
	Personen mit opioidbezogenen Störungen sollte vor einer substitutionsgestützten medizinischen Rehabilitation eine qualifizierte Entzugsbehandlung komorbider Störungen durch Substanzgebrauch angeboten werden.	
EK	DGPPN & DG-Sucht 2020, Funke et al. 2020, DG-Sucht & DGPPN 2021	
	Konsensstärke: 96,4 % (Starker Konsens)	
Opioid-Agonisten-Therapie		
3.1	Empfehlung	Neu (2025)
Empfehlungsgrad A ⇑⇑	Die Opioid-Agonisten-Therapie (OAT) soll jedem Menschen mit Störungen durch illegale Opioide (nicht ärztlich verschriebene Opioide) angeboten werden.	
Moazen-Zadeh et al. 2021, Buresh et al. 2021, Lim et al. 2022		
Qualität der Evidenz		
Retention: Niedrig ⊕⊕⊖⊖	Psychische Gesundheit: Niedrig ⊕⊕⊖⊖	AMSTAR 2Kritisch niedrige Qualität
	Konsensstärke: 95,5 % (Starker Konsens)	

Diagnostik		
Entzug		
4.3	Empfehlung	Neu (2025)
	Wenn der Entzug von einem Opioid-Agonisten-Therapie (OAT)-Medikament oder von illegalen Opioiden indiziert ist, dann soll dieses langsam ausschleichend erfolgen, um eine höhere Retention in der Behandlung zu erreichen.	
EK	Gowing et al. 2017, Mumba et al. 2018, DGPPN & DG-Sucht 2020	
	Konsensstärke: 100 % (Starker Konsens)	
Rückfallprophylaxe		
5.4	Empfehlung	Neu (2025)
	Bei Patient:innen in einer Opioid-Agonisten-Therapie (OAT) sollte bei ungenügender Reduktion des Konsums illegaler Opioide oder anderer illegaler Stoffe eine Dosisanpassung und/oder ein Wechsel des OAT-Medikaments geprüft und in Folge angeboten werden.	
EK	Heikman et al. 2017, Peng et al. 2018, Bell et al. 2020	
	Konsensstärke: 100 % (Starker Konsens)	
Psychotherapie		
6.1	Empfehlung	Neu (2025)
Empfehlungsgrad B ⇑	Geeignete Psychosoziale Interventionen* sollten Personen mit opioidbezogenen Störungen in Opioid-Agonisten-Therapie angeboten werden. *dazu gehören: Kontingenzmanagement, Community Reinforcement Approach (CRA), kognitive Verhaltenstherapie (KVT), Akzeptanz und Commitment Therapie (ACT), Motivationale Gesprächsführung (MI), Beratung	
Rice et al. 2020		
Qualität der Evidenz		

Komorbidität (mentale Gesundheit): Niedrig ⊕⊕⊖⊖	Begleitender Konsum von zusätzlichen Substanzen (Opioide): Niedrig ⊕⊕⊖⊖	Abstinenz (Opioide): Niedrig ⊕⊕⊖⊖	Unerwünschte Ereignisse: Sehr niedrig ⊕⊖⊖⊖	AMSTAR 2: Hohe Qualität

	Konsensstärke: 81 % (Konsens)	
Psychosoziale Betreuung		
7.1	Empfehlung	Neu (2025)
Empfehlungsgrad A ⇑⇑	Personen mit opioidbezogenen Störungen in Opioid-Agonisten-Therapie sollen innerhalb eines strukturierten Prozesses eine individuelle bedarfsgerechte psychosoziale Betreuung erhalten.	
Marsden et al. 2019		
Qualität der Evidenz		
Retention: Niedrig ⊕⊕⊖⊖	Kriminelle Aktivität: Sehr niedrig ⊕⊖⊖⊖	Arbeitssituation: Niedrig ⊕⊕⊖⊖

Diagnostik			
Psychische Gesundheit: Sehr niedrig ⊕⊖⊖⊖		RoB 2: geringes Verzerrungsrisiko	
		Konsensstärke: 85,7 % (Konsens)	
Rehabilitation			
8.1		Empfehlung	Neu (2025)
		Patient:innen mit opioidbezogenen Störungen sollte eine ganztags-ambulante und/oder stationäre Rehabilitation angeboten werden.	
EK		Bundesverband Suchthilfe 2021, 2022a, Fachverband Sucht+ 2022a, 2022b	
		Konsensstärke: 92,9 % (Konsens)	
Somatische Komorbiditäten			
9.1		Empfehlung	Neu (2025)
Empfehlungsgrad 0 ⇔		Eine Opioid-Agonisten-Therapie kann angeboten werden, um in der Behandlung der somatischen Komorbidität die Wahrscheinlichkeit der HIV-Virussuppression, die Adhärenz zur HIV-Therapie und die fortgesetzte Virus Response bei HCV zu verbessern.	
McNamara et al. 2021			
Qualität der Evidenz			
HIV-Virussuppression: Sehr niedrig ⊕⊖⊖⊖	Therapieadhärenz der HIV-Therapie (antiretroviral treatment (ART) adherence): Sehr niedrig ⊕⊖⊖⊖	HCV sustained virologic response (SVR): Sehr niedrig ⊕⊖⊖⊖	AMSTAR 2: niedrige Qualität
		Konsensstärke: 100 % (Starker Konsens)	
Psychische Komorbiditäten			
10.1.4		Empfehlung	Neu (2025)
		Patient:innen mit opioidbezogenen Störungen und komorbiden psychischen Erkrankungen soll eine integrierte Behandlung angeboten werden. Ist eine integrierte Behandlung nicht möglich, so soll eine Koordination der Behandlungen gewährleistet werden.	
EK		Charney et al. 2001, Kidorf et al. 2013, 2015, Wüsthoff et al. 2014, Alegria et al. 2019, DGPPN & DG-Sucht 2020, DG-Sucht & DGPPN 2021	
		Konsensstärke: 93,6 % (Konsens)	
Besondere Populationen			
11.2		Empfehlung	Neu (2025)
Empfehlungsgrad A ⇑⇑		Schwangere, Gebärende oder Stillenden mit opioidbezogenen Störungen sollen ausführlich über Risiken, Nebenwirkungen und Nutzen einer Opioid-Agonisten-Therapie, einer abstinenzorientierten Behandlung (Entwöhnungsbehandlung) sowie über Folgen von begleitendem Konsum von zusätzlichen Substanzen (inkl. Alkohol) für sich und für das Kind aufgeklärt werden und gemeinsam mit der behandelnden Person eine Behandlungsstrategie festlegen.	

Diagnostik		
Terplan et al. 2018, Wang et al. 2019, Towers et al. 2020		
Qualität der Evidenz		
Schwangerschaftskomplikationen: Frühgeburtlichkeit; Geburtskomplikationen: Totgeburt; Ausprägung des neonatalen Entzugssyndroms: Sehr niedrig ⊕⊖⊖⊖	AMSTAR 2: Sehr niedrige bis niedrige Qualität	
	Konsensstärke: 100 % (Starker Konsens)	
Schadensminimierung		
12.2	Empfehlung	Neu (2025)
Empfehlungsgrad B ⇑	Drogenkonsumräume sollten opioidabhängigen Personen zur Reduktion von lebensbedrohlichen Überdosierungen zur Verfügung stehen.	
Levengood et al. 2021		
Qualität der Evidenz		
AMSTAR 2: Niedrige Qualität		
	Konsensstärke: 90,5 % (Konsens)	
Selbsthilfe		
13.1	Empfehlung	Neu (2025)
	Personen mit opioidbezogenen Störungen in Opioid-Agonisten-Therapie sollen auf die Möglichkeiten der Selbsthilfe sowie auf regionale Selbsthilfegruppen hingewiesen werden.	
EK	Fredersdorf 2002	
	Konsensstärke: 100 % (Starker Konsens)	
Versorgungsfragen		
14.4	Empfehlung	Neu (2025)
	Eine Integrierte Versorgung sollte Personen mit opioidbezogenen Störungen angeboten werden.	
EK	Bahorik et al. 2017, Chang et al. 2020	
	Konsensstärke: 100 % (Starker Konsens)	

Inhaltsverzeichnis

1 Geltungsbereich und Zweck 1
Kirsten Lehmann, Britta Jacobsen und Ingo Schäfer
1.1 Zielsetzung und Fragestellung 1
1.2 Versorgungsbereich 2
1.3 Patient:innenzielgruppe 2
1.4 Adressaten 2
1.5 Hinweis 2

2 Leitlinienkapitel 5
Markus Backmund, Christopher Baethge, Frank Bannasch, Anil Batra, Maurice Cabanis, Maren Dix, Katharina Eidenmüller, Wilma Funke, Dirk Gastauer, Philip Gerber, Hans Haltmayer (verstorben), Rita Hansjürgens, Timo Harfst, Ursula Havemann-Reinecke, Sarah Huff, Anne Koopmann, Mirjam N. Landgraf, Nikolaus Lange, Marc Lehmann, Tobias Link, Christel Lüdecke, Mathias Luderer, Elisabeth Müller, Christian Muhl, Tina Nagel, Nadja Nestler, Olaf Ostermann, Henrike Paternoga, Denis Paul, Diana Plörer, Patrick Plötzke, Oliver Pogarell, Ulrich W. Preuß, Peter Raiser, Jens Reimer, Michael Rinecker, Ingo Schäfer, Dirk Schaeffer, Norbert Scherbaum, Denis Schinner, Barbara Schneider, Jan-Peter Siedentopf, Stefan Sondermann, Michael Soyka, Martin Strahl, Markus Stuppe, Uwe Verthein, Steffen Wendeln, Sebastian Winkelnkemper, Nobert Wittmann, Norbert Wodarz, Nadine Wussow-Rothhaar und Ulrich Zimmermann
2.1 Diagnostik 9
2.1.1 Einleitung 9
2.1.2 Klinische Fragestellungen 10
2.1.3 Empfehlungen 10
2.1.4 Hintergrund der Evidenz 11
2.1.5 Empfehlungen für zukünftige Forschung 14

2.2 Therapieplanung ... 14
- 2.2.1 Einleitung ... 14
- 2.2.2 Klinische Fragestellungen ... 15
- 2.2.3 Empfehlungen ... 16
- 2.2.4 Hintergrund der Evidenz ... 17
- 2.2.5 Empfehlungen für zukünftige Forschung ... 21

2.3 Opioid-Agonisten-Therapie ... 22
- 2.3.1 Einleitung ... 22
- 2.3.2 Klinische Fragestellungen ... 25
- 2.3.3 Empfehlungen ... 25
- 2.3.4 Hintergrund der Evidenz ... 27
- 2.3.5 Empfehlungen für zukünftige Forschung ... 31

2.4 Entzug ... 31
- 2.4.1 Einleitung ... 31
- 2.4.2 Klinische Fragestellungen ... 32
- 2.4.3 Empfehlungen ... 33
- 2.4.4 Hintergrund der Evidenz ... 35
- 2.4.5 Empfehlungen für zukünftige Forschung ... 43

2.5 Rückfallprophylaxe ... 44
- 2.5.1 Einleitung ... 44
- 2.5.2 Klinische Fragestellungen ... 45
- 2.5.3 Empfehlungen ... 46
- 2.5.4 Hintergrund der Evidenz ... 48
- 2.5.5 Empfehlungen für zukünftige Forschung ... 59

2.6 Psychotherapie ... 60
- 2.6.1 Einleitung ... 60
- 2.6.2 Klinische Fragestellungen ... 62
- 2.6.3 Empfehlungen ... 62
- 2.6.4 Hintergrund der Evidenz ... 64
- 2.6.5 Empfehlungen für zukünftige Forschung ... 71

2.7 Psychosoziale Betreuung ... 71
- 2.7.1 Einleitung ... 71
- 2.7.2 Klinische Fragestellung ... 72
- 2.7.3 Empfehlungen ... 72
- 2.7.4 Hintergrund der Evidenz ... 72
- 2.7.5 Empfehlungen für zukünftige Forschung ... 75

2.8 Rehabilitation ... 76
- 2.8.1 Einleitung ... 76
- 2.8.2 Klinische Fragestellungen ... 76
- 2.8.3 Empfehlungen ... 77
- 2.8.4 Hintergrund der Evidenz ... 78
- 2.8.5 Empfehlungen für zukünftige Forschung ... 85

2.9 Somatische Komorbiditäten . . . 85
2.9.1 Einleitung . . . 85
2.9.2 Klinische Fragestellungen . . . 86
2.9.3 Empfehlungen . . . 86
2.9.4 Hintergrund der Evidenz . . . 86
2.9.5 Empfehlungen für zukünftige Forschung . . . 89
2.10 Psychische Komorbiditäten . . . 89
2.10.1 Allgemeiner Teil . . . 89
2.10.2 Angsterkrankungen . . . 97
2.10.3 Affektive Störungen . . . 102
2.10.4 Persönlichkeitsstörungen . . . 107
2.10.5 Aufmerksamkeitsdefizit-Hyperaktivitätsstörung . . . 111
2.10.6 Posttraumatische Belastungsstörung . . . 117
2.11 Besondere Populationen . . . 120
2.11.1 Einleitung . . . 120
2.11.2 Klinische Fragestellungen . . . 123
2.11.3 Empfehlungen . . . 124
2.11.4 Hintergrund der Evidenz . . . 125
2.11.5 Empfehlungen für zukünftige Forschung . . . 133
2.12 Schadensminimierung . . . 133
2.12.1 Einleitung . . . 133
2.12.2 Klinische Fragestellungen . . . 135
2.12.3 Empfehlungen . . . 135
2.12.4 Hintergrund der Evidenz . . . 136
2.12.5 Empfehlungen für zukünftige Forschung . . . 144
2.13 Selbsthilfe . . . 146
2.13.1 Einleitung . . . 146
2.13.2 Klinische Fragestellung . . . 146
2.13.3 Empfehlungen . . . 146
2.13.4 Hintergrund der Evidenz . . . 147
2.13.5 Empfehlungen für zukünftige Forschung . . . 150
2.14 Versorgungsfragen . . . 151
2.14.1 Einleitung . . . 151
2.14.2 Klinische Fragestellungen . . . 152
2.14.3 Empfehlungen . . . 153
2.14.4 Hintergrund der Evidenz . . . 154
2.14.5 Empfehlungen für zukünftige Forschung . . . 162

3 Wichtige Forschungsfragen . . . 163
Markus Backmund, Christopher Baethge, Frank Bannasch, Anil Batra, Maurice Cabanis, Maren Dix, Katharina Eidenmüller, Wilma Funke, Dirk Gastauer, Philip Gerber, Hans Haltmayer (verstorben), Rita Hansjürgens, Timo Harfst, Ursula Havemann-Reinecke, Sarah Huff, Anne Koopmann, Mirjam N. Landgraf, Nikolaus Lange, Marc Lehmann, Tobias Link, Christel Lüdecke, Mathias Luderer, Elisabeth Müller, Christian Muhl, Tina Nagel, Nadja Nestler, Olaf Ostermann, Henrike Paternoga, Denis Paul, Diana Plörer, Patrick Plötzke, Oliver Pogarell, Ulrich W. Preuß, Peter Raiser, Jens Reimer, Michael Rinecker, Ingo Schäfer, Dirk Schaeffer, Norbert Scherbaum, Denis Schinner, Barbara Schneider, Jan-Peter Siedentopf, Stefan Sondermann, Michael Soyka, Martin Strahl, Markus Stuppe, Uwe Verthein, Steffen Wendeln, Sebastian Winkelnkemper, Norbert Wittmann, Norbert Wodarz, Nadine Wussow-Rothhaar und Ulrich Zimmermann

4 Zusammensetzung der Leitliniengruppe . . . 171
Britta Jacobsen, Kirsten Lehmann und Ingo Schäfer
4.1 Leitlinienkoordinator und Ansprechpartnerinnen . . . 171
4.2 Beteiligte Fachgesellschaften und Organisationen . . . 172
4.3 Patient:innen/Büger:innenbeteiligung . . . 177
4.4 Methodische Begleitung . . . 177

5 Informationen zu dieser Leitlinie . . . 179
Kirsten Lehmann, Britta Jacobsen und Ingo Schäfer
5.1 Methodische Grundlagen . . . 179
5.2 Systematische Recherche und Auswahl der Evidenz . . . 179
5.3 Kritische Bewertung der Evidenz . . . 179
5.4 Strukturierte Konsensfindung . . . 180
5.5 Empfehlungsgraduierung und Feststellung der Konsensstärke . . . 180

6 Redaktionelle Unabhängigkeit . . . 183
Britta Jacobsen, Kirsten Lehmann und Ingo Schäfer
6.1 Finanzierung der Leitlinie . . . 183
6.2 Darlegung von Interessen und Umgang mit Interessenkonflikten . . . 183

Anhang . . . 185

Literatur . . . 193

1 Geltungsbereich und Zweck

Kirsten Lehmann, Britta Jacobsen und Ingo Schäfer

1.1 Zielsetzung und Fragestellung

Die Leitlinie soll durch Empfehlungen zur Diagnostik, Therapie und Nachsorge bei opioidbezogenen Störungen zu einer Verbesserung der Versorgungsqualität und der interdisziplinären Kooperation in der Versorgung betroffener Patient:innen beitragen. Vorrangige Ziele sind einheitliche Empfehlungen für Behandlungsplanung (z. B. Abstinenzorientierung vs. Opioid-Agonisten-Therapie), Akut- und Postakutbehandlung (pharmakologische Therapien, psychosoziale Therapien, Behandlung von Komorbiditäten) Rehabilitation und Nachsorge. Gruppen mit speziellen Bedarfen (z. B. Schwangere, Eltern, ältere Patient:innen) und besonderen Versorgungsaspekten (z. B. in Haft und Maßregelvollzug) werden gesondert berücksichtigt. Patient:innennahe Endpunkte (z. B. somatische und psychische Gesundheit, subjektive Lebensqualität, Reduktion von Substanzgebrauch, Haltequote) werden in Bezug auf ihre Eignung für das Qualitätsmonitoring und die aktuellen Versorgungsangebote im Rahmen der Evidenzbewertung auf ihren Nutzen geprüft.

K. Lehmann · B. Jacobsen · I. Schäfer (✉)
Klinik und Poliklinik für Psychiatrie und Psychotherapie, Zentrum für Interdisziplinäre Suchtforschung der Universität Hamburg, Universitätsklinikum Hamburg-Eppendorf, Hamburg, Deutschland
E-Mail: i.schaefer@uke.de

I. Schäfer et al. (Hrsg.), *S3-Leitlinie Opioidbezogene Störungen*,
https://doi.org/10.1007/978-3-662-72668-6_1

1.2 Versorgungsbereich

In dieser Leitlinie werden folgende Versorgungsbereiche abgedeckt: ambulant, stationär, teilstationär, Früherkennung, Diagnostik, Therapie, Rehabilitation, primärärztliche Versorgung und spezialärztliche Versorgung. Der Bereich der Prävention wird nicht thematisiert.

1.3 Patient:innenzielgruppe

Die Zielpopulation dieser Leitlinie sind Erwachsene, die bei denen die Diagnose einer Störung durch illegale Opioide (nicht ärztlich verschriebene Opioide; ICD-10 F11; ICD-11 6C43) vorliegt oder der Verdacht einer solchen Diagnose besteht. Zielgruppen mit speziellen Bedarfen und Versorgungsaspekten (z. B. Schwangere, Stillende, Eltern, ältere Patient:innen, Patient:innen in Haft und Maßregelvollzug, Geflüchtete) werden gesondert berücksichtigt.

1.4 Adressaten

Diese Leitlinie richtet sich an Fachpersonal in Versorgungsbereichen mit Kontakt zur Zielgruppe, z. B. Ärzt:innen, Psycholog:innen, ärztliche und psychologische Psychotherapeut:innen, Gesundheits- und Krankenpfleger:innen und Sozialarbeiter:innen/-pädagog:innen und dient zur Information für Spezialtherapeut:innen (z. B. Ergotherapie, Physiotherapie, Logopädie, Kreativtherapie), Apotheker:innen und Medizinische Fachangestellte sowie nichtärztliche Berufe in der vertragsärztlichen Versorgung.

1.5 Hinweis

Die Kapitel zu den jeweiligen Themenbereichen sind folgendermaßen aufgebaut:

1. *Thema*
   - 1.1 Einleitung
   - 1.2 Klinische Fragestellungen
   - 1.3 Empfehlungen
   - 1.4 Hintergrund der Evidenz
     - 1.4.1 Hintergrundtext zur Empfehlung …
     - 1.4.2 Darlegung der Evidenzgrundlage
     - 1.4.3 Begründung des Empfehlungsgrades mit Darlegung der Abwägung von Nutzen und Schaden der Intervention
     - 1.4.4 Gegebenenfalls weitere Gründe für den Empfehlungsgrad und/oder Wiedergabe wichtiger Diskussionspunkte

1.4.5 Gegebenenfalls Nennen von Personengruppe, auf die die Empfehlung nicht zutrifft/Alternativen
1.4.6 Gegebenenfalls Angaben zur qualitativ guten Durchführung
1.5 Empfehlungen für zukünftige Forschung

In dieser Buch-Version der Leitlinie wurden diejenigen Unterkapitel entfernt, bei denen keine Angaben gemacht oder sie als nicht zutreffend eingestuft wurden. In der Version der Leitlinie auf der AWMF-Webseite sind diese z. B. mit dem Hinweis „Nicht zutreffend." oder „Keine." dargestellt.

Leitlinienkapitel

2

Markus Backmund, Christopher Baethge, Frank Bannasch, Anil Batra, Maurice Cabanis, Maren Dix, Katharina Eidenmüller, Wilma Funke, Dirk Gastauer, Philip Gerber, Hans Haltmayer, Rita Hansjürgens, Timo Harfst, Ursula Havemann-Reinecke, Sarah Huff, Anne Koopmann, Mirjam N. Landgraf, Nikolaus Lange, Marc Lehmann, Tobias Link, Christel Lüdecke, Mathias Luderer, Elisabeth Müller, Christian Muhl, Tina Nagel, Nadja Nestler, Olaf Ostermann, Henrike Paternoga, Denis Paul, Diana Plörer, Patrick Plötzke, Oliver Pogarell, Ulrich W. Preuß, Peter Raiser, Jens Reimer, Michael Rinecker, Ingo Schäfer, Dirk Schaeffer, Norbert Scherbaum, Denis Schinner, Barbara Schneider, Jan-Peter Siedentopf, Stefan Sondermann, Michael Soyka, Martin Strahl, Markus Stuppe, Uwe Verthein, Steffen Wendeln, Sebastian Winkelnkemper, Nobert Wittmann, Norbert Wodarz, Nadine Wussow-Rothhaar und Ulrich Zimmermann

M. Backmund
Deutsche Suchtgesellschaft – Dachverband der Suchtfachgesellschaften (DSG) GbR, Tübingen, Deutschland
E-Mail: markus.backmund@p-i-t.info

C. Baethge
Arzneimittelkommission der deutschen Ärzteschaft (AkdÄ), Berlin, Deutschland
E-Mail: baethge@aerzteblatt.de

F. Bannasch
Hagen, Deutschland
E-Mail: frank.bannasch@diakonie-mark-ruhr.de

A. Batra · U. Havemann-Reinecke
Deutsche Gesellschaft für Psychiatrie, Psychosomatik und Nervenheilkunde e. V. (DGPPN), Berlin, Deutschland
E-Mail: anil.batra@med.uni-tuebingen.de

U. Havemann-Reinecke
E-Mail: u.havemann-reinecke@med.uni-goettingen.de

I. Schäfer et al. (Hrsg.), *S3-Leitlinie Opioidbezogene Störungen*,
https://doi.org/10.1007/978-3-662-72668-6_2

M. Cabanis · U. W. Preuß
Deutsche Gesellschaft für Suchtmedizin e. V. (DGS), Stuttgart, Deutschland
E-Mail: m.cabanis@klinikum-stuttgart.de

U. W. Preuß
E-Mail: ulrich.preuss@medizin.uni-halle.de

M. Dix · M. Lehmann
Ministerium der Justiz des Landes Nordrhein-Westfalen für die Landesjustizverwaltungen, Düsseldorf, Deutschland

M. Lehmann
E-Mail: marc.lehmann@jvapls.berlin.de

K. Eidenmüller · A. Koopmann
Mannheim, Deutschland
E-Mail: katharina.eidenmueller@zi-mannheim.de

A. Koopmann
E-Mail: anne.koopmann@zi-mannheim.de

W. Funke · N. Lange
Deutsche Gesellschaft für Suchtpsychologie e. V. (DGSPS), Zentrum für Integrative Psychiatrie ZIP gGmbH, Lübeck, Deutschland
E-Mail: wifu@wilmafunke.de

N. Lange
E-Mail: nikolaus.lange@agj-freiburg.de

D. Gastauer · O. Ostermann
Fachverband Drogen- und Suchthilfe e. V. (fdr), Erfurt, Deutschland
E-Mail: post@dirkgastauer.de

O. Ostermann
E-Mail: olaf.ostermann@condrobs.de

P. Gerber · N. Wittmann Der Paritätische Gesamtverband, Berlin, Deutschland
E-Mail: gerber@drogenverein.de

N. Wittmann
E-Mail: norbert.wittmann@mudra-online.de

H. Haltmayer
Österreichische Gesellschaft für arzneimittelgestützte Behandlung von Suchtkrankheit (ÖGABS), c/o Wiener, Medizinische Akademie, Wien, Deutschland

R. Hansjürgens
Deutsche Gesellschaft für Soziale Arbeit in der Suchthilfe e. V. (DG-SAS), c/o Sozialdienst katholischer Frauen und Männer Düsseldorf e. V., Hilfezentrum, Düsseldorf, Deutschland
E-Mail: hansjuergens@ash-berlin.eu

T. Harfst
Bundespsychotherapeutenkammer (BPtK), Berlin, Deutschland
E-Mail: harfst@bptk.de

S. Huff · P. Plötzke
BAG Caritas Suchthilfe (CaSu), Berlin, Deutschland
E-Mail: s.huff@caritas-rhn.de

P. Plötzke
E-Mail: ploetzke.patrick@skfm-duesseldorf.de

M. N. Landgraf
Gesellschaft für Neuropädiatrie (GNP) e. V., LMU Klinikum der Universität München, Neuropädiatrie, Entwicklungsneurowissenschaften und Sozialpädiatrie, München, Deutschland
E-Mail: mirjam.landgraf@med.uni-muenchen.de

T. Link
Wiesloch, Deutschland
E-Mail: tobias.link@pzn-wiesloch.de

C. Lüdecke · M. Stuppe
Bundesdirektorenkonferenz – Verband leitender Ärztinnen und Ärzte der Kliniken für Psychiatrie und Psychotherapie (BDK) e. V., Pfalzklinikum, Klinik für Psychiatrie, Psychosomatik und Psychotherapie, Klingenmünster, Deutschland
E-Mail: c.luedecke@asklepios.com

M. Stuppe
E-Mail: markus.stuppe@helios-kliniken.de

M. Luderer
Frankfurt, Deutschland
E-Mail: luderer@med.uni-frankfurt.de

E. Müller · O. Pogarell
Bayerische Akademie für Suchtfragen in Forschung und Praxis (BAS) e. V. gGmbH, München, Deutschland
E-Mail: Elisabeth.Mueller@klinikum-nuernberg.de

O. Pogarell
E-Mail: oliver.pogarell@med.uni-muenchen.de

C. Muhl · N. Wussow-Rothhaar
Fachverband Sucht+ e. V., Fachverband für Sucht plus Psychosomatik (FVS+), Bonn, Deutschland
E-Mail: c.muhl@salus-friedberg.de

N. Wussow-Rothhaar
E-Mail: nadine.wussow-rothhaar@median-kliniken.de

T. Nagel
Duisburg, Deutschland

N. Nestler
Deutsche Gesellschaft für Pflegewissenschaft e. V. (DGP), Duisburg, Deutschland
E-Mail: nadja.nestler@pmu.ac.at

H. Paternoga
Deutsche Gesellschaft für Rehabilitationswissenschaften e. V. (DGRW), Institut für Rehabilitationsmedizin, Profilzentrum Gesundheits¬wissenschaften, Medizinische Fakultät der Martin-Luther-Universität Halle-Wittenberg, Halle (Saale), Deutschland
E-Mail: henrike-paternoga@therapiehilfe.de

D. Paul
Esslingen, Deutschland

D. Plörer
Arbeitsgruppe Diamorphin-gestützte Behandlung (AG Diamorphin), Stuttgart (S-West), Deutschland

P. Raiser · D. Schinner
Deutsche Hauptstelle für Suchtfragen e. V. (DHS), Hamm, Deutschland
E-Mail: raiser@dhs.de

D. Schinner
E-Mail: dschinner@netzwerk-suchthilfe.org

J. Reimer
Deutsche Suchtstiftung, c/o Förderstiftung MHH plus, Hannover, Deutschland
E-Mail: reimer@uke.de

M. Rinecker
Deutsche Gesellschaft für Allgemeinmedizin und Familienmedizin (DEGAM) e. V., Berlin, Deutschland

I. Schäfer (✉)
Klinik und Poliklinik für Psychiatrie und Psychotherapie, Zentrum für Interdisziplinäre Suchtforschung der Universität Hamburg, Universitätsklinikum Hamburg-Eppendorf, Hamburg, Deutschland
E-Mail: i.schaefer@uke.de

D. Schaeffer
Deutsche Aidshilfe e. V. (DAH), Berlin, Deutschland
E-Mail: dirk.schaeffer@dah.aidshilfe.de

N. Scherbaum · N. Wodarz
Bundesärztekammer (BÄK), Arbeitsgemeinschaft der deutschen Ärztekammern, Berlin, Deutschland
E-Mail: norbert.scherbaum@lvr.de

N. Wodarz
E-Mail: norbert.wodarz@medbo.de

B. Schneider
Deutsche Gesellschaft für Suizidprävention (DGS) e. V., Universität Jena, Klinik für Psychiatrie und Psychotherapie, Jena, Deutschland
E-Mail: b.schneider@lvr.de

J.-P. Siedentopf
Deutsche Gesellschaft für Gynäkologie und Geburtshilfe (DGGG) e. V., Repräsentanz der DGGG und Fachgesellschaften, Berlin, Deutschland
E-Mail: jan-peter.siedentopf@charite.de

S. Sondermann
Moers, Deutschland
E-Mail: s.sondermann@grafschafter-diakonie.de

M. Soyka
Bayern, Tutzingen, Deutschland

2.1 Diagnostik

Ulrich W. Preuß und Maurice Cabanis

2.1.1 Einleitung

Im allgemeinen Sprachgebrauch wird der Begriff Sucht oft gleichbedeutend mit Abhängigkeit verwendet, wobei sich Sucht als eine umfassendere psychische und verhaltensbezogene Dimension extremer Substanzbezugsverhalten manifestiert. Bereits 1964 wurde von der WHO der Terminus Sucht zugunsten des präziseren Begriffs Abhängigkeit aufgegeben. Dieses Kapitel orientiert sich an den Kriterien der von der WHO herausgegebenen ICD [1], die im Gegensatz zum US-amerikanischen DSM [2] zwischen schädlichem Konsum und Abhängigkeit differenziert. Das vorliegende Kapitel befasst sich explizit mit der Diagnostik opioidbezogener Störungsbilder. Ziel ist es, die spezifischen diagnostischen Herausforderungen in diesem Bereich klar herauszuarbeiten und dabei sowohl die Bedeutung einer differenzierten Diagnostik als auch deren Relevanz für die Behandlungsplanung zu unterstreichen. Eine fundierte Diagnostik stellt nicht nur die Basis für eine zielgerichtete Therapie dar, sondern ist auch essenziell, um Langzeitfolgen – wie etwa die Chronifizierung der Erkrankung oder behandlungsbedingte Komplikationen – frühzeitig zu erkennen und zu vermeiden. Insbesondere vor dem Hintergrund der häufig komplexen Symptomatik und des Vorliegens multipler psychosozialer Belastungen ist es unabdingbar, dass Diagnostikverfahren nicht nur die opioidbezogene Problematik, sondern auch zugrunde liegende psychische und somatische Störungen systematisch erfassen.

Unser geschätzter Kollege Hans Haltmayer ist leider während der Erstellung dieser Leitlinie verstorben.

M. Strahl
Deutsche Fachgesellschaft psychiatrische Pflege (DFPP) e. V., Ulm, Deutschland
E-Mail: martin.strahl@ukbonn.de

U. Verthein
Bundesverband für akzeptierende Drogenarbeit und humane Drogenpolitik (akzept e. V.), Berlin, Deutschland
E-Mail: u.verthein@uke.de

S. Wendeln
Niedersachsen, Hannover, Deutschland
E-Mail: steffen.wendeln@step-niedersachsen.de

S. Winkelnkemper
Bundesverband für stationäre Suchtkrankenhilfe e. V. (BUSS), Kassel, Deutschland

U. Zimmermann
Sächsische Wissenschaftliche Gesellschaft für Nervenheilkunde (SWGN) e. V., c/o Universitätsklinikum Dresden, Klinik und Poliklinik für Psychiatrie und Psychotherapie, Dresden, Deutschland
E-Mail: ulrich.zimmermann@kbo.de

2.1.2 Klinische Fragestellungen

1. Welches Screeninginstrument zur Diagnostik einer opioidbezogenen Störung weist die höchste Sensitivität, Spezifität, Validität oder Reliabilität auf?
2. Führt die Anwendung sozialdiagnostischer Verfahren (Reso-MAP (Instrument der psychosozialen Diagnostik im Resozialisierungsprozess) und/oder MATE (Measurements in the Addictions for Triage and Evaluation) und/oder ICF (International Classification of Functioning) bei Personen mit opioidbezogenen Störungen zu einer höheren Retention oder höheren Form sozialer Teilhabe im Vergleich zu keiner Anwendung sozialdiagnostischer Verfahren?
3. Führt das Diagnostizieren von weiteren psychischen Störungen (Angststörungen, ADHS, bipolare Erkrankungen, Depression, Persönlichkeitsstörungen, PTBS, schizophrene Psychose) bei Personen mit opioidbezogenen Störungen zu einer höheren Quote von Aufnahmen einer Opioid-Agonisten-Therapie (OAT), höheren Retention oder geringeren Rückfällen in den Gebrauch illegaler Opioide im Vergleich zu einer ausschließlichen Diagnostik von opioidbezogenen Störungen?
4. Führt das Diagnostizieren von weiteren Suchterkrankungen bei Personen mit opioidbezogenen Störungen zu einer höheren Quote von Aufnahmen einer OAT oder höheren Retention im Vergleich zu einer ausschließlichen Diagnostik einer opioidbezogenen Störung?

2.1.3 Empfehlungen

1.1	Empfehlung	Neu (2025)
	Die Diagnose einer opioidbezogenen Störung soll den diagnostischen Kriterien der ICD-10 bzw. ICD-11 folgen.	
EK	DGPPN & DG-Sucht (2020), DG-Sucht & DGPPN (2021)	
	Konsensstärke: 100 % (Starker Konsens)	

1.2	Empfehlung	Neu (2025)
	Eine interdisziplinäre Beurteilung der opioidbezogenen Störung unter Einbeziehung von weiteren Sozial-, Gesundheits- und/oder Therapieberufen sollte erfolgen.	
EK	DGPPN & DG-Sucht (2020), DG-Sucht & DGPPN (2021)	
	Konsensstärke: 100 % (Starker Konsens)	

1.3	Empfehlung	Neu (2025)
	Bei Patient:innen mit opioidbezogenen Störungen sollen bestehende psychische und substanzbezogene Komorbiditäten diagnostiziert werden.	
EK	DGPPN & DG-Sucht (2020), DG-Sucht & DGPPN (2021)	
	Konsensstärke: 100 % (Starker Konsens)	

1.4	Statement	Neu (2025)
	Derzeit können keine spezifischen Screeninginstrumente für das Risiko, die Entwicklung oder das Vorliegen einer opioidbezogenen Störung empfohlen werden.	
EK	DGPPN & DG-Sucht (2020)	
	Konsensstärke: 100 % (Starker Konsens)	

2.1.4 Hintergrund der Evidenz

Für die Formulierung von Empfehlungen zur Diagnostik einer opioidbezogenen Störung sowie für die Bewertung der Kriterien für die Diagnosestellung nach ICD-10 [1] wurde eine systematische Recherche durchgeführt, aber keine relevanten Studien und damit keine relevante Evidenz gefunden.

2.1.4.1 Hintergrundtext zur Empfehlung 1.1 und zum Statement 1.4

Darlegung der Evidenzgrundlage
Die diagnostische Empfehlung 1.1 wird aus dem aktuell gültigen Klassifikations- und Diagnosesystem (ICD-10) [1] abgeleitet. Für die Ermittlung möglicher unterstützender diagnostischer Instrumente (Fragebögen/standardisierte Interviews) bei opioidbezogenen Störungen im Rahmen einer medizinisch indizierten Therapie, wurde eine systematische Literaturrecherche durchgeführt. Es wurden zahlreiche, vor allem englischsprachige Instrumente ermittelt, die im Bereich des Substanzmissbrauchs Einsatz finden, darunter das Composite International Diagnostic Interview (CIDI, CIDI-SAM oder M-CIDI), der European Addiction Severity Index (EuropASI) oder das strukturierte klinische Interview zur Diagnostik psychischer Störungen nach DSM-IV (SKID-I/SCID-I) [3]. Allerdings konnte mit der Recherche sowie ergänzenden Handsuchen kein publiziertes, validiertes, deutschsprachiges Instrument, welches die Einschlusskriterien erfüllte, gefunden werden (Statement 1.4).

Begründung des Empfehlungsgrades mit Darlegung der Abwägung von Nutzen und Schaden der Intervention
Eine Diagnostik von opioidbezogenen Störungen ist in allen Gesundheitssystemen Voraussetzung dafür, dass eine Behandlung der Erkrankung und ebenfalls eine Diagnostik und Behandlung von komorbiden Erkrankungen eingeleitet werden kann. Dafür sind valide, reliable und objektive Kriterien angezeigt. Eine Nicht-Diagnose führt zu einer weiteren Chronifizierung der Erkrankung, auch zu Todesfällen und ist daher als große Schädigung für die Betroffenen anzusehen.

Weitere Gründe für den Empfehlungsgrad und/oder Wiedergabe wichtiger Diskussionspunkte

Es wurde im Expert:innenkreis festgestellt, dass ein fließender Übergang zwischen den verschiedenen Formen opioidbezogener Störungen (schädlicher Gebrauch und Abhängigkeit) besteht. Weiter bestand angesichts der Verankerung der substanzbezogenen Störungen in der Suchtmedizin und Psychiatrie Konsens darüber, dass eine interdisziplinäre Beurteilung, eine suchtmedizinische und psychiatrische Mitbehandlung sowie eine über die opioidbezogene Störung hinausgehende psychische und somatische Abklärung, inklusive einer psychopathologischen und körperlichen Untersuchung erfolgen sollte.

Nennen von Personengruppen, auf die die Empfehlung nicht zutrifft/Alternativen

Nicht zutreffend.

Angaben zur qualitativ guten Durchführung

Eine substanzbezogene Störung/Abhängigkeitserkrankung beinhaltet sowohl biologische als auch psychosoziale Aspekte. Die Therapie ist daher ein multidisziplinäres Geschehen, das sowohl die Ärzt:innen, als auch die psychologische und medizinische psychotherapeutische Unterstützung und die soziotherapeutische/sozialpädagogische Einbeziehung erfordert. Substanzbezogene Störungen sind in hohem Maße mit komorbiden psychischen Störungen und körperlichen/somatischen Störungen als Folgeerkrankungen oder zum Medikamentenkonsum führenden ausgehenden Erkrankungen verbunden; dies begründet die interdisziplinäre Diagnostik.

2.1.4.2 Hintergrundtext zur Empfehlung 1.2

Darlegung der Evidenzgrundlage

Hinsichtlich der klinischen Fragestellung 2 gab es aus der Literatur keine Hinweise, dass sozialdiagnostische Verfahren (Reso-MAP, ICF) zu einer höheren Retention in der Behandlung oder sozialer Teilhabe geführt haben.

Begründung des Empfehlungsgrades mit Darlegung der Abwägung von Nutzen und Schaden der Intervention

Dass keine Evidenz eingeschlossen werden konnte, soll bei Personen mit indiziertem sozialen Hilfebedarf nicht dazu führen, dass diese diagnostischen Instrumente im Einzelfall nicht angewendet werden. Allerdings ist eine umfassende Evaluation der opioidbezogenen Störungen, auch von sozialtherapeutischer Seite, empfehlenswert, um den sozialen Hilfebedarf der betroffenen Person einzuschätzen und entsprechende sozialarbeiterische Unterstützung anzubieten.

Weitere Gründe für den Empfehlungsgrad und/oder Wiedergabe wichtiger Diskussionspunkte

Insbesondere die Empfehlung 2 soll bei der Interpretation der ICD-10-Kriterien unterstützend zur Kenntnis genommen werden.

2.1.4.3 Hintergrundtext zur Empfehlung 1.3

Darlegung der Evidenzgrundlage

Die Diagnostik von komorbiden psychischen und anderen substanzbezogenen Erkrankungen bei Personen mit opioidbezogenen Störungen ist dringend indiziert. Die jeweiligen diagnostischen Kriterien und Instrumente sind den Leitlinien zu komorbiden Störung (etwa S3-Leitlinie Nationale VersorgungsLeitlinie Unipolare Depression (2022) [4], S3-Leitlinie Schizophrenie (2019) [5], S3-Leitlinie Behandlung von Angststörungen (2021) [6]) zu entnehmen. Analog sind die ICD-Kriterien der jeweiligen Leitlinie bei komorbiden alkohol- und substanzbezogenen Störungen anzuwenden (z. B. DG-Sucht & DGPPN 2021 [7], DGPPN & DG-Sucht 2020 [8], DG-Sucht, DGKJP & DGPPN in Erstellung [9]). Hinweise auf eine erhöhte Aufnahmerate in die OAT ergeben sich durch die Diagnose von komorbiden Störungen bisher nicht. Die diagnostische Empfehlung zur Abklärung opioidbezogener Störungen stützt sich auf das aktuell gültige Klassifikationssystem (ICD-10/ICD-11 [1, 10]). Eine systematische Literaturrecherche zeigte jedoch, dass insbesondere im deutschsprachigen Raum validierte Instrumente für die spezifische Diagnostik dieser Störungsbilder bislang fehlen. Ein weiterer wesentlicher Aspekt ist die Notwendigkeit der Erfassung von Komorbiditäten. Es ist mittlerweile hinreichend belegt, dass sowohl psychische als auch somatische Komorbiditäten bei Opioid- und Opiatabhängigen sowie OAT-Patient:innen in hoher Prävalenz auftreten. So berichten Studien, dass bis zu 70 % der Betroffenen zusätzlich an psychischen Störungen wie Depressionen, Angststörungen oder Persönlichkeitsstörungen leiden [11, 12], während somatische Erkrankungen – etwa Infektionskrankheiten (z. B. Hepatitis C, HIV) oder kardiovaskuläre Erkrankungen – in bis zu 50 % der Fälle zu beobachten sind [13, 14]. Diese hohe Komorbiditätsrate unterstreicht, dass die Diagnostik opioidbezogener Störungsbilder nicht isoliert erfolgen darf. Vielmehr ist es klinisch geboten, im Rahmen einer interdisziplinären Evaluation auch komorbide psychische und somatische Erkrankungen systematisch zu erfassen. Eine derartige Vorgehensweise ermöglicht es, gezielt therapeutische Interventionen einzuleiten, die nicht nur die opioidbezogene Problematik adressieren, sondern auch die Behandlung von Begleiterkrankungen verbessern und somit die Prognose der Patient:innen nachhaltig positiv beeinflussen.

Begründung des Empfehlungsgrades mit Darlegung der Abwägung von Nutzen und Schaden der Intervention

Die Empfehlung wurde als Expert:innenkonsens formuliert. Aus klinischer Sicht sind komorbide somatische Erkrankungen bei opioidbezogenen Störungen häufig und haben in der Therapie eine große Bedeutung bei der Lebenserhaltung, Lebensqualität und Besserung der Prognose, auch der Grunderkrankung. Entsprechend spielt die Diagnostik und Therapie komorbider somatischer Erkrankungen eine zentrale Rolle bei der OAT, was einen starken Empfehlungsgrad unterstützt. Allerdings sind die empirischen Studien zu dieser Komorbidität bisher noch spärlich, die aktuellen Empfehlungen etwa zur somatischen Komorbidität basieren im Wesentlichen auf einer einzigen Metaanalyse [14].

Weitere Gründe für den Empfehlungsgrad und/oder Wiedergabe wichtiger Diskussionspunkte
Hinsichtlich Labordiagnostik ist zu ergänzen, dass laborchemische Analysen von Blut, Urin und Haaren bei Patient:innen mit schweren opioidbezogenen Störungen und Verdacht auf weitere Substanzgebrauchsstörungen und/oder Verdacht auf Intoxikation hilfreich sein können. Diese können der Prüfung einer zeitnahen/aktuellen Aufnahme von Substanzen beziehungsweise einer retrospektiven Darstellung der Substanzeinnahme dienen. Diese bieten auch eine Hilfestellung, um das Ausmaß und die Qualität eines schädlichen Gebrauchs beziehungsweise einer Abhängigkeit abzuschätzen. Haare bieten gegenüber Urin den Vorteil, eine grobe Abschätzung der Einnahmemenge vorzunehmen, Änderungen im Einnahmeverhalten nachzuverfolgen und möglicherweise die Adhärenz zu Therapieverfahren zu unterstützen. Plasmaspiegel bieten zusammen mit Hilfe von entsprechenden Tabellen von Schulz et al. und Hiemke et al. [15, 16] die Möglichkeit zwischen therapeutischen Spiegeln von Substanzen und toxischen Blutspiegeln zu unterscheiden.

2.1.5 Empfehlungen für zukünftige Forschung

- Entwicklung und psychometrische Evaluation von sensitiven und validen Instrumenten/Tests oder Interviews zur Diagnostik von opioidbezogenen Störungen (schädlicher Konsum und Abhängigkeit) für den deutschsprachigen Raum. Ebenfalls Evaluation der Instrumente hinsichtlich höherer Haltequote.
- Evaluation von Instrumenten zur Diagnostik von komorbiden psychischen und substanzbezogenen Störungen (deutschsprachiger Raum), Ebenfalls Evaluation der Instrumente hinsichtlich höherer Haltequote.
- Validität und Relevanz von Labortests zur Diagnostik von opioidbezogenen Störungen.
- Validierung sozialdiagnostischer Verfahren (Reso-MAP (Instrument der psychosozialen Diagnostik im Resozialisierungsprozess) und/oder MATE (Measurements in the Addictions for Triage and Evaluation)) und/oder ICF (International Classification of Functioning) hinsichtlich der Haltequote und sozialer Teilhabe bei opioidbezogenen Störungen.

2.2 Therapieplanung

Wilma Funke, Markus Backmund, Maurice Cabanis, Nikolaus Lange, Christel Lüdecke und Diana Plörer

2.2.1 Einleitung

Dieses Kapitel behandelt die sequentielle Therapieplanung für Menschen mit opioidbezogenen Störungen, die sich einer Opioid-Agonisten-Therapie (OAT)-gestützten oder abstinenzbasierten Behandlung unterziehen. Dies beinhaltet in erster

Linie die selektive Indikationsstellung (welche Behandlungsschritte in welcher Reihenfolge) und wie einzelne Behandlungskomponenten miteinander vernetzt werden können (Therapiestrategie). Die adaptive Therapieplanung basiert auf den Ergebnissen im Verlauf einer Behandlung und ist nicht Gegenstand dieses Kapitels. Fünf klinische Fragestellungen dienten als Grundlage für die Erarbeitung von sechs klinischen Empfehlungen für die Therapieplanung, die im Folgenden dargestellt werden.

2.2.2 Klinische Fragestellungen

1. Führt eine Qualifizierte Entzugsbehandlung von Opioiden mit Direktaufnahme in anschließende ambulante oder stationäre medizinische Rehabilitation bei Personen mit opioidbezogenen Störungen zu einer höheren Haltequote in der Behandlung, einem geringeren Rückfallrisiko in den Gebrauch illegaler Opioide während der Maßnahme, einer häufigeren regulären Maßnahmenbeendigung oder einer höheren Abstinenz von zusätzlich konsumierten Substanzen (bzgl. Drogen, nicht-verschriebenen Medikamenten und Alkohol) nach einem Jahr im Vergleich zu einer medizinischen Rehabilitation ohne vorherige Qualifizierte Entzugsbehandlung von Opioiden?
2. Führt eine vorherige Abklärung der Behandlungsziele hinsichtlich Abstinenz von illegalen Opioiden bei Personen mit opioidbezogenen Störungen in OAT oder Abstinenz von Opioiden zu einer höheren Haltequote, einem geringeren Rückfallrisiko in den Gebrauch illegaler Opioide während der Behandlung, einem geringeren Gebrauch von zusätzlich konsumierten Substanzen (Gebrauch von Drogen, nicht-verschriebenen Medikamenten und Alkohol) oder einer häufigeren regulären Behandlungsbeendigung im Vergleich zu einer zieloffenen Behandlung (kontrolliertem Opioidkonsum)?
3. Führt der Behandlungsansatz eines komplexen biopsychosozialen Gesamtkonzepts bei Personen mit opioidbezogenen Störungen zu einer höheren Antrittsquote oder Haltequote, einem geringeren Rückfallrisiko in den Gebrauch illegaler Opioide während der Maßnahme oder einer häufigeren regulären Maßnahmenbeendigung im Vergleich zu einem aufbauenden Behandlungsplan (sequentielle Bausteine nach Therapiezielhierarchie)?
4. Führt ein zertifiziertes, qualitätszirkelgesteuertes Behandlungsnetz bei Personen mit opioidbezogenen Störungen in Behandlung/Maßnahme/Betreuung zu einer höheren Haltequote, einem verbesserten psychischen oder körperlichen Gesundheitszustand, einem geringeren Rückfallrisiko in den Gebrauch illegaler Opioide während und nach der Behandlung/Maßnahme/Betreuung oder zu einer geringeren Mortalität im Vergleich zu Treatment-As-Usual (TAU)?
5. Führt eine ambulante oder stationäre teilhabeorientierte Intervention bei Personen mit opioidbezogenen Störungen in OAT zu einer höheren Retention/Haltequote im Vergleich zu einer ambulanten oder stationären teilhabeorientierten Intervention nach ambulantem und/oder stationärem Entzug von OAT-Medikamenten?

2.2.3 Empfehlungen

2.1a	Empfehlung	Neu (2025)
	Personen mit opioidbezogenen Störungen sollte vor einer abstinenzorientierten Entwöhnungsmaßnahme (medizinische Rehabilitation) eine qualifizierte Entzugsbehandlung angeboten werden.	
EK	DGPPN & DG-Sucht 2020, DG-Sucht & DGPPN 2021	
	Konsensstärke: 100 % (Starker Konsens)	

2.1b	Empfehlung	Neu (2025)
	Personen mit opioidbezogenen Störungen sollte vor einer substitutionsgestützten medizinischen Rehabilitation eine qualifizierte Entzugsbehandlung komorbider Störungen durch Substanzgebrauch angeboten werden.	
EK	DGPPN & DG-Sucht 2020, Funke et al. 2020, DG-Sucht & DGPPN 2021	
	Konsensstärke: 96,4 % (Starker Konsens)	

2.2	Empfehlung	Neu (2025)
	Für Personen mit opioidbezogenen Störungen sollte ein nahtloser Übergang zwischen Entzugs- und teilhabeorientierter Maßnahme gewährleistet sein.	
EK	Funke et al. 2020, DG-Sucht & DGPPN 2021	
	Konsensstärke: 100 % (Starker Konsens)	

2.3	Empfehlung	Neu (2025)
	Die konsumbezogenen Behandlungsziele „Abstinenz“ bzw. „Substitution“ sollten zu Beginn einer Behandlungsmaßnahme (ambulant oder stationär) mit dem/der Patient:in abgeklärt werden.	
EK	Funke et al. 2020	
	Konsensstärke: 92,6 % (Konsens)	

2.4	Empfehlung	Neu (2025)
	Ein standardisiertes Therapieplanungsinstrument für Personen mit opioidbezogenen Störungen kann eingesetzt werden (z. B. Measurements in the Addictions for Triage and Evaluation; MATE).	
EK	Buchholz et al. 2009	
	Konsensstärke: 81,5 % (Konsens)	

2.5	Empfehlung	Neu (2025)
	Personen mit opioidbezogenen Störungen kann eine teilhabeorientierte Maßnahme unter Opioid-Agonisten-Therapie angeboten werden.	
EK	Specka et al. 2017, Kuhlmann et al. 2019, Zippel-Schultz et al. 2019	
	Konsensstärke: 88,9 % (Konsens)	

2.6	Empfehlung	Neu (2025)
	Personen mit opioidbezogenen Störungen sollte eine zentrale Therapieplanung angeboten werden (z. B. Coreshell-Projekt)	
EK	Zippel-Schultz et al. 2019, Kemmann et al. 2020, 2022	
	Konsensstärke: 77,8 % (Konsens)	

2.2.4 Hintergrund der Evidenz

Durch die Recherche wurden bzgl. aggregierter Evidenz (allen Formen von systematischen Übersichtsarbeiten) keine aussagefähigen Veröffentlichungen gefunden, die zur Evidenz der Wirksamkeit von Therapieplanung bei Menschen mit opioidbezogenen Störungen gesicherte Aussagen zulassen. Auch eine Primärdatenanalyse, die randomisiert kontrollierte Studien (Randomized controlled trials – RCTs) und Kohortenstudien einbezog, ergab keine relevanten Treffer. Derzeit konnten nur sehr wenige, in der Regel versorgungs- und praxisbezogene, nicht-experimentelle Befunde aus Feldstudien herangezogen werden. So lagen einige klinische Studien zur Wirksamkeit medizinischer Rehabilitationsmaßnahmen für Menschen mit opioidbezogenen Störungen vor, besonders zu nennen sind die seit Jahren durchgeführten Katamnesen des Fachverbands Sucht+(FVS+; [17, 18]) sowie die statistischen Überblicksarbeiten der Deutschen Hauptstelle für Suchtfragen [19, 20] auf der Basis der Deutschen Suchthilfestatistik. Auf der Basis dieser Studien kann die grundsätzliche Effektivität der gesamten Behandlung zwar angenommen werden, die Erfassung differentieller Wirksamkeit bedarf jedoch der Kontrolle vieler Rahmenbedingungen, die u. a. aufgrund des differenzierten Versorgungs- und Zuständigkeitssystems (Krankenversicherung, Rentenversicherung, Sozialhilfeträger) nur sehr schwierig umsetzbar sein dürften. Aus diesem Grund sind auch Befunde aus Ländern mit anderen Sozialleistungssystemen nur eingeschränkt übertragbar. Die Empfehlungen 2.1 bis 2.6 wurden deshalb in einem systematischen Konsensbildungsprozess aus klinischer Erfahrung abgeleitet.

2.2.4.1 Hintergrundtext zur Empfehlung 2.1 a und b

Darlegung der Evidenzgrundlage
Empfehlungen 2.1a und 2.1b beziehen sich im Sinne der aufbauenden Behandlungsstrategie auf das Vorschalten einer Qualifizierten Entzugsbehandlung vor abstinenzorientierter oder OAT-gestützter Entwöhnung, die hinsichtlich psychischer Abhängigkeitsaspekte und sozialer Folgeprobleme die weiterführende Behandlung darstellt. Dieses Vorgehen erwies sich aus klinischer Erfahrung als positiv hinsichtlich der Quoten des Antretens und der planmäßigen Beendigung einer Folgemaßnahme sowie einer geringeren Rückfallwahrscheinlichkeit während der Behandlung. Es konnten keine belastbaren Daten hinsichtlich einer höheren Abstinenzquote in einem Katamnesezeitraum von sechs oder zwölf Monaten gefunden werden.

Begründung des Empfehlungsgrades mit Darlegung der Abwägung von Nutzen und Schaden der Intervention
Da keine empirisch belastbaren Befunde eruiert werden konnten, wurde auf ein Empfehlungspapier zurückgegriffen, dass von Expert:innen im Auftrag der Deutschen Suchtgesellschaft mit Vertreter:innen der Deutschen Gesellschaft für Suchtforschung und Suchttherapie, der Deutschen Gesellschaft für Suchtmedizin und

der Deutschen Gesellschaft für Suchtpsychologie erarbeitet wurde [21]. In dieses Positionspapier flossen die klinischen Erfahrungen von Wissenschaftler:innen und Behandler:innen aus der Akutbehandlung, der Rehabilitation sowie von Berater:innen aus der Sozialen Arbeit ein. Sie spiegeln den derzeitigen Stand kontrollierter Praxis wider. In Analogiebildung zu den Empfehlungen der S3-Leitlinie Screening, Diagnostik und Behandlung alkoholbezogener Störungen [7] sowie der S3-Leitlinie Medikamentenbezogene Störungen [8] zeigte sich ein starker Konsens (100 % bzw. 96,4 %) für die Durchführung einer vorherigen Qualifizierten Entzugsbehandlung bei Menschen mit opioidbezogenen Störungen vor abstinenzorientierter medizinischer Rehabilitation (Entwöhnungsbehandlung ambulant, ganztags ambulant und stationär) sowie für eine Qualifizierte Entzugsbehandlung vor weiterführender psychotherapeutischer bzw. psychosozialer Behandlung bzgl. zusätzlich gebrauchter Substanzen bei Menschen in OAT.

Weitere Gründe für den Empfehlungsgrad und/oder Wiedergabe wichtiger Diskussionspunkte

In einer Qualifizierten Entzugsbehandlung werden in der Regel neben somatisch-medizinisch notwendigen Behandlungen und der Begleitung des körperlichen Entzugs auch motivationale und psychodedukative Bausteine angeboten. Die Patient:innen werden aufgeklärt über Nutzen und Kosten der Behandlung und auf eine eventuell geplante Reduzierung des OAT-Medikaments vorbereitet. Es wird ein Schutz vor möglicher Rückfallgefährdung durch die peer-group bzw. ein ungünstiges soziales Umfeld geboten.

Nennen von Personengruppen, auf die die Empfehlung nicht zutrifft/Alternativen

Personen, die sich in dauerhaft erforderlicher beschützender Umgebung befinden also einen besonderen Schutz und Unterstützung benötigen, und bei denen eine Abstinenz- bzw. Teilabstinenzzielsetzung als nicht erreichbar eingeschätzt wird, werden voraussichtlich nur dann von einer Qualifizierten Entzugsbehandlung profitieren können, wenn eine ausreichende Belastbarkeit für die Folgemaßnahmen sowie eine relativ stabile Veränderungsmotivation erreicht werden kann.

Angaben zur qualitativ guten Durchführung

Eine qualifizierte Entzugsmaßnahme sollte günstigenfalls parallel oder sukzessiv gemeinsam mit weiterführenden Einrichtungen erfolgen, um einerseits den/die Patient:in konkret auf Folgemaßnahmen vorzubereiten und ihm/ihr ein Spektrum an Möglichkeiten anbieten zu können. Zum Anderen erweist es sich aus klinischer Erfahrung als prognostisch günstig, wenn möglichst zeitnah zur Qualifizierten Entzugsbehandlung eine weiterführende Behandlungsmöglichkeit organisiert werden kann. Falls es die körperliche und psychische Befindlichkeit des/der Patient:in zulässt, ist es zielführend und unterstützend für die nachfolgenden Maßnahmen, wenn psychodiagnostische Einschätzungen (psychometrisch und klinisch) vorgenommen werden, die die Planung der Folgemaßnahmen unterstützen und deren Ergebnisse im Abschlussbericht an weiterbehandelnde Einrichtungen/Personen nach Zustimmung des/der Patient:in mitgeteilt werden (z. B. medizinische Rehabilitation oder Psychotherapeut:in).

2.2.4.2 Hintergrundtext zur Empfehlung 2.2

Darlegung der Evidenzgrundlage
Eine nahtlose Übernahme in Anschlussmaßnahmen erweist sich aus klinischer Erfahrung als sinnvoll (Empfehlung 2.2), um Rückfallrisiken, erneuten Konsum und Nichtantritt folgender Behandlungskomponenten zu minimieren. Die entsprechende Fragestellung ist laut Literaturrecherche nicht systematisch untersucht worden, wird aber durch das genannte Positionspapier der Deutschen Suchtgesellschaft [21] zur medizinischen Rehabilitation für Menschen mit opioidbezogenen Störungen und unter OAT gestützt und als bedeutende Rahmenbedingung in einem Positionspapier der Deutschen Hauptstelle für Suchtfragen [19] beschrieben. Die Zeit zwischen Entzug und weiterführender Behandlung wird als hoch risikoreich bzgl. erneuten Konsums und daraus folgend weiterer Schädigung und Chronifizierung angesehen.

Begründung des Empfehlungsgrades mit Darlegung der Abwägung von Nutzen und Schaden der Intervention
Aufgrund der hochriskanten Zeitspanne zwischen Entzug und weiterführenden Maßnahmen bzgl. erneutem Konsum und damit des Risikos weiterer Chronifizierung und Mortalität wird der Nutzen dieser Empfehlung als hoch eingeschätzt. Der erhöhte organisatorische Aufwand für die Umsetzung ist aus klinischer Erfahrung als vertretbar anzusehen.

Weitere Gründe für den Empfehlungsgrad und/oder Wiedergabe wichtiger Diskussionspunkte
Aus den vorangehenden Überlegungen ergibt sich die Notwendigkeit einer zeitlich ausreichend langen, in aller Regel stationär durchgeführten Qualifizierten Entzugsbehandlung. Die Dauer der Maßnahme sollte sich an den individuell notwendigen Erfordernissen orientieren, so dass eine variable Behandlungsdauer sinnvoll erscheint.

Nennen von Personengruppen, auf die die Empfehlung nicht zutrifft/Alternativen
Die alternative Möglichkeit einer ganztags ambulanten (Tagesklinik) oder ambulanten Qualifizierten Entzugsbehandlung ist in Deutschland nicht erprobt, da auch die psychosoziale und psychotherapeutische Versorgung der Patient:innen in dieser Zeit in der Regel nicht gewährleistet ist.

Angaben zur qualitativ guten Durchführung
Die nahtlose Übergabe an nachfolgende Behandlungsmaßnahmen erfordert eine frühzeitige Einbeziehung und Motivierung der betroffenen Patient:innen, ohne diese zu überfordern. Es sollten immer mehrere Möglichkeiten der Weiterbehandlung mit

Für und Wider erarbeitet werden, so dass der/die Patient:in konsensuell an der Erarbeitung einer Entscheidung beteiligt wird und diese dann schließlich auch treffen kann.

2.2.4.3 Hintergrundtext zur Empfehlung 2.3

Darlegung der Evidenzgrundlage
Die frühzeitige Abklärung und Vereinbarung der Behandlungsziele Abstinenz bzw. Fortführung, Beginn oder Beendigung der OAT (Empfehlung 2.3) wird als klinisch empfehlenswert angesehen. Auch hierzu konnten in der Literaturrecherche keine empirischen Untersuchungen gefunden werden, so dass sich die differentielle Wirksamkeit zieloffener Maßnahmen daraus nicht ableiten ließ. Bzgl. eines kontrollierten Konsums von Opioiden bei Menschen mit opioidbezogenen Störungen liegen derzeit ebenfalls keine empirisch gesicherten Befunde zur Wirksamkeit vor [7, 22]. In der somatischen wie psychotherapeutischen Behandlung ebenso wie in der psychosozialen Beratung ist es fachlich-ethischer Konsens sowie gesetzliche Vorgabe, dass einsichtsfähige Patient:innen einer jeweiligen Behandlung informiert zustimmen müssen. Dies betrifft die Behandlungsziele und die Schritte zu deren Erreichung. Dies ist daher ebenfalls als Grundlage in der Behandlung von Menschen mit opioidbezogenen Störungen umzusetzen im Sinne der Normerfüllung.

Begründung des Empfehlungsgrades mit Darlegung der Abwägung von Nutzen und Schaden der Intervention
Informierte und an der Entscheidung maßgeblich beteiligte Patient:innen zeigen aus klinischer Erfahrung eine erhöhte Mitwirkungsbereitschaft und einen stabileren Behandlungsverlauf. Nicht erwünschte Nebenwirkungen sind nicht beobachtbar. Der benötigte höhere Zeitaufwand dient einem respektvollen und wertschätzenden Umgang. Insbesondere für Menschen mit noch vorhandenen körperlichen oder psychischen Entzugserscheinungen sind gegebenenfalls wiederholte Informationen und ein Austausch über Pro und Contra verschiedener Behandlungswege erforderlich.

Angaben zur qualitativ guten Durchführung
Eine gute Dokumentation, auch als Grundlage einer Überprüfung der Effekte der Interventionen, sollte vorgehalten werden. Diese kann in standardisierter Form erfolgen, um den Aufwand für Behandler:innen bzw. Berater:innen zu minimieren.

2.2.4.4 Hintergrundtext zur Empfehlung 2.4, 2.5 und 2.6

Darlegung der Evidenzgrundlage
Die strategische Therapieplanung im Sinne der Allokation sowie der Hierarchisierung von Behandlungsbedarfen kann aus klinischer Erfahrung erleichtert werden durch standardisierte Planungsinstrumente. Hierzu wird in Empfehlung 2.4 eine entsprechende Aussage getroffen und als Beispiel für ein solches Instrument die

Measurements in the Addictions for Triage and Evaluation (MATE) genannt, die sich noch in der weiteren Überprüfung befinden [23]. Eine zentrale Therapieplanung im Sinne eines Fallmanagements führt hierbei nach neueren Ergebnissen der Evaluation von Modellprojekten in Skandinavien, den USA, den Niederlanden und Deutschland (s. Coreshell-Projekte) zu guten Erfolgen und sollte Menschen mit opioidbezogenen Störungen angeboten werden (Empfehlung 2.6 [24, 25]). Die OAT bietet für die Stabilisierung von Menschen mit opioidbezogenen Störungen eine Chance, komorbiden Substanzkonsum zu reduzieren bzw. einzustellen, körperliche und psychische Folgeerkrankungen zu vermeiden oder zu verringern sowie das Risiko (weiterer) sozialer Desintegration zu vermindern [26]. Zur Unterstützung der sozialen Integration und verbesserter Teilhabe kann die OAT einen nächsten Schritt in rehabilitative abstinenzorientierte oder OAT-gestützte Behandlungsmaßnahmen ermöglichen. Die Wirksamkeit OAT-gestützter medizinischer Rehabilitation im Hinblick auf teilhabe- und konsumorientierte Ziele scheint dabei einer abstinenzorientierten Maßnahme nicht unterlegen zu sein [27]. Gemäß dem Expert:innenkonses in Empfehlung 2.5 kann diesen Personen mit opioidbezogenen Störungen eine teilhabeorientierte Maßnahme unter OAT angeboten werden.

Die Wirksamkeit einer zentralen Therapieplanung (Empfehlung 2.6) wurde in ersten Modellprojekten (z. B. Coreshell; [25]) geprüft mit erfolgsversprechenden ersten Ergebnissen. Weitere diesbezügliche Hinweise sind den katamnestischen Untersuchungen nach stationärer teilhabeorientierter Rehabilitation zu entnehmen [17, 18].

Begründung des Empfehlungsgrades mit Darlegung der Abwägung von Nutzen und Schaden der Intervention

Eine strukturierte Therapieplanung nach einer konsentierten Ablaufliste ermöglicht den beteiligten Behandler:innen Planungssicherheit und einen guten Überblick, unabhängig vom jeweiligen Behandlungssektor, über einen möglichen Behandlungsverlauf. Es werden alle Komponenten im Hinblick auf die Passung für den/die Patient:in geprüft. Für den/die Patient:in ergibt sich daraus eine sichere und dem Stand der Erkenntnis angepasste Behandlungsabfolge.

Angaben zur qualitativ guten Durchführung

Eine Vernetzung der beteiligten Institutionen z. B. im Sinne eines externen Qualitätszirkels und die Durchführung von Fallkonferenzen (auch elektronisch in datenschutzgeprüften Meetingprogrammen) sind sachlich weiterführend und unterstützen die Kooperationsqualität.

2.2.5 Empfehlungen für zukünftige Forschung

- Forschung bzgl. geeigneter Therapieplanung für Patient:innen mit und ohne OAT muss gefördert werden, um die empirische Evidenz für Maßnahmen und Interventionen aufzubauen.

- Sektorenübergreifende Forschung ist auszubauen, um die Bedeutung verschiedener Behandlungs- und Beratungskomponenten besser abschätzen zu können sowie Langzeitverläufe zu begleiten (Ergebnisqualität, Komponentenevaluation).
- Spezifische, veränderungssensible Messinstrumente zur Erfassung der Auswirkungen verschiedener Therapiebausteine sind neu zu entwickeln bzw. in ihrer Reliabilität und Validität zu überprüfen.

2.3 Opioid-Agonisten-Therapie

Markus Backmund, Christopher Baethge, Hans Haltmayer (verstorben), Christel Lüdecke, Elisabeth Müller, Henrike Paternoga, Oliver Pogarell, Jens Reimer, Michael Rinecker, Norbert Scherbaum, Michael Soyka und Markus Stuppe

2.3.1 Einleitung

Gesetzliche Regelung
Opioide sind Betäubungsmittel. Sie unterliegen in Deutschland dem Betäubungsmittelgesetz (BtMG) und somit dem Strafrecht. Opioide fallen unter Anlage III des BtMG. Ihre Abgabe regelt die Betäubungsmittel-Verschreibungsverordnung (BtMVV). Die BtMVV regelt auch den Umgang mit Betäubungsmitteln, die zur Opioid-Agonisten-Therapie (OAT) eingesetzt werden (§ 5 Substitution, Verschreiben von Substitutionsmitteln) sowie die Vorschriften zum Substitutionsregister (§ 5 b). Die Kontrolle über die Abgabe von Betäubungsmitteln unterliegt der Bundesopiumstelle beim Bundesinstitut für Arzneimittel und Medizinprodukte (BfArM). Die BtMVV wurde 2017 dahingehend richtungsweisend verändert, dass die neuesten wissenschaftlichen Erkenntnisse mehr berücksichtigt werden können. Dies schlägt sich in den Richtlinien der Bundesärztekammer (BÄK) nieder [28]. Folgerichtig wird die Bedeutung der OAT für die Senkung der Mortalität und Verringerung der Morbidität herausgestellt und das Abstinenzparadigma relativiert: „Opioidabhängigkeit ist eine schwere chronische Krankheit. Sie bedarf in der Regel einer lebenslangen Behandlung, bei der körperliche, psychische und soziale Aspekte gleichermaßen zu berücksichtigen sind. Die substitutionsgestützte Behandlung ist eine wissenschaftlich gut evaluierte Therapieform und stellt für die Mehrheit der Patient:innen die Therapie der Wahl dar.

Ziele der substitutionsgestützten Behandlung sind:

- Sicherstellung des Überlebens,
- Stabilisierung und Besserung des Gesundheitszustandes,
- Unterstützung der Behandlung somatischer und psychischer Begleiterkrankungen,
- Reduktion riskanter Applikationsformen von Opioiden,

- Reduktion des Konsums unerlaubt erworbener oder erlangter Opioide,
- Reduktion des Gebrauchs weiterer Suchtmittel,
- Abstinenz von unerlaubt erworbenen oder erlangten Opioiden,
- Verringerung der durch die Opioidabhängigkeit bedingten Risiken während einer Schwangerschaft sowie während und nach der Geburt,
- Verbesserung der gesundheitsbezogenen Lebensqualität,
- Reduktion der Straffälligkeit,
- Teilhabe am Leben in der Gesellschaft und am Arbeitsleben.“ [28]

Zur OAT zugelassene Medikamente sind in Deutschland aktuell Methadon (34,5 %), Levomethadon (37,8 %), retardiertes Morphin (2 %), Heroin (spezielle Indikationskriterien; 1,8 %), Buprenorphin (23,7 %) und als Medikament zweiter Wahl (in begründeten Ausnahmefällen) Codein (0,1 %). (In Klammern Häufigkeit der Verschreibung in 2022 von 81.200 Patient:innen; Substitutionsregister des BfArM 2023).

Pharmakologische Wirkungen der Opioide
Aufgrund ihrer pharmakologischen Eigenschaften sind Opioide wie Methadon und Buprenorphin weltweit die am häufigsten verwendeten Opioide. In Dosierungen über 60 mg pro Tag verbessert Methadon gegenüber Placebo die Therapieadhärenz und reduziert den illegalen Opioidkonsum [29]. Niedrige Dosierungen von weniger als 60 mg unterdrücken zwar erfolgreich Entzugssymptome, sind aber in der Regel nicht ausreichend, um Drogenverlangen (Craving) zu reduzieren. Auch Buprenorphin zeigte gegenüber Placebo einen Rückgang der Entzugssymptome und des illegalen Opioidkonsums. Ein gewisser Unterschied zu Methadon ist die geringere Sedierung. Obwohl Buprenorphin bereits in niedriger Dosierung eine starke Affinität zum Opiodrezeptor besitzt, flacht die Dosis-Wirkungs-Kurve im Sinne eines „Deckeneffekts“ ab, sodass Atemdepressionen seltener auftreten [30].

Methadon ist ein synthetisch hergestelltes, starkes Analgetikum. Es ist ein Agonist am μ-Opioidrezeptor und ein chirales Molekül. Es existieren zwei spiegelbildliche Enantiomere. International wird meist ein 1:1 Gemisch (Racemat) verwendet. In Deutschland ist auch Levomethadon zur Schmerztherapie und zur OAT zugelassen. Es existieren verschiedene pharmakologische Präparationen: Tabletten und Trinklösungen. Einige wenige Prozente der Bevölkerung gehören zu den so genannten fast metabolizern, die Methadon sehr schnell abbauen. Bei dieser Personengruppe können höhere Dosierungen notwendig werden. Typische Dosierungen sind 60–120 mg Methadon beziehungsweise 30–60 mg Levomethadon pro Tag. Toleranzentwicklung und auch Euphorie sind unter Methadon häufig, wenn gleich nicht so stark ausgeprägt wie bei Heroin. Typische Nebenwirkungen sind Benommenheit, Übelkeit, Erbrechen, Ödeme, gelegentlich Harnverhalt und Obstipation. Bei Überdosierungen kann es zum Atemstillstand und konsekutiv zum Herz-Kreislauf-Stillstand kommen. Selten sind Arrhythmien bis hin zu den lebensgefährlichen Torsade-de-Pointes-Arrhythmien.

Auch Buprenorphin ist ein stark wirksames Analgetikum. Buprenorphin wirkt am μ-Opioidrezeptor agonistisch und am κ-Opioidrezeptor gemischt agonistisch

/ antagonistisch. Übliche Dosierungen liegen zwischen 8 und 16 mg. Die Tageshöchstdosis beträgt 24 mg. Aufgrund der langen Wirkdauer ist es möglich, eine oral eingenommene Tagesdosis nach Erreichen einer stabilen Erhaltungsdosis zu verdoppeln oder zu verdreifachen und das Medikament nur alle 48 bzw. 72 h einzunehmen. Buprenorphin steht auch als Kombinationsmedikament mit Naloxon im Verhältnis 4:1 sowie als Depotpräparat zur Verfügung. Eine Sublingualtablette mit 8 mg Buprenorphin enthält 2 mg Naloxon. Naloxon soll den i. v.-Konsum verhindern.

Morphin wird bei starken und stärksten Schmerzen angewandt. Morphin ist ein starker Agonist am μ-Opioidrezeptor. Morphin wird nach oraler Einnahme relativ gut resorbiert. Wegen eines hohen First-Pass-Effekts ist die Bioverfügbarkeit jedoch nur 20 bis 40 %. Nach intravenöser oder intramuskulärer Applikation liegt die Bioverfügbarkeit dagegen bei fast 100 %. Morphin ist dem Originalstoff Heroin (Diacetylmorphin) sehr ähnlich. Erst 2015 wurde retardiertes Morphin zur OAT zugelassen.

Diacetylmorphin oder auch Diamorphin (Heroin) ist ein sehr starkes, halbsynthetisches Opioid. Es wurde ursprünglich als Analgetikum entwickelt. Heroin kann geraucht, geschnupft, aber auch intravenös konsumiert werden. Diamorphin ist für die OAT aufgrund der Ergebnisse des heroingestützten Modellprojekts unter bestimmten Bedingungen zugelassen [31].

Opioidabhängigkeit ist eine schwere, behandlungsbedürftige, chronisch verlaufende Krankheit mit hoher Morbidität und Mortalität. Die Lebenszeitprävalenz beträgt etwa 0,4 % [32]. 1965 wurde die OAT als erfolgreiche Therapie erstmals beschrieben [33]. In mehreren retro- und prospektiven Studien, für Deutschland insbesondere auch in der PREMOS-Studie (Predictors, Moderators and Outcome of Substitution Treatment), die in mehr als 200 Praxen über 2200 Patient:innen über sechs Jahre untersuchte [34–36], konnte gezeigt werden, dass während einer OAT die Mortalität deutlich niedriger ist im Vergleich zum Leben in der Drogenszene ohne OAT oder nach einer Abstinenzphase wie z. B. nach einem Haftaufenthalt oder einer Entwöhnungsbehandlung [30, 37, 38]. Besonders hoch ist die Mortalität nach einer disziplinarischen Entlassung aus der OAT [39]. Das Warten auf einen Behandlungsplatz ist ebenfalls mit einem hohen Mortalitätsrisiko behaftet [40].

Durch den regelmäßigen Ärzt:innen-Patient:innenkontakt ermöglicht die OAT die Diagnostik und Behandlung weiterer psychiatrischer und somatischer Erkrankungen. Opioidabhängige leiden häufig an zusätzlichen psychiatrischen Erkrankungen wie Angsterkrankungen, Depressionen und Psychosen [41–43]. Auch kompliziert zu behandelnde chronische Krankheiten wie HIV- oder HCV-Infektion können während der OAT sehr erfolgreich behandelt werden [44, 45]. Die WHO und die Weltkommission für Drogenpolitik (Global Commission on Drug Policy) forderten die Implementierung und Förderung von OAT und die Reduktion von Repression zur Verhinderung der Infektionskrankheiten durch HIV und HCV [46, 47]. In 2022 befanden sich in Deutschland 81.200 Patient:innen in einer OAT [48].

2.3.2 Klinische Fragestellungen

Im Rahmen des Leitlinienprozesses wurden die folgenden fünf klinische Fragen formuliert, wobei nach Diskussion Frage 4 und 5 in Frage 3 integriert wurde.

1. Führt eine OAT bei opioidabhängigen Personen zu einer höheren Retention, verbesserten psychischen oder körperlichen Gesundheit oder Lebensqualität oder einem geringeren Substanzkonsum oder geringerer Mortalität im Vergleich zu keiner OAT?
2. Welches OAT-Medikament ist für opioidabhängige Personen hinsichtlich einer höheren Retention, verbesserten psychischen oder körperlichen Gesundheit, geringerem Substanzkonsum oder geringerer unerwünschter Wirkungen oder Mortalität am geeignetsten?
3. Welche Applikationsform von OAT-Medikamenten ist für opioidabhängige Personen hinsichtlich einer höheren Retention, verbesserten psychischen oder körperlichen Gesundheit, geringerem Substanzkonsum oder geringerer unerwünschter Wirkungen oder Mortalität am geeignetsten?
4. Führt eine OAT bei opioidabhängigen Personen mit kurzer Suchtdauer (unter zwei Jahren, < 24 Monate) zu einer höheren Retention, Abstinenz von illegalen Opioiden, einem geringeren Substanzkonsum oder geringerer Mortalität im Vergleich zu einer abstinenzorientierten Behandlung oder einem Ausschleichen der OAT? *(Diese klinische/PICO-Frage wird aufgrund von mangelnder Evidenz nicht mit einer Empfehlung beantwortet und in Frage 3 integriert.)*
5. Führt eine OAT mit Buprenorphin depot (monatliche oder wöchentliche Anwendung) bei opioidabhängigen Personen zu einer höheren Retention, verbesserten psychischen oder körperlichen Gesundheit, geringeren unerwünschten Wirkungen oder geringerer Mortalität im Vergleich zu einer OAT mit Buprenorphin per sublingualer Gabe? *(Diese klinische/PICO-Frage wird aufgrund von mangelnder Evidenz nicht mit einer Empfehlung beantwortet und in Frage 3 integriert.)*

2.3.3 Empfehlungen

3.1	Empfehlung	Neu (2025)
Empfehlungsgrad A ⇑⇑	Die Opioid-Agonisten-Therapie (OAT) soll jedem Menschen mit Störungen durch illegale Opioide (nicht ärztlich verschriebene Opioide) angeboten werden.	
Moazen-Zadeh et al. 2021, Buresh et al. 2021, Lim et al. 2022		
Qualität der Evidenz		
Retention: Niedrig ⊕⊕⊖⊖	Psychische Gesundheit: Niedrig ⊕⊕⊖⊖	AMSTAR 2 Kritisch niedrige Qualität
	Konsensstärke: 95,5 % (Starker Konsens)	

3.2	Empfehlung	Neu (2025)
Empfehlungsgrad A ⇈	Zur Opioid-Agonisten-Therapie sollen Methadon, Buprenorphin, Buprenorphin/Naloxon, retardiertes Morphin oder Diamorphin eingesetzt werden.	
Hickman et al. 2018, Klimas et al. 2019, Klimas et al. 2021, Moazen-Zadeh et al. 2021, Lim et al. 2022		
Qualität der Evidenz		

Retention: Niedrig ⊕⊕⊖⊖	Retention Methadon vs Buprenorphin: Niedrig ⊕⊕⊖⊖	Retention Methadon vs Naltrexon: Sehr niedrig ⊕⊖⊖⊖	Retention Methadon vs retardiertes Morphin: Sehr niedrig ⊕⊖⊖⊖	Retention Buprenorphin vs Naltrexon: Niedrig ⊕⊕⊖⊖
Psychische Gesundheit: Niedrig ⊕⊕⊖⊖	Psychische Gesundheit Methadon vs Diacetylmorphin: Moderat ⊕⊕⊕⊖	Psychische Gesundheit Methadon vs Buprenorphin: Sehr niedrig ⊕⊖⊖⊖	Psychische Gesundheit Methadon vs retardiertes Morphin: Sehr niedrig ⊕⊖⊖⊖	Körperliche Gesundheit Methadon vs retardiertes Morphin: Sehr niedrig ⊕⊖⊖⊖
Lebensqualität Methadon vs Diacetylmorphin: Sehr niedrig ⊕⊖⊖⊖	Lebensqualität Methadon vs retardiertes Morphin: Sehr niedrig ⊕⊖⊖⊖	Substanzkonsum/drug use Methadon vs retardiertes Morphin: Sehr niedrig ⊕⊖⊖⊖	Mortalität Methadon vs Buprenorphin: Sehr niedrig ⊕⊖⊖⊖	-
	Konsensstärke: 94 % (Konsens)			

3.3	Empfehlung	Neu (2025)
	In der Opioid-Agonisten-Therapie kann der Einsatz sowohl von D, L-Methadon als auch Levomethadon sowie der Ersatz der einen Substanz durch die andere gleichermaßen erwogen werden.	
EK	Scherbaum et al. 1996, Mitchell et al. 2004, Verthein et al. 2005, Eap et al. 2007	
	Konsensstärke: 100 % (Starker Konsens)	

3.4	Empfehlung	Neu (2025)
Empfehlungsgrad B ⇑	Die Auswahl des Arzneimittels zur Opioid-Agonisten-Therapie (OAT-Medikation) sollte sich nach der von Betroffenen präferierten und zugelassenen Applikationsform richten.	
Lofwall et al. 2018, Shephard et al. 2019, Lintzeris et al. 2021, Farrell et al. 2022, Vogel et al. 2023		
Qualität der Evidenz		

Retention: Moderat ⊕⊕⊕⊖	Substanzkonsum: Niedrig ⊕⊕⊖⊖	Nebenwirkungen: Moderat ⊕⊕⊕⊖	Mortalität: Sehr niedrig ⊕⊖⊖⊖
	Konsensstärke: 90 % (Konsens)		

2.3.4 Hintergrund der Evidenz

Aktuell verdeutlicht die Überdosiskrise vor allem mit opioidhaltigen Schmerzmitteln in Nordamerika die Gefährlichkeit der Opioidabhängigkeit gerade im Hinblick auf die Mortalität [49, 50]. Auch in Deutschland sind weit über die Hälfte der Drogentoten opioidabhängig [51]. Die Behandlung opioidabhängiger Menschen stellt aufgrund der hohen Morbidität und Mortalität eine besondere Herausforderung dar. Nachdem Anfang der 1970er-Jahre „Heroin" (Diamorphin) auf den deutschen Schwarzmarkt gebracht worden war, wurde allein die abstinenzorientierte Therapie der opioidabhängigen Menschen als fachlich richtig angesehen und als Behandlung erlaubt. Das seit 1965 existierende Wissen um die Wirksamkeit von Methadon wurde zunächst nicht beachtet [33]. Erst 2002 wurde die OAT von der Gesetzlichen Krankenversicherung (GKV) aufgrund der Diagnose einer Opioidabhängigkeit für Erwachsene ab 18 Jahren als erstattungsfähige Leistung anerkannt. Die Deutsche Gesellschaft für Suchtmedizin veröffentlichte 2014 bis heute gültige Leitlinien für die OAT [52]. Die Bayerische Akademie für Suchtfragen (BAS) hat einen praktischen Leitfaden publiziert und 2018 aktualisiert [53]. Dort wird dargestellt, unter welchen Bedingungen es zu erwägen ist, als Heilversuch auch 16 Jährigen eine OAT anzubieten. International wird die OAT in allen Leitlinien als Mittel der ersten Wahl angesehen (siehe z. B. Leitlinien der American Society of Addiction Medicine – ASAM; siehe auch [36, 54, 55]). Es konnte immer wieder in verschiedenen Studien gezeigt werden, dass eine OAT die Morbidität und die Mortalität verringert [56].

Es ließen sich für die ersten drei Fragestellungen internationale Reviews, die 4 bis 71 Studien inkludieren, finden. Nach dem AMSTAR 2-Instrument wurden mit Ausnahme einer Arbeit (Bewertung *niedrig*) alle weiteren Studien als methodisch *kritisch niedrig* bewertet. Degenhardt et al. [37] publizierten aktuell die Ergebnisse eines Vergleichs zwischen Methadon und Buprenorphin. Es liegen auch Cochraneanalysen zur Wirksamkeit von Methadon und Buprenorphin vor [38, 55].

2.3.4.1 Hintergrundtext zur Empfehlung 3.1

Darlegung der Evidenzgrundlage

Die Recherche in den genannten wissenschaftlichen Datenbasen ergaben insgesamt drei systematische Reviews und Metaanalysen [57–59], welche für die erste klinische Fragestellung herangezogen werden. Zusätzlich wird auf ein aktuelles Review verwiesen, welches nicht über die Datenbankrecherchen eingeschlossen wurde [37].

Alle drei systematischen Reviews zeigen eine Überlegenheit von Pharmakotherapie gegenüber Placebo, keiner Therapie oder Warteliste. Wie schon in den Leitlinien der DGS ausführlich erläutert, führt eine OAT zur Reduktion der Morbidität und Mortalität [60]. Diese Reduktion der Morbidität und Mortalität wurde auch in einem Review mit hoher Qualität [59] und dem aktuellen Review [37] erneut bestätigt. Wenn Morbidität und Mortalität durch eine Intervention reduziert werden können, muss diese Behandlung bei gestellter Diagnose angeboten werden. Folgerichtig wird die Pharmakotherapie mit den zugelassenen Medikamenten mit starkem Empfehlungsgrad empfohlen. Ein Schaden kann für die opioidabhängigen Menschen bei unsachgemäßer Eindosierung und unfreiwilliger Unterbrechung der Therapie, zum Beispiel durch Haftaufenthalt, entstehen, wenn die Toleranz bei einem Rückfall falsch eingeschätzt wird und eine Überdosierung resultiert [37, 59].

Im Verlauf der OAT ist es sinnvoll, nachfolgend genannte Aspekte regelmäßig zu überprüfen und dabei die Vor- und Nachteile der jeweiligen Optionen aufzuzeigen:

- die Dosishöhe,
- die Applikationsform (siehe Empfehlung 3),
- die Art des OAT-Medikaments (siehe Empfehlung 2),
- Alternative oder ergänzende Behandlungs- und Betreuungsformen (bspw. Qualifizierte Entzugsbehandlung, Entwöhnungsbehandlung, psychosoziale Betreuung, Assistenz im Rahmen der Eingliederungshilfe).

Begründung des Empfehlungsgrades unter Darlegung der Abwägung von Nutzen und Schaden der Intervention

Ein starker Empfehlungsgrad wurde trotz teilweise kritisch niedriger Evidenz gewählt, da die Reduktion der Mortalität und der Morbidität während der OAT in früheren Studien (siehe Einleitung) deutlich nachgewiesen worden ist und mitunter Grund für die Etablierung der OAT bei Opioidabhängigkeit war.

Weitere Gründe für den Empfehlungsgrad und/oder Wiedergabe wichtiger Diskussionspunkte

Für die Variablen Retention und psychische Gesundheit zeigte sich eine gute Evidenz [57–59].

Nennen von Personengruppen, auf die die Empfehlung nicht zutrifft/Alternativen

Jugendliche ab 16 Jahren dürfen nur im Heilversuch mit OAT-Medikamenten behandelt werden. Mit Ausnahme von Diamorphin sind die OAT-Medikamente ab 18 Jahren zugelassen. Diamorphin darf Patient:innen nur ab vollendetem 23. Lebensjahr zum sofortigen Gebrauch verabreicht werden (§ 5 a BtMVV).

2.3.4.2 Hintergrundtext zur Empfehlung 3.2

Darlegung der Evidenzgrundlage

In den vier eingeschlossenen systematischen Reviews [58, 59, 61, 62] wurden die zugelassenen Medikamente Methadon, retardiertes Morphin und Buprenorphin nicht alle miteinander verglichen. Es fanden sich nur Ergebnisse im Vergleich zweier Substanzen. Insgesamt zeigte sich bei allen, wenn auch teilweise mit kritisch niedriger Evidenz eine Verbesserung hinsichtlich Retention, psychischer Gesundheit, körperlicher Gesundheit, Substanzkonsum, Nebenwirkungen und Mortalität. Methadon hat gegenüber Buprenorphin eine höhere Retentionsrate [58, 59, 61, 62]. Während der verschiedenen Phasen der OAT, z. B. Eindosierung, Abdosierung, zeigte Buprenorphin gegenüber Methadon eine geringere Mortalität [63]. Aufgrund der deutlich kürzeren Retention von Buprenorphin gegenüber Methadon wird jedoch kein größerer Gesamtschutz erreicht [63]. Zwischen Methadon und retardiertem Morphin zeigte sich kein signifikanter Unterschied in den untersuchten Variablen. In den genannten Reviews sowie in dem aktuellen von Degenhardt zeigte sich im direkten Vergleich D,L-Methadon versus sublingual verabreichten Buprenorphin eine leichte Überlegenheit von Methadon. Neuere Vergleichsstudien mit Diamorphin fanden in den genannten Reviews keine Erwähnung. Im Anhang 6 ist eine Tabelle mit Äquivalenzdosierungen der OAT-Medikamente Methadon, Levomethadon und retardiertes Morphin zu finden.

Begründung des Empfehlungsgrades unter Darlegung der Abwägung von Nutzen und Schaden der Intervention

Methadon, Levomethadon, Buprenorphin, Buprenorphin/Naloxon, retardiertes Morphin, Codein und Diamorphin sind in Deutschland für die OAT zugelassen. Bei der Verschreibung von Diamorphin müssen die spezifischen gesetzlichen Anforderungen nach § 5 a BtMVV beachtet werden. Der Opioidantagonist Naltrexon stellt aus klinischer Sicht keine Vergleichssubstanz als OAT-Medikament dar. Naltrexon ist in Deutschland nicht als OAT-Medikament, sondern aufgrund seiner blockierenden Wirkung von Opioiden als Antidot zugelassen. Es handelt sich um einen reinen Antagonisten am µ-Opioidrezeptor mit sehr hoher Affinität und keiner intrinsischen Aktivität.

Nennen von Personengruppen, auf die die Empfehlung nicht zutrifft/Alternativen

Jugendliche ab 16 Jahren können nur im Heilversuch mit OAT-Medikamenten behandelt werden. Mit Ausnahme von Diamorphin sind die OAT-Medikamente ab 18 Jahren zugelassen. Diamorphin darf Patient:innen nur ab vollendetem 23. Lebensjahr zum sofortigen Gebrauch verabreicht werden (§ 5 a BtMVV).

2.3.4.3 Hintergrundtext zur Empfehlung 3.3

Darlegung der Evidenzgrundlage

Nur in Deutschland ist auch Levomethadon zugelassen. Daher ließ sich eine evidenzbasierte Empfehlung zur Anwendung von Levomethadon aus der Literatur nicht ableiten. Es gibt aber Studien, die die Wirksamkeit und das Auftreten von Nebenwirkungen in der Anwendung von Methadon bzw. Methadonracemat und Levomethadon vergleichen. Mitchel et al. [64] zeigten, dass das rechtsdrehende Enantiomer D-Methadon im Vergleich zum linksdrehenden Levomethadon mit signifikant mehr potenziellen Nebenwirkungen (u. a. Stimmungsschwankungen, Anspannung, Müdigkeit, Verwirrung, Depression) assoziiert ist. Beide Stoffe können klinisch dennoch unproblematisch ausgetauscht werden, wobei dabei auftretende Entzugserscheinungen und Nebenwirkungen nur vorübergehend auftreten [65, 66]. Bedeutsam ist der Hinweis, dass D-Methadon und Methadonracemat die QT-Zeit stärker verlängert, als Levomethadon, was zu einer höheren Mortalität und Morbidität führen könnte. Eap et al. [67] wiesen dieses in einer grundlagenwissenschaftlichen Untersuchung an 179 Patient:innen nach, jedoch ist die Aussagekraft dieser nicht randomisierten Studie gering [68]. Vor diesem Hintergrund ist der Einsatz von Levomethadon als wirksames Enantiomer des D,L-Methadons im Rahmen der OAT möglich.

Im Rahmen einer Umstellung muss die Dosis dennoch adaptiert werden. Als Faktoren müssen die bisherige Levomethadon- oder D,L-Methadon-Dosis der/des Patient:in, die individuelle Reaktion der/des Patient:in auf Levomethadon, die gewünschte Wirkung der OAT und Nebenwirkungen berücksichtigt werden.

Begründung des Empfehlungsgrades mit Darlegung der Abwägung von Nutzen und Schaden der Intervention

Da Levomethadon nur in Deutschland zugelassen ist, fehlt es an aktuellen Studien bzw. fand Levomethadon keine Berücksichtigung in den Metaanalysen. In Deutschland allerdings wurde primär Levomethadon seit Ende der 1980er-Jahre auch in Studien verschrieben. Die Wirksamkeit hinsichtlich Verringerung der Mortalität und Morbidität, Retention, Lebensqualität, psychische und physischer Gesundheit wurde in früheren Studien beschrieben [64–67]. Daher konnte ein Expert:innenkonsens mit 100 %-iger Zustimmung für den gleichberechtigten Einsatz von Levomethadon mit Methadon, Buprenorphin und ret. Morphin getroffen werden.

2.3.4.4 Hintergrundtext zur Empfehlung 3.4

Darlegung der Evidenzgrundlage

Es wurden vier Primärstudien [69–72] eingeschlossen und ausgewertet. Ein weiteres Review mit vier inkludierten Studien wurde gefunden [73]. In diesem wurde lediglich die Gabe von subdermalem Implantat von Buprenorphin versus sublingual verabreichtem Buprenorphin verglichen. Ein signifikanter Unterschied konnte nicht gefunden werden, was auch der Hypothese entsprach (gleiche Wirksamkeit).

Direkte Vergleichsstudien zwischen den Applikationsformen konnten nicht gefunden werden. Lofwall et al. [69] zeigten, dass monatliches subkutanes Buprenoprhin Depot der täglichen Gabe von Buprenorphin hinsichtlich zusätzlichem illegalem Konsum nicht unterlegen ist. Lintzeris et al. [70] und Farrell et al. [72] zeigten eine Überlegenheit vom subkutanem Depot-Buprenorphin gegenüber täglichem Buprenorphin hinsichtlich der Zufriedenheit bei höherem Vorkommen leichter Nebenwirkungen. Vogel et al. [71] zeigten, dass inhalatives Heroin eine sichere, alternative Applikationsform zur intravenösen Gabe darstellt.

Begründung des Empfehlungsgrades mit Darlegung der Abwägung von Nutzen und Schaden der Intervention
Der Empfehlungsgrad B wurde aufgrund der relativ geringen Datenlage und fehlendem Vergleich mit anderen Substanzen gewählt. Nur Buprenorphin und Diamorphin wurden in verschiedener Applikationsform untersucht.

2.3.5 Empfehlungen für zukünftige Forschung

- Direkte randomisierte Vergleichsstudien zwischen allen zugelassenen Substanzen/OAT-Medikamenten mit gleichen priorisierten Zielvariablen und Responderkriterien (Prädiktion des Therapieverlaufs) wären wünschenswert.
- Dringend notwendig sind Vergleichsstudien der unterschiedlichen Substanzen einschließlich Applikationsformen jeweils mit gleichen und unterschiedlichen OAT-Medikamenten bei gleichen Zielvariablen.

2.4 Entzug

Norbert Wodarz, Ursula Havemann-Reinecke, Tobias Link und Markus Stuppe

2.4.1 Einleitung

Dieses Kapitel behandelt den Umgang mit Entzugsbehandlungen bei opioidbezogenen Störungen. Ein Entzugssyndrom setzt sich aus einem Komplex aus psychischen und körperlichen Symptomen zusammen und kann je nach verwendetem Opioid bereits vier bis sechs Stunden nach der letzten Aufnahme auftreten (zwei bis drei Halbwertszeiten nach der letzten Einnahme des Opioids) und den Höhepunkt nach zwei bis drei Tagen erreichen. Dies ist unter anderem abhängig von der Dosis, der Dauer der Einnahme, der Halbwertszeit des Opioids und der Geschwindigkeit des Absetzens/der Reduktion. Ein Entzugssyndrom kann z. B. mit Hilfe der „Opiate Withdrawl Scale" (OWS) qualitativ und orientierend quantitativ erfasst werden [22]. Eine Entzugsbehandlung lässt sich unterscheiden in eine *körperliche Entgiftung* und eine *Qualifizierte Entzugsbehandlung*:

- Eine *körperliche Entgiftung* umfasst die Behandlung der Intoxikation mit körperlich-internistisch-neurologischen Ausfallerscheinungen und/oder von substanzspezifischen Entzugssymptomen. Ziel ist die Sicherstellung der Vitalfunktionen und die Vermeidung von Entzugskomplikationen sowie die Reduzierung/Linderung von Entzugserscheinungen.
- Die *Qualifizierte Entzungsbehandlung* ist eine suchtpsychiatrische bzw. suchtmedizinische Akutbehandlung, die über die körperliche Entgiftung hinausgeht. Grundsätzlich erfolgt eine Behandlung der Intoxikations- und Entzugssymptome und eine Diagnostik und Behandlung der psychischen und somatischen Begleit- und Folgeerkrankungen. Essentiell für eine Qualifizierte Entzugsbehandlung sind psycho- und soziotherapeutische, weitere psychosoziale sowie psychotherapeutische Interventionen einschließlich Körper- und Ergotherapie zur Förderung der Änderungsbereitschaft und der Änderungskompetenz (z. B. Stabilisierung einer evtl. angestrebten Abstinenz). Im Rahmen der Qualifizierten Entzungsbehandlung soll die Bereitschaft zur Inanspruchnahme weiterführender Hilfen gesteigert und entsprechende Kontakte in das regionale Hilfesystem gebahnt werden (z. B. Selbsthilfe, Psychotherapie, psychosoziale Hilfen). Bei entsprechender Indikation erfolgt die Vermittlung in spezifische Behandlungsangebote, wie z. B. in die soziale oder medizinische Rehabilitation. Aufgrund der multidisziplinär zu erbringenden Behandlungsleistungen und zur suffizienten Differenzialdiagnostik und Behandlung psychischer und somatischer Folge- und Begleiterkrankungen ist die Dauer einer Qualifizierten Entzugsbehandlung deutlich länger als bei einer körperlichen Entgiftung.

Vor der Durchführung einer Entzugsbehandlung, egal ob von einem OAT-Medikament, einem Konsum illegaler Opioide oder einem Konsum zusätzlicher Substanzen, ist individuell die Indikation kritisch zu prüfen und zu dokumentieren. Abdosierungsversuche können mit einem erhöhten Rückfall- und Mortalitätsrisiko verbunden sein [56, 74, 75]. Eine vollständige Opioidabstinenz kann nach bisherigem Stand nur bei einer Minderheit erreicht werden. In der deutschen PREMOS-Studie konnte eine völlige Opioidfreiheit am Ende des 6-jährigen Beobachtungszeitraums lediglich bei 8 % der in OAT Behandelten temporär und bei 4 % stabil festgestellt werden [76]. In vielen Fällen ist die Fortführung einer OAT einer Entzugsbehandlung zur Erreichung der Behandlungsziele vorzuziehen [77]. Die Ergebnisse sowie die methodische Durchführung einer Entzugsbehandlung auf den Verlauf der Behandlung werden daher hier anhand der Prüfung folgender Fragestellungen dargelegt.

2.4.2 Klinische Fragestellungen

1. Führt eine Entzugsbehandlung vom OAT-Medikament oder illegalen Opioid bei opioidabhängigen Personen in OAT und/oder mit Konsum von illegalen Opioiden zu einer höheren Retention, geringerem Craving, geringerem Rückfall in illegalen Opioidkonsum, geringerem Substanzkonsum, verbesserten psychischen Gesundheit oder Lebensqualität im Vergleich zu keiner Entzugsbehandlung vom OAT-Medikament (Weiterführung der OAT) oder illegalen Opioid?

2. Führt eine graduelle Dosisreduktion von illegalen Opioiden oder des OAT-Medikaments mittels Gabe eines Opioids bei opioidabhängigen Personen in einer Entzugsbehandlung von illegalen Opioiden oder vom OAT-Medikament zu einer geringeren Rückfallquote in den illegalen Opioidkonsum, einer höheren Abstinenz von illegalen Opioiden oder einer häufigeren OAT-Medikamentenfreiheit im Vergleich zu einem radikalen nicht-opioidgestützten (OAT-Medikamenten-)Entzug?
3. Führt eine Entzugsbehandlung von illegalen Opioiden oder dem OAT-Medikament mit einer Ko-Medikation (Neuroleptika, Clonidine, Lofexidine, Benzodiazepine, Antidepressiva) bei opioidabhängigen Personen zu einer höheren Retention, verringertem Craving, geringerem Rückfall in den Substanzkonsum, besserer psychischer Gesundheit, häufigerer OAT-Medikamentenfreiheit oder besserer Lebensqualität im Vergleich zu einer Entzugsbehandlung ohne Ko-Medikation?
4. Führt eine stationäre Entzugsbehandlung von illegalen Opioiden oder von einem OAT-Medikament bei opioidabhängigen Personen zu einer höheren Retention, verringertem Craving, geringerem Rückfall in den Substanzkonsum, besserer psychischer Gesundheit, häufigerer OAT-Medikamentenfreiheit oder besserer Lebensqualität im Vergleich zu einer ambulanten oder tagesklinischen Entzugsbehandlung?
5. Führt eine Entzugsbehandlung von der/den zusätzlich konsumierten Substanz(en) wie nicht-verschriebenen Medikamenten, Stimulantien, Cannabis, Alkohol, neuen psychoaktiven Stoffen (synthetische Cannabinoide, Stimulantien, synthetische Opioide) oder Kratom bei opioidabhängigen Personen zu einer höheren Retention in der OAT, stärkeren Reduktion des Konsums der zusätzlichen Substanzen oder einer häufigeren Abstinenz von den zusätzlichen Substanzen im Vergleich zu keiner Entzugsbehandlung von der/den zusätzlich konsumierten Substanz(en)?

2.4.3 Empfehlungen

4.1	Empfehlung	Neu (2025)
	Eine Qualifizierte Entzugsbehandlung soll bei Patient:innen, die sich in einer Opioid-Agonisten-Therapie befinden, insbesondere bei zusätzlichem Konsum illegaler Opioide, nur angeboten werden: • wenn ansonsten die Ziele der Opioid-Agonisten-Therapie gefährdet erscheinen • als mögliche Alternative vor einem Abbruch einer Opioid-Agonisten-Therapie • bei anhaltendem, explizitem Patient:innenwunsch.	
EK	Sordo et al. 2017, Davis et al. 2020, Zweben et al. 2021	
	Konsensstärke: 94,7 % (Konsens)	

4.2	Empfehlung	Neu (2025)
	Eine Entzugsbehandlung von (illegalen) Opioiden statt der Opioid-Agonisten-Therapie soll vermieden werden bei instabilen Patient:innen und bei Patient:innen ohne realistischen Plan zur Aufrechterhaltung der Abstinenz.	
EK	Sordo et al. 2017, Davis et al. 2020, Zweben et al. 2021	
	Konsensstärke: 94,4 % (Konsens)	

4.3	Empfehlung	Neu (2025)
	Wenn der Entzug von einem Opioid-Agonisten-Therapie (OAT)-Medikament oder von illegalen Opioiden indiziert ist, dann soll dieses langsam ausschleichend erfolgen, um eine höhere Retention in der Behandlung zu erreichen.	
EK	Gowing et al. 2017, Mumba et al. 2018, DGPPN & DG-Sucht 2020	
	Konsensstärke: 100 % (Starker Konsens)	

4.4	Empfehlung	Neu (2025)
Empfehlungsgrad 0 ⇔	Bei opioidabhängigen Personen kann in der Entzugsbehandlung die Gabe eines Alpha-2-Agonisten erwogen werden, um die Schwere des Entzugssyndroms zu mindern und die Retention in der Behandlung zu erhöhen. Dabei handelt es sich jedoch um einen Off-Label-Use.* *Siehe Ausführungen dazu im Hintergrundtext.	
Gowing et al. 2016, Gorodetzky et al. 2017		
Qualität der Evidenz		
Retention: Moderat ⊕⊕⊕⊖	RoB 2: Geringes Verzerrungsrisiko	
	Konsensstärke: 100 % (Starker Konsens)	

4.5	Empfehlung	Neu (2025)
	Insbesondere opioidabhängigen Patient:innen mit schweren psychischen Begleiterkrankungen und langer Opioidabhängigkeit sollte zum Opioidentzug (illegale Opioide oder Opioid-Agonisten-Therapie (OAT)-Medikamente) eine stationär Qualifizierte Entzugsbehandlung in einer suchtmedizinischen, psychiatrischen Einrichtung zur Erhöhung der Retention angeboten werden.	
EK	Hartung et al. 2022	
	Konsensstärke: 100 % (Starker Konsens)	

4.6	Empfehlung	Neu (2025)
	Die Dauer der Entzugsbehandlung soll sich individuell an der Schwere der Entzugserscheinungen und der körperlichen und psychischen Begleit- oder Folgeerkrankungen orientieren.	
EK	DGPPN & DG-Sucht 2020, DG-Sucht & DGPPN 2021	
	Konsensstärke: 100 % (Starker Konsens)	

4.7	Empfehlung	Neu (2025)
	Da ein körperlicher Entzug alleine keine hinreichende Therapie der Abhängigkeitserkrankung darstellt, sollen weitere suchtmedizinische/-therapeutische Hilfen vorgehalten bzw. vermittelt werden.	
EK	*DGPPN & DG-Sucht 2020*	
	Konsensstärke: 94,7 % (Konsens)	

4.8	Empfehlung	Neu (2025)
	Während einer Entzugsbehandlung sollen Motivational Interviewing/Psychoedukation, psychosoziale Therapien und kurzfristig entlastende Maßnahmen (z. B. Entspannungstechniken) angeboten werden.	
EK	DGPPN & DG-Sucht 2020	
	Konsensstärke: 94,4 % (Konsens)	

4.9	Empfehlung	Neu (2025)
	Patient:innen in einer Opioid-Agonisten-Therapie und einem Konsum zusätzlicher Substanzen, der die Ziele der Opioid-Agonisten-Therapie gefährdet, soll eine Qualifizierte Entzugsbehandlung der zusätzlich konsumierten Substanzen angeboten werden, um die Retention in der Opioid-Agonisten-Therapie zu erhöhen und die Rückfallquote zu verringern.	
EK		
	Konsensstärke: 100 % (Starker Konsens)	

4.10	Empfehlung	Neu (2025)
	Betroffene sollen zu Beginn, bei etwaigem Abbruch sowie nach (Teil-) Entzug, darüber informiert werden, dass die Toleranz bzgl. der entzogenen Substanz vermindert ist, sodass im Fall eines Rückfalls in Abhängigkeit von der Dosis der vorher entzogenen Substanz die Mortalität erhöht sein kann.	
EK	Strang et al. 2003, White et al. 2015, Sordo et al. 2020, Santo et al. 2021	
	Konsensstärke: 100 % (Starker Konsens)	

2.4.4 Hintergrund der Evidenz

2.4.4.1 Hintergrundtext zur Empfehlung 4.1

Darlegung der Evidenzgrundlage

Zur klinischen Fragestellung 1 konnten in der Primärdatenanalyse sowie in der aggregierten Evidenz keine Studieneinschlüsse erfolgen. Grundlage für den Expert:innenkonsens war, dass eine Entzugsbehandlung von illegalen Opioiden, auch im Rahmen einer OAT nur dann sinnvoll erscheint, wenn mittels einer OAT keine Stabilisierung erreicht werden kann und sogar die Ziele der OAT gefährdet sind [78, 79]. In der Regel lassen sich die Behandlungsziele bei opioidabhängigen Patient:innen mit einer ausreichend dosierten OAT mit den zu diesem Zweck zugelassenen Opioiden (OAT-Medikamenten) besser erreichen.Insbesondere bei einem drohenden Abbruch der OAT (egal ob von Seiten der Patient:innen oder von Seiten der Behandler:innen) ist in Erwägung zu ziehen, alternative Behandlungen anzubieten, z. B. ein Wechsel der Einrichtung/Praxis oder notfalls eine Qualifizierte Entzugsbehandlung, da ansonsten ein deutlicher Anstieg des Mortalitätsrisikos droht [56]. Zur Erreichung einer Opioidfreiheit ist eine Qualifizierte Entzugsbehandlung eine Option bei ausreichend stabilen opioidabhängigen Patient:innen mit einem anhaltenden, expliziten Abstinenzwunsch, der jedoch im Rahmen einer ambulanten Behandlung nicht erfolgreich erreichbar erscheint [78]. Anhang 6 enthält eine Checkliste zur Unterstützung der behandelnden Person, um negative Prädiktoren zu identifizieren, die Hinweise darauf geben können, ob eine Dosisreduktion bzw. ein Entzug von OAT-Medikamenten realistisch erreicht und aufrechterhalten werden könnte. Je mehr negative Prädiktoren (Ja-Antworten), desto geringer die Erfolgswahrscheinlichkeit und desto weniger sinnvoll ist eine Entzugsbehandlung, da danach ein sehr hohes Rückfallrisiko zu befürchten ist mit entsprechend erhöhtem Überdosierungs-/Mortalitätsrisiko.

Begründung des Empfehlungsgrades mit Darlegung der Abwägung von Nutzen und Schaden der Intervention
Der hohe Empfehlungsgrad ergibt sich einerseits aus den klinischen Erkenntnissen, dass eine qualitativ gut durchgeführte OAT bei von illegalen Opioiden abhängigen Menschen vielfach medizinisch sicherer ist als eine abstinenzorientierte Therapie, insbesondere im Hinblick auf das Mortalitätsrisiko. Insofern kann eine Beendigung einer OAT zugunsten einer Entzugsbehandlung besonders bei instabilen Patient:innen ein höheres Risiko als einen Nutzen darstellen, s. auch Empfehlung 4.2. Dies wird auch durch die hier zitierte Literatur unterstützt. Bei den hier genannten Studien handelt es sich methodisch u. a. um einen systematischen Review von Kohortenanalysen [56] und zwei qualitative Reviews zum Umgang mit dem Reduzieren und Absetzen von Opioiden [78, 79].

Weitere Gründe für den Empfehlungsgrad und/oder Wiedergabe wichtiger Diskussionspunkte
Diese Empfehlung gilt für opioidabhängige Patient:innen in OAT.

2.4.4.2 Hintergrundtext zur Empfehlung 4.2

Darlegung der Evidenzgrundlage
Wie schon bei der Empfehlung 4.1 dargelegt, konnten zur klinischen Fragestellung 1 in der Primärdatenanalyse sowie in der aggregierten Evidenz keine Studieneinschlüsse erfolgen. Die weiterführende Literatur sowie klinische Erfahrungen zeigen, dass eine Entzugsbehandlung von OAT-Medikamenten in der Regel dann wenig erfolgversprechend ist, wenn die opioidabhängigen Patient:innen aktuell sehr instabil bzw. ohne realistischen Plan zur Aufrechterhaltung der Abstinenz sind [78, 79]. Auch hinsichtlich dieser Empfehlung hilft die Checkliste in Anhang 6, um Risikofaktoren und negative Prädiktoren zu identifizieren, ob sich mittels einer Entzugsbehandlung tatsächlich das angestrebte Ziel erreichen lässt. Insbesondere ist auch zu berücksichtigen, dass instabile Opioidabhängige und/oder Opioidabhängige ohne realistischen Plan zur Aufrechterhaltung der Abstinenz sowohl nach der Beendigung einer OAT als auch nach einer Entzugsbehandlung ein höheres Mortalitätsrisiko aufweisen [56].

Begründung des Empfehlungsgrades mit Darlegung der Abwägung von Nutzen und Schaden der Intervention
Siehe Empfehlung 4.1.

2.4.4.3 Hintergrundtext zur Empfehlung 4.3

Darlegung der Evidenzgrundlage

Zur klinischen Fragestellung 2 konnten in der Primärdatenanalyse sowie in der aggregierten Evidenz keine Studieneinschlüsse erfolgen. Weiterführende Literaturrecherchen und klinische Erfahrungskenntnisse führten zu einem Expert:innenkonsens auf der folgenden Grundlage: Die opioidgestützte Behandlung von Opioidentzugssymptomen bei Opioidabhängigkeit ist empfehlenswert, um Craving zu vermeiden und damit eine höhere Retention zu erreichen [80, 81]. Ein plötzlicher Anstieg von Craving würde mit einer erhöhten Rückfallrate einhergehen. So sollen mind. 25 % der vorher konsumierten Menge des Suchtmittels gegeben werden, um akute Entzugssymptome zu verhindern [82]. Sandhu et al. [83] empfehlen ein Ausschleichen von 10–20 % der Dosis des Opioids pro Woche. Der limitierende Faktor für die Geschwindigkeit der Reduktion ist häufig die hohe psychische Abhängigkeit der Patient:innen von Opioiden, sodass es sinnvoll sein kann, die pharmakologische Entzugsbehandlung deutlich langsamer durchzuführen, um Rückfälle zu vermeiden [22, 84]. Anfangs rascher und zum Ende hin langsamer auszuschleichen kann ebenfalls sinnvoll sein, wie auch Entzugsbehandlungsdaten mit therapeutischem Drug Monitoring (TDM) des Opioids im Plasma und Messung der Entzugssymptomatik zeigen [85]. Es gibt bislang keine Evidenz, dass eine bestimmte Entzugsmedikation die Aussicht auf eine Langzeit-Abstinenz von Opioiden erhöht [86]. Allerdings fehlen neuere Studien mit anderen Ansätzen zu dieser Fragestellung.

Begründung des Empfehlungsgrades mit Darlegung der Abwägung von Nutzen und Schaden der Intervention

Es fanden sich in der Primärdatenanalyse sowie in der aggregierten Evidenz keine Studieneinschlüsse, was allerdings auf den auf fünf Jahre begrenzten Suchzeitraum zurückzuführen ist. Es liegen früher publizierte Cochrane-Analysen [81, 86], ein Review [80] sowie die Darlegungen in der S3-Leitlinie Medikamentenbezogene Störungen [22] vor. Auf dieser Basis, sowie auch wegen hoher klinischer Plausibilität, erhielt die Empfehlung einen hohen Empfehlungsgrad. Bei einem langsam ausschleichenden Entzug überwiegt wie oben dargelegt der Nutzen in Form von geringeren Entzugssymptomen und eher geringerer Rückfallrate. Ein Schaden hierdurch kann nicht benannt werden.

2.4.4.4 Hintergrundtext zur Empfehlung 4.4

Darlegung der Evidenzgrundlage

Zur klinischen Fragestellung 3 konnte mittels der Primärdatenrecherche eine Publikation [87] gefunden werden, auf aggregierter Ebene konnten keine Studieneinschlüsse erfolgen. Darüber hinaus führende Literaturrecherchen ergaben dennoch das Ergebnis einer evidenzbasierten Empfehlung. So ergab die Bewertung des von

Gorodetzky et al. [87] durchgeführten Placebo-kontrollierten RCT an 264 Opioidabhängigen zum Einsatz des Alpha-2-Agonisten Lofexidin in der Opioidentzugsbehandlung eine *moderate* Qualität der Evidenz nach GRADE bezüglich der Retention in der Entzugsbehandlung sowie ein geringes Verzerrungsrisiko nach RoB 2. Alternativ zu Lofexidin (in Deutschland nicht auf dem Markt und nicht zugelassen) und additiv zur ausschleichenden Reduktion der Opioide kommt die Gabe des Alpha-2-Agonisten Clonidin (in Deutschland nicht in der Indikation Opioidentzug zugelassen!) in Betracht. Alpha-2-Agonisten sind in der Reduktion von Entzugssymptomen von Heroin oder Methadon wirksamer im Vergleich zu Placebo. Clonidin ist dabei im Wesentlichen ähnlich wirksam wie Lofexidin [81, 87, 88]. Bei der Gabe von Clonidin werden orale Dosierungen von 4×75 µg /24 h verabreicht. Dosissteigerungen sind nach Maßgabe des klinischen Bildes möglich [22]. Grundsätzlich ist beim Einsatz von Alpha-2-Agonisten in der Behandlung eines Opioidentzugssyndroms zu beachten, dass diese Substanzen entweder in Deutschland gar nicht auf dem Markt sind (Lofexidine) oder nach unserem Wissen keine Zulassung für die Indikation Opioidentzugssyndrom besteht. Es handelt sich also um einen off-label-use. Rein formal bedarf es der Erfüllung der Kriterien für einen individuellen Heilversuch, z. B. begründete Aussicht auf Wirksamkeit (s. hier diskutierte Studien). Einschränkend muss erwähnt werden, dass gemäß Empfehlung 4.3 eine wirksame Alternative zur Verfügung steht (langsames Ausschleichen des Opioids). Daher kann die Behandlung mit einem Alpha-2-Agonisten als ergänzende und nicht als alleinige Behandlungsmaßnahme bei einem Opioidentzugssyndrom eingesetzt werden, was nach klinischer Erfahrung gerade beim und nach Abdosieren der letzten verbliebenen Opioiddosis sehr hilfreich sein kann. In Deutschland ist das trizyklische Antidepressivum Doxepin für die Behandlung eines leichten Opioidentzugssyndroms zugelassen und kann ergänzend eingesetzt werden. Hierauf weist eine deutlich ältere Studie hin (Täschner 1986), die entsprechend nicht in der Literaturrecherche erfasst wurde. Weitere Darlegungen hierzu finden sich in der S3-Leitlinie Medikamentenbezogene Störungen [22] im Kapitel Opioide (S. 59).

Begründung des Empfehlungsgrades mit Darlegung der Abwägung von Nutzen und Schaden der Intervention

Die Qualität der Evidenz bezüglich der Wirkungen auf das Entzugssyndrom ist nach GRADE, sowohl für Patient:innen in der OAT als auch für Patient:innen, die von illegalen Opioiden abhängig sind, *moderat* [81]. Darüber hinaus konnte nur ein geringes Verzerrungsrisiko nach RoB 2 gefunden werden. Da die Ergebnisse der Gabe eines Alpha-2-Agonisten auf die Retention (Zielparameter der klinischen Fragestellung 3) auf Studien zu Lofexidin erhoben worden waren [87], wurde der Empfehlungsgrad einer offenen Empfehlung (kann-Empfehlung) gewählt. Nach den gegenwärtigen klinisch praktischen Erfahrungen (s. u.) ist bei einem additiven Einsatz von Clonidin (und/oder Doxepin) zur Opioidmedikation von einem deutlich überwiegenden Nutzen auszugehen.

Weitere Gründe für den Empfehlungsgrad und/oder Wiedergabe wichtiger Diskussionspunkte
Wie die Diskussion zur Empfehlung 4.4 deutlich machte, wird die orale Gabe von Clonidin zur Unterstützung der Behandlung von Opioidentzugssymptomen in Deutschland bereits vielfach mit Erfolg angewandt. Unerwünschte Arzneimittelwirkungen (UAW) wurden in der Diskussion nicht benannt. Auch ist der additive Einsatz von Doxepin im klinischen Alltag häufig, wenngleich durch Studien nur unbefriedigend abgesichert.

Angaben zur qualitativ guten Durchführung
Die Gabe von Clonidin soll nur im stationären Setting und mit regelmäßigen und anlassbezogenen Blutdruckmessungen durchgeführt werden.

2.4.4.5 Hintergrundtext zur Empfehlung 4.5

Zur klinischen Fragestellung 4 konnten durch die Primärdatenrecherche sowie der Suche nach aggregierter Evidenz keine Studieneinschlüsse erfolgen. Weiterführende Literaturrecherchen ergaben eine Publikation zum Setting einer Entzugsbehandlung [89]. Auf der Basis dieser Publikation und klinischer Erfahrungen wurden Empfehlung 4.5 und drei weitere Empfehlungen konsentiert (4.6, 4.7. und 4.8). Besonders bei Patient:innen mit schweren psychischen Begleiterkrankungen und langer Opioidabhängigkeit sind die Aussichten auf den erfolgreichen Abschluss einer Opioidentzugsbehandlung begrenzt. Neben den reinen körperlichen Symptomen des Opioidentzugs sind auch die psychischen Symptome und komorbide Störungen zu berücksichtigen (z. B. Depressionen, Angststörungen etc.). Liegt eine langdauernde Abhängigkeitserkrankung und/oder eine ausgeprägte psychische Störung vor, ist ein stationärer Qualifizierter Entzug in einer suchtmedizinischen, psychiatrischen Einrichtung empfehlenswert. Eine Qualifizierte Entzugsbehandlung wird von einem multiprofessionellen Team, bestehend aus Ärzt:innen, psychiatrischem Pflegepersonal, Sozialarbeiter:innen, Psycholog:innen und anderen Spezialtherapeut:innen durchgeführt. Eine Qualifizierte Entzugsbehandlung beinhaltet nicht nur die Medikamentenreduktion und die Therapie der dabei auftretenden körperlichen und psychischen Symptome, sondern auch die Motivationsarbeit sowie die Anbahnung von weiterführenden Hilfen (s. Abschn. 2.4.1). Eine stationäre Entzugsbehandlung zeigte in einer retrospektiven Kohortenuntersuchung eine erhöhte Retention in der Behandlung auch nach sechs Monaten [89].

Begründung des Empfehlungsgrades mit Darlegung der Abwägung von Nutzen und Schaden der Intervention
Aufgrund der klinischen Erfahrung und ähnlicher Ergebnisse bei Entzugsbehandlungen von Alkohol [7] und einer angloamerikanischen retrospektiven Kohortenuntersuchung [89] wurde der Empfehlungsgrad B für den Expert:innenkonsens gewählt. Aus klinischer Sicht überwiegt bei der Durchführung einer stationären Qualifizierten Entzugsbehandlung deutlich der Nutzen für die Patient:innen. Ein Schaden kann hierdurch nicht benannt werden.

2.4.4.6 Hintergrundtext zur Empfehlung 4.6

Zur klinischen Fragestellung 4 konnten durch die Primärdatenrecherche sowie die Suche nach aggregierter Evidenz keine Studieneinschlüsse erfolgen. Weiterführende Literaturrecherchen ergaben eine Publikation zum Setting einer Entzugsbehandlung [89]. Auf der Basis dieser Publikation und klinischer Erfahrungen wurden Empfehlung 4.6 und drei weitere Empfehlungen konsentiert (4.5, 4.7. und 4.8). Für Empfehlung 4.6 wurde zudem auf die S3-Leitlinie Medikamentenbezogene Störungen [22] und die S3-Leitlinie Screening, Diagnostik und Behandlung alkoholbezogener Störungen [7] Bezug genommen und analog ein Expert:innenkonsens mit starkem Empfehlungsgrad formuliert.

Begründung des Empfehlungsgrades mit Darlegung der Abwägung von Nutzen und Schaden der Intervention

Die Dauer der Behandlung orientiert sich individuell an der Schwere der Entzugserscheinungen und den körperlichen und psychischen Begleit- oder Folgeerkrankungen. Dabei kann die Dauer der Entzugssymptome sehr unterschiedlich sein, insbesondere in Abhängigkeit von der Dauer der Vorbehandlung mit Opioiden und unter Berücksichtigung deren verschiedener Halbwertszeiten. Die Geschwindigkeit des Ausschleichens des Medikaments orientiert sich ebenfalls an den individuell sehr unterschiedlich ausgeprägt auftretenden körperlichen und psychischen Entzugssymptomen. Im Weiteren sind auch körperliche beziehungsweise psychische Begleiterkrankungen, welche den Entzug erschweren können zu berücksichtigen. Insofern ist die Dauer der Behandlung im Sinne der partizipativen Entscheidungsfindung mit den Patient:innen individuell festzulegen. Ein fixer Standard für die Dauer der Behandlung würde der Komplexität des Störungsbilds nicht gerecht [7, 22].

Weitere Gründe für den Empfehlungsgrad und/oder Wiedergabe wichtiger Diskussionspunkte

In der Diskussion wurde festgestellt, dass der Nutzen einer flexiblen Dauer der Behandlung im Sinne der partizipativen Entscheidungsfindung deutlich überwiegt. Risiken diesbezüglich wurden nicht gesehen, jedoch im Fall von starr vorgegebenen Behandlungszeiten.

2.4.4.7 Hintergrundtext zur Empfehlung 4.7

Zur klinischen Fragestellung 4 konnten durch die Primärdatenrecherche sowie die Suche nach aggregierter Evidenz keine Studieneinschlüsse erfolgen. Weiterführende Literaturrecherchen ergaben eine Publikation zum Setting einer Entzugsbehandlung [89]. Auf der Basis dieser Publikation und klinischer Erfahrungen wurden Empfehlung 4.7 und drei weitere Empfehlungen konsentiert (4.5, 4.6. und 4.8).

Ein ausschließlicher körperlicher Entzug von Opioiden ist keine ausreichende Therapie der Abhängigkeit. Neben der reinen körperlichen Entzugsbehandlung (d. h. Entgiftung) sind weitere suchtmedizinische Hilfen wichtig. Dabei ist der

Terminus „suchtmedizinisch“ grundsätzlich interdisziplinär zu verstehen. Dazu gehören beispielsweise psychotherapeutische Methoden zur Förderung der Motivation, Stärkung der Selbstwirksamkeitserwartungen, Behandlungszuversicht, etc. in einem multiprofessionellen Team. Weiterhin erforderlich sind Information über und Organisation von weiterführenden Hilfen, um die Aufrechterhaltung einer Abstinenz nach erfolgreicher Entzugsbehandlung zu unterstützen. Hierzu können u. a. Selbsthilfegruppen und psychosoziale Interventionen einschließlich einer psychotherapeutischen Behandlung vorteilhaft sein, insbesondere im Vergleich zu einer rein körperlichen Entgiftung der Patient:innen [79, 90].

Begründung des Empfehlungsgrades mit Darlegung der Abwägung von Nutzen und Schaden der Intervention
Aufgrund der klinischen Bedeutung wurde auf das Kapitel Opioide der S3-Leitlinie Medikamentenbezogene Störungen [22] Bezug genommen und analog ein Expert:innenkonsens mit starkem Empfehlungsgrad formuliert.

Weitere Gründe für den Empfehlungsgrad und/oder Wiedergabe wichtiger Diskussionspunkte
In der Diskussion wurden der deutliche Nutzen des Angebots und der Durchführung von weiteren suchtmedizinischen/ -therapeutischen Hilfen additiv zur körperlichen Entzugsbehandlung gesehen.

2.4.4.8 Hintergrundtext zur Empfehlung 4.8

Zur klinischen Fragestellung 4 konnten durch die Primärdatenrecherche sowie die Suche nach aggregierter Evidenz keine Studieneinschlüsse erfolgen. Weiterführende Literaturrecherchen ergaben eine Publikation zum Setting einer Entzugsbehandlung [89]. Auf der Basis dieser Publikation und klinischer Erfahrungen wurden Empfehlung 4.8 und drei weitere Empfehlungen konsentiert [4.5, 4.6. und 4.7). Auch in Bezug auf Empfehlung 4.8 wurde zudem auf die S3-Leitlinie Medikamentenbezogene Störungen [22] Bezug genommen und analog ein Expert:innenkonsens mit starkem Empfehlungsgrad formuliert. Motivational Interviewing (MI), welches sich in der Beratung und Behandlung von Menschen mit substanzbezogenen Störungen sehr bewährt hat, soll auch im Rahmen der Entzugsbehandlung von Patient:innen mit opioidbezogenen Störungen zur Anwendung kommen. Es liegen vielfältige Studien zur Wirksamkeit des MI vor. Schädigende Auswirkungen werden nicht beschrieben [91]. Psychoedukation meint die therapeutisch angeleitete Begleitung von Patient:innen, um diesen ein vertieftes Problem- und Störungsverständnis zu ermöglichen. Es kann im Rahmen von Einzelgesprächen und als Gruppenangebot, auch für begleitende Schmerzstörungen oder psychische Erkrankungen, durchgeführt werden. Den Teilnehmenden können auch schriftliche Informationen begleitend oder auch Videos zur Verfügung gestellt werden. Psychoedukation und MI können erfolgreich kombiniert werden. Kognitiv verhaltenstherapeutische Techniken beinhalten während der Entzugsphase auch das Erlernen von Entspannungstechniken oder Biofeedback-Techniken und den Aktivitätenaufbau, insbesondere auch, wenn ggf. begleitende Schmerzstörungen oder psychische Störungen bestehen [22].

Begründung des Empfehlungsgrades mit Darlegung der Abwägung von Nutzen und Schaden der Intervention

Aufgrund der klinischen Bedeutung wurde auf das Kapitel Opioide der S3-Leitlinie Medikamentenbezogene Störungen [22] Bezug genommen und analog ein Expert:innenkonsens mit starkem Empfehlungsgrad formuliert. Wie oben dargelegt, wurden Risiken im Sinne von schädigenden Auswirkungen nicht beschrieben [91]. Der klinische Nutzen ist deutlich vorhanden.

2.4.4.9 Hintergrundtext zur Empfehlung 4.9

Darlegung der Evidenzgrundlage

Zur klinischen Fragestellung 5 konnten in der Primärdatenanalyse sowie in der aggregierten Evidenz keine Studieneinschlüsse erfolgen. Weiterführende Literaturrecherchen und klinische Erfahrungskenntnisse ergaben, dass der begleitende Konsum oder die Abhängigkeit von zusätzlichen Substanzen bei Opioidabhängigen in seinem Ausmaß und seinen Folgen das Erreichen der Behandlungsziele einer OAT, ggf. sogar den Verbleib in einer OAT gefährden können [92, 93]. Wenn sich dies nicht durch andere Behandlungsmaßnahmen in den Griff bekommen lässt [94, 95], soll eine (stationäre) Qualifizierte Entzugsbehandlung angeboten werden, um die Aussicht auf einen Verbleib in der OAT zu verbessern und die Rückfallquote in den Konsum zusätzlicher Stoffe zu vermindern im Vergleich zu einer reinen körperlichen Entgiftung.

Begründung des Empfehlungsgrades mit Darlegung der Abwägung von Nutzen und Schaden der Intervention

Aufgrund der hohen klinischen Bedeutung wurde ein Expert:innenkonsens mit starkem Empfehlungsgrad formuliert. Zudem konnte ein systematisches Review zu fortgesetztem (Meth-)Amphetaminmissbrauch zeigen, dass die Behandlungsziele darunter schlechter erreicht werden konnten [92]. In einer großen retrospektiven Kohortenstudie an mit Buprenorphin substituierten Opioidabhängigen zeigte sich bei Benzodiazepinkonsumenten ein deutlich erhöhtes Risiko einer tödlichen Opioidüberdosis [93]. Obgleich es sich in den beiden vorgenannten Untersuchungen jeweils um spezifische Untergruppen handelte, soll unter Fortführung der OAT bei dem vergleichsweise niedrigen Risiko einer stationären Qualifizierten Entzugsbehandlung eine solche als Möglichkeit angeboten werden, um einerseits die Schäden durch die zusätzlich konsumierten Substanzen sowie andererseits das erhöhte Risiko eines Abbruchs einer opioidgestützten Behandlung und das ggf. erhöhte Mortalitätsrisiko zu reduzieren. Der Nutzen eines solchen Angebots und der Durchführung einer Qualifizierten Entzugsbehandlung überwiegen deutlich, Risiken werden nicht gesehen.

2.4.4.10 Hintergrundtext zur Empfehlung 4.10

Darlegung der Evidenzgrundlage
Zu Empfehlung 4.10 wurde keine klinische Fragestellung formuliert. Demnach hat keine systematische Recherche stattgefunden und es wurde aufgrund der hohen klinischen Bedeutung ein Expert:innenkonsens mit starkem Empfehlungsgrad formuliert. Grundsätzlich gilt, dass nach einem (Teil-)Entzug von Opioiden die individuelle Toleranz für die (teil-)entzogene Substanz vermindert ist. Sollte es zu einem Rückfall mit Opioidkonsum kommen besteht dann ein deutlich erhöhtes Risiko für eine ggf. tödlich verlaufende Überdosierung. Dies gilt für alle Settings, in denen es zu einem (Teil-)Entzug kommt bzw. die Opioidabhängigen abstinent werden, z. B. Haft, Entzugs- oder Entwöhnungsbehandlung [96, 97]. Dies gilt auch zu Beginn und bei Beendigung einer OAT, insbesondere, wenn letztere ungeplant erfolgt [56, 98]. Die Empfehlung soll dafür sensibilisieren und durch die entsprechende Psychoedukation über das dann bestehende erhöhte Risiko aufklären. Auch in der Leitlinie Medikamentenbezogene Störungen [22] wird im Kapitel Diagnostik (1.2.8. Abhängigkeitssyndrom) bezogen auf OAT-Medikamente dargelegt, dass es bei einer Opioidentzugsbehandlung zu einer sich zurückentwickelnden Toleranz gegenüber den Opioiden kommt und es bei erneutem Konsum der Opioide in der früheren hohen Dosis zur Atemdepression bis hin zum Tod kommen kann [22].

Begründung des Empfehlungsgrades mit Darlegung der Abwägung von Nutzen und Schaden der Intervention
Es wurde keine klinische Fragestellung formuliert und demnach hat keine systematische Recherche stattgefunden. Aufgrund der hohen klinischen Bedeutung sowie der oben dargelegten Literatur zu den Risiken von Mortalität Opioidabhängiger wurde dennoch ein Expert:innenkonsens mit starkem Empfehlungsgrad formuliert.

2.4.5 Empfehlungen für zukünftige Forschung

- Grundsätzlich besteht Bedarf an einer stärkeren Standardisierung der Methodik (z. B. bezüglich Terminologien, Interventionen, Einschlusskriterien, Follow-up-Methoden und Erfolgsindizes), damit die Ergebnisse vergleichbarer werden und auf spezifische Behandlungssituationen übertragen werden können.
- Künftige Studien sollten längere Nachbeobachtungszeiträume und eine Verblindung der Teilnehmer:innen und des Personals hinsichtlich der Dosierung oder der Interventionsgruppe vorsehen.
- Erforderlich sind Studien zu Prädiktoren für den Abschluss eines Entzugs von illegalen Opioiden oder einer opioidgestützten Behandlung und der dauerhaften Abstinenz von Opioiden.

- Es fehlen systematische Studien zum Einsatz von Doxepin mit und ohne Clonidin in der Opioidentzugsbehandlung.
- Zum Setting einer erfolgreich abgeschlossenen (Qualifizierten) Entzugsbehandlung (ambulant, (teil-)stationär) liegen für das deutsche Hilfesystem keine systematischen Daten vor.
- Bislang liegt nur wenig Literatur zur Frage vor, inwieweit der Konsum/die Abhängigkeit von weiteren Substanzen den Erfolg/Misserfolg einer Opioidentzugsbehandlung beeinflussen. So geben Konsument:innen häufig an, dass ein Alkohol- und/oder Stimulantienkonsum nicht die Rückfallgefahr in einen Opioidkonsum erhöhe. Zu Cannabiskonsum liegen bislang nur Studien mit eher schlechter Qualität und widersprüchlichen Ergebnissen vor.

2.5 Rückfallprophylaxe

Norbert Wodarz und Ursula Havemann-Reinecke

2.5.1 Einleitung

Dieses Kapitel befasst sich mit Behandlungen zu Verringerung eines Rückfallrisikos in den Gebrauch illegaler Opioide und zwar hier mit dem Vergleich kombinierter Behandlungsmethoden im Vergleich zu alleinigen medikamentösen, psychotherapeutischen oder psychosozialen Behandlungen. Zielgruppen sind sowohl Menschen in einer OAT, als auch abstinente opioidabhängige Menschen. Es wurden hierfür die für einen rückfallprophylaktischen Effekt wichtigen Outcomekriterien durch die Literatur geprüft: Abstinenz/Teilabstinenz, Verbesserung der Mortalität, Lebensqualität, Morbidität und Retention in der Behandlung. Ferner beschäftigt sich dieses Kapitel damit, ob und welche Abstinenzkontrollen von Opioiden und anderen Suchtstoffgruppen zu einer Rückfallprophylaxe beitragen können. Es wurde für opioidabhängige Patient:innen mit und ohne Entzugsbehandlung, mit und ohne OAT, mit und ohne Konsum zusätzlicher Substanzen sowie mit und ohne somatischer und psychiatrischer Komorbidität geprüft, inwiefern eine Intervention zu Verbesserung der Mortalität, Lebensqualität, Morbidität, Abstinenz/Teilabstinenz, Retention in der Behandlung und zu einer niedrigeren Rückfallquote in den Konsum illegaler Opioide führt. Zum besseren Verständnis der Fragestellungen und der Empfehlungen erfolgen zunächst die Begriffsbestimmungen für Abstinenz und Rückfallprophylaxe.

Definition Abstinenz

Ziel ist das Einstellen jeglichen zusätzlichen Konsums illegaler Opioide, entweder im Rahmen einer opioidgestützten Behandlung (Opioid-Agonisten-Therapie; OAT) oder bei bereits erreichter vollständiger Opioidabstinenz. Im Rahmen einer OAT ist häufig, insbesondere bis zur Erreichung einer stabilen Dosis der OAT-Medikation, nur eine sukzessive Reduktion zusätzlicher Opioide möglich. Nach welcher Zeitdauer nach Beginn einer OAT das Erreichen einer Abstinenz von zusätzlichen Opioiden erreicht werden kann, ist von vielen individuellen und Umgebungsfaktoren (z. B. überwiegend konsumierendes Umfeld) abhängig. Die Aufrechterhaltung einer Abstinenz von (zusätzlichen) Opioiden stellt eine eigene Herausforderung dar. Es können die therapeutischen Hilfen einer Post-Akutbehandlung (z. B. Entwöhnung) eingesetzt werden, die zwischenzeitlich auch unter einer opioidgestützten Behandlung möglich sind. Gemäß der S3-Leitlinie Medikamentenbezogene Störungen [22] sollen bei der Behandlung opioidbezogener Störungen in der Postakutbehandlung (zur Aufrechterhaltung der erworbenen Abstinenz) jene Verfahren angeboten werden, die in der Behandlung anderer substanzbezogener Störungen Wirksamkeit gezeigt haben (z. B. kognitive Verhaltenstherapie; KVT).

Definition Rückfallprophylaxe
Unter Rückfallprophylaxe sind Maßnahmen zu verstehen, die das Aufrechterhalten einer z. B. durch einen Entzug erworbenen Abstinenz oder Teilabstinenz unterstützen. Eine Teilabstinenz kann z. B. bei opioidabhängigen Patient:innen in OAT vorliegen, wenn diese frei von zusätzlich konsumierten Opioiden (Heroin oder Opioidmedikamenten wie z. B. Tramadol oder Fentanyl), oder abstinent z. B. von Alkohol und/oder Benzodiazepinen sind. Bei Teilabstinenz oder erreichter vollständiger Opioidabstinenz kann die Aufrechterhaltung der Abstinenz unterstützt werden durch psychotherapeutische, psychosoziale und medikamentöse Unterstützungsmaßnahmen, die immer angepasst an die individuellen Bedürfnisse mit den Klient:innen vereinbart werden. Hier können auch die spezifischen Behandlungsangebote der Postakutbehandlung (z. B. Entwöhnungstherapie) eingesetzt werden.

Dieses Kapitel berücksichtigt opioidabhängige Patient:innen mit und ohne Entzugsbehandlung, mit und ohne OAT, mit und ohne Konsum zusätzlicher Substanzen sowie mit und ohne somatische und psychiatrische Komorbidität.

2.5.2 Klinische Fragestellungen

1. Führt eine kombinierte medikamentöse, psychotherapeutische und/oder psychosoziale Behandlung bei opioidabhängigen Personen zu einer geringeren Mortalität, besseren Lebensqualität, verminderten Morbidität, Abstinenz/Teilabstinenz oder höheren Retention im Vergleich zu einer alleinigen medikamentösen, psychotherapeutischen oder psychosozialen Behandlung?
2. Führt eine Abstinenzkontrolle unter Sicht oder markerbasiert bei opioidabhängigen Personen zu einer geringeren Mortalität, besseren Lebensqualität, verminderten Morbidität, Abstinenz/Teilabstinenz oder höheren Retention im Vergleich einer zu nicht-klinisch durchgeführten Abstinenzkontrolle?
3. Führt eine der folgenden Interventionen bei opioidabhängigen Personen mit illegalem Opioidkonsum zu einer geringeren Mortalität, besseren Lebensqualität, verminderten Morbidität, Abstinenz/Teilabstinenz oder höheren Retention?
    1. Dosisanpassung oder Wechsel der OAT-Medikation

2. Diagnostik und Behandlung einer somatischen und/oder psychischen Komorbidität *(Diese klinische/PICO-Frage wird aufgrund von mangelnder Evidenzlage nicht mit einer Empfehlung beantwortet.)*
3. Entzugsbehandlung des illegalen Opioidkonsums ambulant/teilstationär/stationär
4. Motivational Interviewing (Diese klinische/PICO-Frage wird aufgrund von mangelnder Evidenzlage nicht mit einer Empfehlung beantwortet.)
5. Psychotherapie
6. Psychosoziale Diagnostik und Unterstützung
7. OAT-Einnahme unter Sicht
8. Take-Home Naloxon Verordnung *(Diese klinische/PICO-Frage wird aufgrund von inhaltlichen Überschneidungen mit dem Kapitel Schadensminimierung hier nicht mit einer Empfehlung beantwortet. Für die entsprechende Empfehlung siehe Empfehlung 12.5 im dortigen Kapitel.)*

2.5.3 Empfehlungen

5.1	Empfehlung	Neu (2025)
	Patient:innen in Opioid-Agonisten-Therapie können ergänzend Anreize zur Erreichung einer Take-Home-Vergabe zur Verbesserung der Abstinenz von illegalen Opioiden angeboten werden.	
EK	Elarabi et al. 2021	
	Konsensstärke: 87,5 % (Konsens)	

5.2	Empfehlung	Neu (2025)
	Wegen einer Opioidabhängigkeit behandelten Personen kann zur Unterstützung ihrer zuvor erreichten Abstinenz Naltrexon im Rahmen eines suchtmedizinischen Behandlungskonzeptes angeboten werden.	
EK	Ma et al. 2019, Zangiabadian et al. 2022, Lim et al. 2022	
	Konsensstärke: 92,3 % (Konsens)	

5.3	Empfehlung	Neu (2025)
	Eine urinmarker- oder speichelbasierte Möglichkeit der Abstinenzkontrolle sollte zur Reduktion der Mortalität angeboten werden sowie anlassbezogen erweiterte Verfahren der Analytischen Chemie zur Identifizierung von sonst nicht erfassten oder neuen psychoaktiven Stoffen (NPS), z. B. mittels gaschromatografischer/massenspektroprafischer (GC/MS) liquid chromatography-high-resolution time-of-flight mass spectrometry (LC-TOFMS).	
EK	McCowan et al. 2009, Kunkel et al. 2015 Heikman et al. 2017	
	Konsensstärke: 87,5 % (Konsens)	

5.4	Empfehlung	Neu (2025)
	Bei Patient:innen in einer Opioid-Agonisten-Therapie (OAT) sollte bei ungenügender Reduktion des Konsums illegaler Opioide oder anderer illegaler Stoffe eine Dosisanpassung und/oder ein Wechsel des OAT-Medikaments geprüft und in Folge angeboten werden.	
EK	Heikman et al. 2017, Peng et al. 2018, Bell et al. 2020	
	Konsensstärke: 100 % (Starker Konsens)	

5.5	Empfehlung	Neu (2025)
Empfehlungsgrad 0 ⇔	Zur Verbesserung der Retention in der Behandlung von Patient:innen mit einer opioidbezogenen Störung können bei für die Patient:innen nicht zeitnah effektiver ambulanter Behandlung stationäre suchtmedizinische Behandlungen angeboten werden.	
Hartung et al. 2022		
Qualität der Evidenz		
Retention 6 Monate und 12 Monate: Sehr niedrig ⊕⊖⊖⊖	SIGN: Annehmbar (+)	
	Konsensstärke: 78,6 % (Konsens)	

5.6	Empfehlung	Neu (2025)		
Empfehlungsgrad B ⇑	Zur Rückfallprophylaxe (Verbesserung der Retention in der Behandlung) von Patient:innen mit opioidbezogenen Störungen in der Opioid-Agonisten-Therapie (OAT) sollte kognitive Verhaltenstherapie, besonders Kontingenzmanagement und Mindfulness-Based-Stress-Reduction (MBSR, Achtsamkeitsbasierte Stressreduktion) angeboten werden.			
Marsden et al. 2019, Rice et al. 2020				
Qualität der Evidenz				
Morbidität (psychische Gesundheit: Niedrig ⊕⊕⊖⊖	Abstinenz/Teilabstinenz: Niedrig ⊕⊕⊖⊖	Retention: Niedrig ⊕⊕⊖⊖	AMSTAR 2: Hohe Qualität	RoB 2: Geringes Verzerrungsrisiko
	Konsensstärke: 93,3 % (Konsens)			

5.7	Empfehlung	Neu (2025)		
Empfehlungsgrad B ⇑	Zur Rückfallprophylaxe (Verbesserung der Retention in der Behandlung) und Abstinenz von illegalen Opioiden sollte in der Behandlung von besonders schwer erkrankten Menschen mit opioidbezogenen Störungen in einer Opioid-Agonisten-Therapie (OAT) individuell angepasste psychotherapeutische Unterstützung angeboten werden.			
Marsden 2019, Rice et al. 2020				
Qualität der Evidenz				
Morbidität (psychische Gesundheit): Niedrig ⊕⊕⊖⊖	Abstinenz/Teilabstinenz: Niedrig ⊕⊕⊖⊖	Retention: Niedrig ⊕⊕⊖⊖	AMSTAR 2: Hohe Qualität	RoB 2: Geringes Verzerrungsrisiko
	Konsensstärke: 100 % (Starker Konsens)			

5.8	Empfehlung			Neu (2025)
Empfehlungsgrad B ⇑	Zur Rückfallprophylaxe und Verbesserung der Abstinenz bzw. Teilabstinenz, der Lebensqualität sowie der Morbidität (psychische Gesundheit) von Patient:innen mit einer opioidbezogenen Störung in einer Opioid-Agonisten-Therapie (OAT) sollte eine begleitende psychosoziale Intervention angeboten werden.			
Rice et al. 2020				
Qualität der Evidenz				
Lebensqualität: Sehr niedrig ⊕⊖⊖⊖	Morbidität (psychische Gesundheit): Sehr niedrig ⊕⊖⊖⊖	Abstinenz/ Teilabstinenz: Niedrig ⊕⊕⊖⊖	Retention: Niedrig ⊕⊕⊖⊖	AMSTAR 2: Hohe Qualität
	Konsensstärke: 100 % (Starker Konsens)			

5.9	Empfehlung	Neu (2025)
Empfehlungsgrad B ⇑	Eine Einnahme des Opioid-Agonisten-Therapie (OAT)-Medikaments unter Sicht sollte insbesondere zu Beginn einer Opioid-Agonisten-Therapie (OAT) zur Erhöhung der Retention in der Behandlung angeboten werden.	
Cousins et al. 2017		
Qualität der Evidenz		
SIGN: Annehmbar (+)		
	Konsensstärke: 100 % (Starker Konsens)	

2.5.4 Hintergrund der Evidenz

2.5.4.1 Hintergrundtext zur Empfehlung 5.1

Darlegung der Evidenzgrundlage

Elarabi et al. [99] randomisierten 141 mit Buprenorphin (sublingual) behandelte Patient:innen entweder in ein Treatment-As-Usual (TAU) oder ein Überwachungsprogramm mit Anreizen für Adhärenz und Abstinenz, inkl. Therapeutischem Drug Monitoring (TDM) in den Vereinigten Arabischen Emiraten. Zu den entscheidenden Anreizen zählte die Möglichkeit für eine Take-Home-Vergabe. Zu den Entscheidungskriterien ob eine Take-Home-Vergabe als Anreiz angeboten werden konnte, zählten u. a. regelmäßiges Wahrnehmen der Kontakte, und wiederholt negative Drogenscreenings. In dieser Gruppe zeigten sich deutlich höhere Abstinenzraten von illegalen Opioiden im Vergleich zur Gruppe TAU.

Begründung des Empfehlungsgrades mit Darlegung der Abwägung von Nutzen und Schaden der Intervention

Basis der EK-Empfehlung mit einem offenen Empfehlungsgrad sind z. B. die Studien von Laffont et al. [100] zum Einsatz von TDM des OAT-Medikaments (Höhe des Plasmaspiegels von Buprenorphin) auf die klinische Effektivität in Form einer doppelblinden Efficacy-Studie, einer single center Open-label-Studie sowie einer doppelblinden, placebokontrollierten Studie. Ferner zeigte die o. g. randomisiert kontrollierte Studie von Elarabi et al. [99] in der OAT mit Bupenorphin in der Kombination von TDM des OAT-Medikaments und dem Anreiz einer Take-Home-Vergabe signifikant höhere Abstinenzraten von illegalen Opioiden im Vergleich zur Gruppe TAU ohne diese Maßnahmen.

Nennen von Personengruppe, auf die die Empfehlung nicht zutrifft/Alternativen
Diese Empfehlung trifft nicht zu für heroinabhängige Patient:innen, die sich nicht in einer opioidgestützten Behandlung befinden.

Angaben zur qualitativ guten Durchführung
Für das Therapeutische Drug Monitoring soll der *Talspiegel* des Medikaments zur Beurteilung verwendet werden, d. h. die Blutabnahme soll i. d. R. unter steady state-Bedingungen und wenn möglich am besten direkt vor dem nächsten Einnahmezeitpunkt des Medikaments erfolgen. Wie das Therapeutische Drug Monitoring qualitativ im Einzelnen gut durchgeführt und beurteilt werden kann, ist im TDM-Konsensus [16] ausführlich beschrieben und für jede Substanz in den entsprechenden Tabellen einfach zu entnehmen.

2.5.4.2 Hintergrundtext zur Empfehlung 5.2

Darlegung der Evidenzgrundlage
Zangiabadian et al. [101] konnten in einer Metaanalyse von 18 Studien mit insgesamt 2280 Opioidabhängigen zeigen, dass der Verbleib in der Behandlung außerhalb einer opioidgestützten Behandlung, in der mit dem Opioidantagonisten Naltrexon behandelten Gruppe im Vergleich zu Kontrollen 63 % höher war. Abstinenz von illegalen Opioiden fand sich mit einem OR von 1,63 (95 % CI, 0,57–4,72). Aufgrund der hohen Schwankungsbreite zeigte sich jedoch keine statistische Signifikanz. Die Dauer der Behandlung in den eingeschlossenen Studien bis zur Evaluation des Outcome lag zwischen 21 Tagen und 2 Jahren, meist bei 6 Monaten. Unterschiedlich war auch die aufgrund der längeren Halbwertszeit des aktiven Metaboliten von Naltrexon mögliche Verteilung der Dosierung. Vereinzelt wurde Naltrexon langsam aufdosiert bzw. nach einer Stabilisierungsphase mit niedrigeren Dosierungen weitergeführt. Naltrexon und der aktive Metabolit 6 beta-Naltrexol sind reine μ-Opioidrezeptor-Antagonisten mit Affinität zu den μ-Opioidrezeptoren. Zu den pharmakokinetischen Daten im Einzelnen siehe Brünen et al. [102]. Lim et al. [58] fanden in einem systematischen Review und einer Netzwerk Metaanalyse von 79 RCTs eine absteigende Rangfolge im Hinblick auf Abstinenz von illegalen Opioiden und Adhärenz in der Behandlung von Methadon zu Buprenorphin zu Naltrexon zu Placebo. Für slow-release Morphin konnte aufgrund der geringen Zahl an Studien und des hohen Bias-Risikos keine Einstufung erfolgen. Grundsätzliches Problem war die Heterogenität der Bestimmung der Freiheit von illegalen Opioiden in den eingeschlossenen RCTs und die meist begrenzten Beobachtungszeiten. Zusätzlich relevant erscheint das systematische Review mit

Metaanalyse von 21 Studien durch Ma et al. [75], die eine deutliche Reduktion der Mortalität in der Gruppe der mit Naltrexon behandelten abstinenten Opioidabhängigen zeigte. Grundsätzlich ist zu beachten, dass eine Behandlung mit dem Opioidantagonisten Naltrexon erst nach völliger Opioidfreiheit beginnen kann, um eine Provokation von Entzugssymptomen zu vermeiden.

Begründung des Empfehlungsgrades mit Darlegung der Abwägung von Nutzen und Schaden der Intervention

Basis der EK-Empfehlung sind klinische Erfahrungen und die Ergebnisse der o. g. systematischen Reviews und Metaanalysen [75, 101], die in der Gruppe der mit Naltrexon behandelten abstinenten Opioidabhängigen im Vergleich zu den mit Methadon oder Buprenorphin behandelten Patient:innen eine deutliche Minderung der Mortalität zeigten. Darüber hinaus verblieben die mit Naltrexon behandelten Patient:innen länger in der Behandlung. Die Ergebnisse beider Reviews sprechen für die Empfehlung und den Nutzen einer Therapie mit Naltrexon, wenn die Patient:innen eine Opioidabstinenz erreicht haben, weswegen ein Expert:innenkonsens mit offenem Empfehlungsgrad erfolgte. Schaden kann in Form des Auftretens eines Opioidentzugssyndroms entstehen, wenn die behandelten Patient:innen bei Gabe von Naltrexon nicht bereits komplett abstinent von Opioiden sind.

Nennen von Personengruppe, auf die die Empfehlung nicht zutrifft/Alternativen

Für opioidabhängige Patient:innen, die nicht abstinent sind, kann diese Empfehlung nicht angewandt werden. Diese Gruppe von Patient:innen müssten alternativ, wenn motiviert und hierfür geeignet, entweder von Opioiden entzogen oder in eine opioidgestützte Behandlung eingeschlossen werden.

Angaben zur qualitativ guten Durchführung

Vor und während einer Naltrexonbehandlung müssen die Patient:innen regelmäßig hinsichtlich einer Opioidabstinenz untersucht werden. Auch wird die Überprüfung des Plasmaspiegels von Naltrexon und seines Metaboliten empfohlen [102].

2.5.4.3 Hintergrundtext zur Empfehlung 5.3

Darlegung der Evidenzgrundlage

Heikman et al. [103] untersuchten 60 finnische Opioidabhängige monozentrisch, die entweder mit Methadon oder Buprenorphin behandelt wurden und deren Urin mit einer High-Resolution Massenspektrometrie untersucht wurden. Darüber hinaus wurden die Plasmaspiegel des OAT-Medikaments gemessen. Die Autor:innen fanden insbesondere in der Gruppe von OAT-Patient:innen mit niedrigen Plasmaspiegeln der OAT-Medikamente signifikant häufiger einen begleitenden Poly-Drogengebrauch, insbesondere auch in knapp 10 % von neuen psychoaktiven Stoffen (NPS). McCowan et al. [104] untersuchten die Mortalität in einer retrospektiven Kohortenstudie bei 2378 schottischen Methadonpatient:innen über einen durchschnittlichen Beobachtungszeitraum von 12 Jahren. Prädiktoren für eine erhöhte

Mortalität waren u. a. psychiatrische und somatische Komorbiditäten, sowie die Verschreibung von Benzodiazepinen. Eine signifikant und deutlich reduzierte Mortalität fand sich insbesondere, wenn regelmäßige Drogenscreenings durchgeführt wurden (OR 0,33). Kunkel et al. [105] konnten bei 4560 nicht beobachteten Urinabgaben im Vergleich zu 2368 speichelbasierten Screenings für die häufigsten illegalen Drogen zeigen, dass eine speichelbasierte Untersuchung häufiger positiv auf ein breites Spektrum illegaler Stoffe war im Vergleich zur nicht-beobachteten Urinabgabe.

Begründung des Empfehlungsgrades mit Darlegung der Abwägung von Nutzen und Schaden der Intervention
Basis der EK-Empfehlung mit dem Empfehlungsgrad B sind besonders klinische Erfahrungen aber auch die oben genannten unterschiedlichen Studien an OAT-Patient:innen [103–105], die für den Einsatz von urinmarkerbasierten oder speichelbasierten Analysen zur Erfassung von Konsum von nicht verordneten psychoaktiven Substanzen sprechen. Der Nutzen für die Patient:innen (Erhöhung der Sicherheit der Behandlung der Patient:innen) überwiegt deutlich. Von einem Schaden für diese Maßnahmen ist im Wesentlichen nicht auszugehen.

Nennen von Personengruppe, auf die die Empfehlung nicht zutrifft/Alternativen
Literatur zu dieser Fragestellung wurde nur für Opioidabhängige in OAT gefunden. Jedoch ist es möglich, diese Empfehlung auch für nicht OAT-Patient:innen anzuwenden.

Angaben zur qualitativ guten Durchführung
Die Vorgaben der jeweiligen Hersteller des markerbasierten Verfahrens oder der Speichelabnahme sind zu berücksichtigen.

2.5.4.4 Hintergrundtext zur Empfehlung 5.4

Darlegung der Evidenzgrundlage
Bell und Strang [106] fassten in ihrem Review zusammen, dass unter niedrigen Dosen von Methadon oder Buprenorphin in den Drogenscreenings sehr viel häufiger ein begleitender Konsum von illegalen Opioiden aufrechterhalten wird. Zur Reduktion des Konsums bzw. zur Abstinenz von illegalen Opioiden waren Dosierungen von 60–100 mg Methadon oder > 16 mg Buprenorphin pro Tag deutlich effektiver als niedrigere Dosierungen. Heikman et al. [103] untersuchten 60 finnische Opioidabhängige monozentrisch, die entweder mit Methadon oder Buprenorphin behandelt wurden und konnten mit erweiterten Verfahren der Analytischen Chemie (High-Resolution Massenspektrometrie) bei zu niedrig dosierten OAT-Patient:innen deutlich höhere Raten an positiven Drogenscreenings beobachten. Peng et al. [107] beschrieben in einer monozentrischen, prospektiven Untersuchung an einem Kollektiv 240 chinesischer Methadonbehandelter eine Verbesserung der Abstinenz von illegalen Opioiden mit höherer Dosierung und Plasmaspiegel von

Methadon und höhere Rückfallraten bei niedrigem Plasmaspiegel über einen Beobachtungszeitraum von 6 Monaten. Ein ähnlicher Befund ergab sich in einer RCT an 489 Teilnehmenden mit Buprenorphin-Depot. Auch hier zeigten OAT-Patient:innen höhere Abstinenzraten von zusätzlichen Opioiden unter höheren Buprenorphin-Blutspiegeln, insbesondere, wenn zuvor ein i. v. Konsum stattgefunden hat. Neben höherer Abstinenz von illegalen Opioiden zeigte sich auch eine höhere Rate an Arbeitstätigkeit, Lebensqualität und Behandlungszufriedenheit nach 12 Monaten [100]. Für sublinguales Buprenorphin liegen hierzu bislang nur wenige Studien mit sehr kleiner Fallzahl vor, sodass dieser Zusammenhang hier bislang nicht valide beurteilt werden kann.

Begründung des Empfehlungsgrades mit Darlegung der Abwägung von Nutzen und Schaden der Intervention

Basis der EK-Empfehlung 5.4 mit dem Empfehlungsgrad B sind besonders klinische Erfahrungen wie aber auch die oben genannten unterschiedlichen Studien an OAT-Patient:innen [100, 103, 106, 107]. Die Anwendung der Empfehlung bedeutet einen potenziellen Nutzen und bei medizinisch sachgemäßem Vorgehen keinen Schaden.

Nennen von Personengruppe, auf die die Empfehlung nicht zutrifft/Alternativen

Diese Empfehlung trifft auf opioidabstinente Patient:innen nicht zu.

Angaben zur qualitativ guten Durchführung

Therapeutisches Drug Monitoring [16] der OAT-Medikation und anderer ggf. rezeptierter oder eingenommener Medikamente wie z. B. Antidepressiva, Neuroleptika oder Gabapentinoide etc. könnte für die klinische Einschätzung hilfreich sein.

2.5.4.5 Hintergrundtext zur klinischen Fragestellung 3.2

Bei der klinischen Fragestellung 3.2 geht es um die Frage, ob die Behandlung einer psychischen Komorbidität opioidabhängiger Patient:innen zur Verbesserung von Mortalität, höheren Lebensqualität, verminderten Morbidität, Abstinenz/Teilabstinenz oder höheren Retention in der Behandlung und zur Reduktion des begleitenden Konsums von illegalen Stoffen führt. Aufgrund der Datenlage konnte keine evidenzbasierte Empfehlung formuliert werden, wie im Folgenden dargelegt wird. Auch wurde keine Empfehlung im Expert:innenkonsens verabschiedet.

Darlegung der Evidenzgrundlage

Die systematische Literatursuche ergab hier nur einen Treffer zur Behandlung eines komorbiden ADHS. In ihrem Scoping Review aus 18 Studien fassten Ramey et al. [108] die verfügbare Evidenz zur Behandlung eines komorbiden ADHS bei einer Opioidabhängigkeit zusammen. Sie schlussfolgern, dass das Erkennen und die Behandlung eines ADHS die Retention in der OAT erhöhen und zur Reduktion eines begleitenden Konsums von zusätzlichen illegalen Stoffen beitragen können.

Einschränkend ist anzumerken, dass aufgrund des hohen Anteils an reinen Beobachtungs- und Querschnittsstudien, der Variabilität in den Beobachtungszeiträumen und Studiendesigns, sowie der unterschiedlichen Qualität der Darstellung der Medikation und womöglich interferierender Behandlungsmaßnahmen die Qualität der Evidenz als *sehr niedrig* bewertet wurde (AMSTAR 2-Bewertung: *kritisch niedrig*). Insgesamt fehlen hier gut geplante und prospektiv durchgeführte Studien an ausreichend großen Kollektiven. Insbesondere fehlten Studien zu der konkreten Frage, inwiefern die Behandlung des ADHS von Opioidabhängigen zu einer Verbesserung der Retention in der Behandlung und zur Reduktion des Konsums zusätzlicher illegaler Stoffe führt. Informationen und Empfehlungen zum Vorgehen bei der Diagnostik und Behandlung finden sich im Kapitel Psychische Komorbiditäten (ADHS) in dieser Leitlinie.

2.5.4.6 Hintergrundtext zur Empfehlung 5.5

Darlegung der Evidenzgrundlage
Hartung et al. [89] berichteten in einer retrospektiven Kohortenstudie aus dem staatlichen Medicaid-Programm in den USA bei 3293 Menschen mit einer opioidbezogenen Störung, dass stationäre Behandlungen zu einer signifikant höheren Retention in der Behandlung beitragen können, allerdings nicht zwangsläufig bei Patient:innen mit einer opioidgestützten Behandlung. Dieser Effekt war 6 Monate nach der Behandlung signifikant. Eine stationäre Behandlung führte jedoch nicht zu einer Reduktion des Überdosierungsrisikos oder der opioidbedingten Kontakte mit Notaufnahmen. Da sich die Ergebnisse aus dem US-amerikanischen Versorgungssystem nicht zwangsläufig auf die ambulanten Behandlungsmöglichkeiten in Deutschland übertragen lassen, wurden die Ergebnisse an die Versorgungslandschaft in Deutschland angepasst.

Begründung des Empfehlungsgrades mit Darlegung der Abwägung von Nutzen und Schaden der Intervention
Der offene Empfehlungsgrad ergibt sich daraus, dass die Qualität der Evidenz bezüglich des positiven Effektes durch eine vorherige stationäre Behandlung nach sechs Monaten nach GRADE *sehr niedrig* war. Der Risk of Bias (SIGN Methodology Checklist 3; cohort studies) war akzeptierbar. Insgesamt überwiegt aus klinischer Sicht der Nutzen eines Angebotes und der Durchführung einer stationären suchtmedizinischen Behandlung deutlich. Ein Schaden ist durch eine stationäre suchmedizinische Behandlung i. d. R. nicht zu erwarten.

Angaben zur qualitativ guten Durchführung
Die stationären (und ambulanten) suchtmedizinischen Behandlungen sollen gemäß den Vorgaben suchtmedizinischer AWMF-Leitlinien durchgeführt werden.

2.5.4.7 Hintergrundtext zur klinischen Fragestellung 3.4

Zur klinischen Fragestellung 3.4., ob Motivational Interviewing (MI) bei opioidabhängigen Personen zu einer geringeren Mortalität, höheren Lebensqualität, verminderten Morbidität, Abstinenz/Teilabstinenz oder höheren Retention im Sinne einer rückfallprophylaktischen Therapie führen kann, konnte keine Literatur gefunden werden. Bei schädlichem Gebrauch oder Abhängigkeit von Benzodiazepinen konnte in einer großen Cochrane-Metaanalyse von Darker et al. 2015 kein Hinweis auf die Wirksamkeit von MI in der rückfallprophylaktischen Behandlung im Vergleich zu Treatment-As-Usual (TAU) gefunden werden [22]. Es wurde daher keine Empfehlung formuliert.

2.5.4.8 Hintergrundtext zur Empfehlung 5.6

Darlegung der Evidenzgrundlage

Rice et al. [109] berichteten in einer großen systematischen Metaanalyse, welche Formen der psychosozialen Unterstützung und/oder Psychotherapie das Outcome einer opioidgestützten Psychotherapie verbessern können. Dabei wurden verschiedene Outcomeparameter berücksichtigt, wie Opioidgebrauch, Rückfall in den Opioidkonsum, Opioidabstinenz, Konsum anderer Drogen, Abstinenz von anderen Drogen, Psychische Begleiterkrankungen, Adhärenz zur OAT (Retention), Risikoverhalten (HIV/HCV). Bezüglich *Opioidgebrauch* fanden 2/3 der Studien keinen signifikanten Unterschied zwischen Kontroll- (psychosoziale Unterstützung und/oder Psychotherapie) und Behandlungsgruppe. 1/3 der Studien berichtete einen signifikant reduzierten Opioidgebrauch in der Behandlungsgruppe verglichen mit opioidgestützter Behandlung allein. Erfolgreicher waren hier dialektisch behaviorale Therapie, kognitive Verhaltenstherapie (KVT), KVT plus Paartherapie, KVT plus Familientherapie plus Arbeitsvermittlung. *Rückfall in den Opioidkonsum* wurde nur in zwei Studien untersucht. Beide fanden eine signifikant niedrigere Rückfallrate in der jeweiligen Behandlungsgruppe (KVT oder Mindfulness-Based-Stress-Reduction). *Opioidabstinenz*, meist basierend auf Urinanalysen: Es konnten zwar 35 Studien identifiziert werden, jedoch fand sich eine ausgeprägte Heterogenität in den berichteten Angaben, sodass keine metaanalytische Signifikanzberechnung erfolgen konnte. Jedoch berichtet die Mehrheit der Einzelstudien (72,7 %) keinen signifikanten Unterschied zwischen Kontroll- (psychosoziale Unterstützung und/oder Psychotherapie) und Behandlungsgruppe. Zum *Konsum anderer Drogen* berichteten 74 % der Studien keinen signifikanten Unterschied zwischen Kontroll- und Behandlungsgruppe. 26 % berichteten einen signifikanten Unterschied, davon in der Hälfte der Fälle, wenn in der Behandlungsgruppe belohnungsbasierte Komponenten, wie Kontingenzmanagement oder ein Community Reinforcement Approach (CRA) eingesetzt wurden. Einzelne Studien mit signifikanter Reduktion des Konsums zusätzlicher Substanzen setzten z. B. KVT, KVT plus Paartherapie oder skillsbasiertes Elterntraining ein. Zur *Abstinenz von anderen Drogen* mittels Urinanalysen berichtete die Hälfte der Studien keinen signifikanten Unterschied zwischen alleiniger opioidgestützter Behandlung und einer zusätzlichen psychosozialen/psychotherapeutischen Behandlung. In der überwiegenden Mehrheit der Studien, die einen signifikanten Unterschied fanden, wurde zusätzlich Kontingenzmanagement eingesetzt. *Alkoholkonsum* wurde in 11 Studien berücksichtigt Nur in einer davon wurde ein signifikanter Vorteil von KVT im Vergleich zur Kontrollgruppe beschrieben. Von den Studien zu *psychischen Begleiterkrankungen* untersuchten neun als Begleiterkrankung eine Depression. Nur in zwei fand sich ein signifikanter Unterschied zur Kontrollgruppe, jeweils bei Einsatz von KVT in der Behandlungsgruppe. Nur zwei von zwölf Studien berichteten eine signifikant bessere *Adhärenz zur opioidgestützten Behandlung,* einmal mit psychosozialer Beratung und einmal mit Kontingenzmanagement. Von den Studien zu *Risikoverhalten (HIV/HCV)* untersuchten drei drogenbezogenes Risikoverhalten ohne signifikante Unterschiede zwischen Kontroll- und Behandlungsgruppe (KVT, Kontingenzmanagement). Zwei Studien untersuchten sexuelles Risikoverhalten, wobei eine Studie eine signifikante Abnahme des sexuellen Risikoverhaltens in der Behandlungsgruppe als Ergebnis hatte. Zusammenfassend untersuchten die Autor:innen in den eingeschlossenen Studien den Einfluss von psychotherapeutischen Methoden auf die Endpunkte Morbidität (psychische Gesundheit), Abstinenz/Teilabstinenz und Retention in der Behandlung. Bezüglich des Endpunktes Retention (Verbleib in der Behandlung; 15 Studien mit insgesamt N = 1.594) zeigte sich in der Netzwerkmetaanalyse, dass kognitive Verhaltenstherapie besser als alleinige OAT sein könnte, wenn sie mit Kontingenzmanagement kombiniert wird. Hinsichtlich der Endpunkte Morbidität und Abstinenz/Teilabstinenz fanden die Autor:innen, dass Psychotherapie im Vergleich zur Standardbehandlung keinen oder einen sehr kleinen Effekt auf die mentale Gesundheit sowie auf Abstinenz/Teilabstinenz haben könnte. Keine relevanten Unterschiede zeigten sich zwischen Kontroll- und Behandlungsgruppe in einzelnen Studien, die weitere Outcomes berücksichtigten, wie Schwere eines Entzugssyndroms, vorzeitige Beendigung einer Psychotherapie, Nebenwirkungen einer Psychotherapie, Craving und Lebensqualität. Einige Limitationen begrenzen die Aussagen dieser Metaanalyse. Erstens unterschieden sich die Ein- und Ausschlusskriterien teilweise erheblich (z. B. Schwangere, komorbide psychische Erkrankung, Inhaftierte). Auch bestanden die Patient:innengruppe überwiegend aus Männern (mind. 75 %). Somit sind die erzielten Ergebnisse teilweise nicht auf typische Behandlungssettings übertragbar. Zweitens war für mehr als die Hälfte der gefundenen Studien unklar, ob wirklich das primär geplante Outcomekriterium berichtet wurde (RoB). Drittens war erkennbar, dass die Umsetzung psychosozialer/psychotherapeutischer Maßnahmen zwischen den Studien zum Teil sehr unterschiedlich war (z. B. CRA) und sich auch die Häufigkeit und Dauer der Interventionen teilweise deutlich unterschieden. Darüber hinaus wurde als Kontrollgruppe häufig Treatment-As-Usual verwendet, ohne dass erkennbar wurde, was neben der opioidgestützten Behandlung dazu gehörte. Zu den Langzeiteffekten liegen keine Untersuchungen vor, die Beobachtungszeit war limitiert auf entweder Ende der Intervention, zwölf oder maximal 24 Wochen.

Begründung des Empfehlungsgrades mit Darlegung der Abwägung von Nutzen und Schaden der Intervention

Gemäß der Beurteilung nach GRADE haben die genannten psychotherapeutischen Methoden im Vergleich zu Standardtherapie (OAT) einen positiven Effekt auf die Retention mit niedriger Evidenz, weswegen der Empfehlungsgrad mit B eingestuft wurde. Dies gilt insbesondere in Kombination mit Kontingenzmanagement [109]. Aus klinischer Sicht dürfte der Nutzen eines Angebots und einer Durchführung von kognitiver Verhaltenstherapie einen derzeit nicht zu benennenden Schaden überwiegen. Wie die Metaanalyse von Rice et al. [109] gezeigt hat, fehlen Studien zu potenziellen Langzeitnebenwirkungen von Psychotherapie.

Angaben zur qualitativ guten Durchführung
Die psychotherapeutischen Methoden sollen durch für die genannten Methoden nachweislich geschultes Personal durchgeführt werden.

2.5.4.9 Hintergrundtext zur Empfehlung 5.7

Darlegung der Evidenzgrundlage
Die National Institute for Health and Care Excellence (NICE)-Guidelines empfehlen kein regelhaftes Angebot einer kognitiven Verhaltenstherapie, da sich meist keine Überlegenheit zu einer Standardbehandlung zeigte [110]. Marsden et al. [110] konnten jedoch zeigen, dass schwer erkrankte Opioidabhängige, die trotz einer OAT einen fortgesetzten Opioid- oder Crack-/Kokaingebrauch zeigten („Non-Responder") sehr wohl signifikant von auf die individuellen Bedürfnisse abgestimmten Interventionen zu einer Verhaltensänderung profitieren, sobald sie an mehr als einem Drittel der angebotenen Termine teilnahmen. Dies wurde gemessen an einer Zunahme der opioid-/kokainfreien Tage im Beobachtungszeitraum (primärer Zielpunkt 18 Wochen) im Vergleich zu Opioidabhängigen in einer OAT ohne diese spezifischen Interventionen. US-amerikanische Studien zeigten, dass 15 bis 26 % der Opioidabhängigen in einer opioidgestützten Behandlung weiterhin Opioide konsumierten [111, 112]. Basierend auf ihren Ergebnissen empfehlen daher Marsden et al. [110], dass vor allem Opioidabhängigen, die auch nach Erreichen der Erhaltungsdosis im Rahmen der OAT weiterhin häufig Opioide oder Crack-/Kokain konsumieren, eine psychosoziale Unterstützung angeboten werden sollte. Besonders betont wird hierbei die notwendige Flexibilität und Möglichkeit die psychosoziale (psychotherapeutische) Unterstützung an die individuellen Bedürfnisse der Opioidabhängigen anzupassen. Zur Darstellung der Ergebnisse der großen systematischen Metaanalyse von Rice et al. [109] zur Retention in der Behandlung wird auf den Hintergrundtext zur Empfehlung 5.6 verwiesen.

Begründung des Empfehlungsgrades mit Darlegung der Abwägung von Nutzen und Schaden der Intervention
Wie bereits für die Empfehlung 5.6 dargelegt, haben gemäß der Beurteilung nach GRADE verhaltenstherapeutische psychotherapeutische Methoden im Vergleich zu Standardtherapie (OAT) einen positiven Effekt auf die Retention mit niedriger Evidenz, weswegen der Empfehlungsgrad mit B eingestuft werden konnte. Dies gilt insbesondere in Kombination mit Kontingenzmanagement [109]. Hinsichtlich der Endpunkte Morbidität und Abstinenz/Teilabstinenz fanden die Autor:innen [109] mit niedriger Evidenz nach GRADE, dass Psychotherapie im Vergleich zur Standardbehandlung keinen oder einen sehr kleinen Effekt auf die mentale

Gesundheit sowie auf Abstinenz/Teilabstinenz haben könnte. In der Studie von Marsden et al. [110] wurde mit sehr niedriger Evidenz nach GRADE und niedriger RoB 2-Bewertung gezeigt, dass besonders schwer erkrankte Patient:innen in OAT hinsichtlich Abstinenz/Teilabstinenz von einer individuell angepassten psychotherapeutischen Unterstützung profitieren können.

Weitere Gründe für den Empfehlungsgrad und/oder Wiedergabe wichtiger Diskussionspunkte

In der Studie von Marsden et al. [110] handelt es sich um die Untersuchung von psychotherapeutischen Methoden in der OAT, die in der englischen Sprache als „psychosocial" bezeichnet wurden. Diese sind nicht zu verwechseln mit der deutschen Psychosozialen Therapie (PSB).

Angaben zur qualitativ guten Durchführung

Die psychotherapeutischen Methoden sollen durch für die genannten Methoden nachweislich geschultes Personal durchgeführt werden.

2.5.4.10 Hintergrundtext zur Empfehlung 5.8

Darlegung der Evidenzgrundlage

Zur Darstellung der Ergebnisse wird auf die systematische Metaanalyse von Rice et al. [109] verwiesen, zur Rückfallprophylaxe und Verbesserung der Abstinenz bzw. Teilabstinenz, der Lebensqualität sowie der Morbidität (psychische Gesundheit; s. Empfehlung 5.7). In dieser Empfehlung geht es um die Ergebnisse aus der Metaanalyse von Rice et al. [109], dass *psychosoziale Interventionen* im Vergleich zur Standardbehandlung in der OAT einen Effekt auf die Lebensqualität, die Morbidität (mentale Gesundheit) sowie auf Abstinenz/Teilabstinenz haben.

Begründung des Empfehlungsgrades mit Darlegung der Abwägung von Nutzen und Schaden der Intervention

Hinsichtlich der Endpunkte Lebensqualität, Morbidität und Abstinenz/Teilabstinenz fanden die Autor:innen [109], dass *psychosoziale Interventionen* im Vergleich zur Standardbehandlung mit sehr niedriger Evidenz nach GRADE einen positiven Effekt auf die Lebensqualität, mentale Gesundheit sowie auf Abstinenz/Teilabstinenz haben und mit niedriger Evidenz nach GRADE auch auf die Retention in der Behandlung. Aus diesem Grund erfolgte die Empfehlung 5.8 mit dem Empfehlungsgrad B.

Weitere Gründe für den Empfehlungsgrad und/oder Wiedergabe wichtiger Diskussionspunkte

In dieser Empfehlung geht es um das Angebot einer psychosozialen Therapie, nicht explizit um psychotherapeutische Verfahren, wie z. B. kognitive Verhaltenstherapien.

Angaben zur qualitativ guten Durchführung

Zur Durchführung einer psychosozialen Therapie siehe das gleichnamige Kapitel dieser Leitlinie (Abschn. 2.7 Psychosoziale Betreuung; PSB).

2.5.4.11 Hintergrundtext zur Empfehlung 5.9

Darlegung der Evidenzgrundlage

Cousins et al. [113] untersuchten retrospektiv eine nationale irische Kohorte von 6393 Menschen in einer methadongestützten Behandlung. Die Retention in der Behandlung war definiert als keine Unterbrechung der Methadonvergabe für mehr als sieben Tage. Am niedrigsten war die Retention in der Methadongestützten Behandlung, wenn weniger als 20 % der Methadonvergaben unter Sicht erfolgten. Sie stieg an, wenn 20 bis 60 % der Einnahmen unter Sicht erfolgten. Die Retention in der Behandlung reduzierte sich jedoch wieder hochsignifikant, wenn mehr als 80 % der Einnahmen unter Sicht erfolgten. Nebenbefundlich erhöhte sich die Retention bei einer medianen Methadondosierung zwischen 60–120 mg/Tag im Vergleich zu niedrigeren und höheren Dosierungen. Interessant erscheint auch, dass wiederholte methadongestützte Behandlungen in den nachfolgenden Behandlungsepisoden eher zu einer erhöhten Retention in der Behandlung führten. Eine Stärke der Untersuchung ist, dass alle irischen Patient:innen in einer methadongestützten Behandlung über einen Zeitraum von sechs Jahren erfasst wurden. Limitationen bestehen darin, dass der gewählte 7-Tage-Zeitraum ohne erneute Methadonverschreibung ggf. die Retention in der Behandlung unterschätzt. Allerdings zeigte eine Ausweitung auf einen Zeitraum von 28 Tagen keine relevante Veränderung der Retentionsraten. Einschränkend ist auch, dass die Qualität oder Intensität der begleitenden Behandlungsmaßnahmen nicht erfasst werden konnten, die aber einen relevanten Einfluss auf die Retention in der Behandlung haben können. Unter Berücksichtigung der möglichen Limitationen zeigte sich, dass sowohl sehr wenige Einnahmen unter Sicht (< 20 %), als auch zu langdauernde Einnahmen unter Sicht (vor allem > 80 %) zu einer deutlich verminderten Retention in der methadongestützten Behandlung beizutragen scheinen. Für die Praxis ließe sich daraus ableiten, dass vor allem zu Beginn, also in den ersten Wochen einer opioidgestützten Behandlung, eine Einnahme unter Sicht die Retention in der Behandlung erhöht. Über längere Zeiträume sollte jedoch die Frequenz der Einnahmen unter Sicht an den individuellen Verlauf angepasst und reduziert werden, um die Retention in der Behandlung zu erhöhen.

Begründung des Empfehlungsgrades mit Darlegung der Abwägung von Nutzen und Schaden der Intervention

Die Studie von Cousins et al. [113] hat nach der SIGN Methodology Checklist 3 (cohort studies) einen akzeptierbaren Risk of Bias, sodass eine evidenzbasierte Empfehlung für eine Einnahme des OAT-Medikaments unter Sicht zu Beginn einer OAT zur Erhöhung der Retention in der Behandlung mit einem Empfehlungsgrad B gegeben werden konnte.

Weitere Gründe für den Empfehlungsgrad und/oder Wiedergabe wichtiger Diskussionspunkte
Diese Empfehlung entspricht auch der klinischen Erfahrung in der Durchführung der OAT.

Nennen von Personengruppen, auf die die Empfehlung nicht zutrifft/Alternativen
Diese Empfehlung trifft nicht auf opioidabhängige Patient:innen zu, die sich *nicht* in einer OAT befinden.

Angaben zur qualitativ guten Durchführung
Zur Methode der Einnahme eines OAT-Medikaments unter Sicht siehe das Kapitel OAT.

2.5.4.12 Hintergrundtext zur klinischen Frage 3.8
Diese klinische Frage wird aufgrund von inhaltlichen Überschneidungen mit dem Kapitel Schadensminimierung hier (trotz des Einschlusses einer Primärstudie [114]) nicht mit einer Empfehlung beantwortet. Für die entsprechende Empfehlung siehe Empfehlung 12.5 im dortigen Kapitel.

Darlegung der Evidenzgrundlage
Katzman et al. [114, 115] beschrieben in einer prospektiven Kohortenstudie, dass die Vergabe von Take-Home Naloxon nach einer entsprechenden Schulung an Menschen mit einer opioidbezogenen Störung einen relevanten Beitrag zur Reduktion der Überdosierungsbedingten Mortalität leisten kann. 98 % der Patient:innen befanden sich in einer OAT. 73 (18 %) der 395 Studienteilnehmer:innen setzten 114-mal bei einer Opioidüberdosis, meist Heroin, ihr Take-Home Naloxon erfolgreich ein. Die Qualität der Evidenz (Primärstudie) war nach der SIGN Methodology Checklist 3 (cohort studies) annehmbar. In Deutschland berichteten analog Wodarz von Essen [116], dass 17 % des an 537 Opioidabhängige nach einer manualisierten Schulung vergebenen Take-Home Naloxon im Rahmen von Überdosierungsnotfällen erfolgreich eingesetzt wurde. Für ergänzende Informationen und die entsprechende Empfehlung sei hier auf das Kapitel Schadensminimierung verwiesen.

2.5.5 Empfehlungen für zukünftige Forschung

- Durchführung von solide konzipierten, prospektiven RCTs, die wichtige, zwischen den Studien konsistent gemessene Ergebnisse umfassen, Ein- und Ausschlusskriterien genau definieren (z. B. Schwangere, komorbide psychische Erkrankungen, Inhaftierte), Personen mit komorbiden psychiatrischen und körperlichen Erkrankungen einschließen, geschlechtsspezifische Besonderheiten berücksichtigen und angemessen berichten, wie konkret die psychosoziale/psychotherapeutische Unterstützung umgesetzt wurde (Häufigkeit, Durchführung,

Dauer und inhaltlichen Gestaltung der psychosozialen/psychotherapeutischen Behandlungsmaßnahmen). Dabei sollten die unterschiedlichen OAT-Medikamente und -Dosierungen angemessen berücksichtigt werden. Auch sollte die Kontrollgruppe genau definiert werden, insbesondere im Hinblick darauf, ob und welche begleitenden Behandlungsmaßnahmen in dieser Gruppe erfolgen. Die Studien sollte längere Beobachtungsdauern umfassen (mind. sechs Monate bis zu einem Jahr).

- Kontrollierte, prospektiver Untersuchungen, die den Effekt der folgenden Aspete auf das Risiko eines Rückfalls in den illegalen Opioidkonsum prüfen: Dosisanpassung oder Wechsel der OAT-Medikamente; angemessenen Diagnostik und Behandlung somatischer und/oder psychischer Begleiterkrankungen; definierte Methoden eines Drogenscreenings; Einsatz von Therapeutischem Drug Monitoring (TDM); TDM von Naltrexon und wirksamem Metabolit.
- Kontrollierte Untersuchungen, welche Anreize die Retention in einer OAT erhöhen und das Rückfallrisiko in einen Konsum illegaler Opioide reduzieren können.
- Kontrollierte, prospektiver Untersuchungen für das deutsche Hilfesystem, in welchem Setting (ambulant, (teil-)stationär) Entzugsbehandlungen bei Opioidabhängigen die höchsten Erfolgsraten haben.
- Kontrollierte Untersuchungen, wie und welche psychotherapeutischen Interventionen zusätzlich zu einer Naltrexongabe bei opioidabstinenten Patient:innen die Rückfallprophylaxe unterstützen können.
- Entwicklung und Etablierung kostengünstiger qualitativer und/oder quantitativer Nachweisverfahren für NPS sowie die Etablierung kostengünstiger speichelbasierter bzw. urinmarkerbasierter Drogenscreenings.
- Kontrollierte, prospektive Untersuchungen, in welcher Häufigkeit und Dauer die Einnahme eines OAT-Medikaments unter Sicht die Retention in der Behandlung erhöht und zur Vermeidung eines Rückfalls in den Konsum illegaler Opioide beiträgt.
- Kontrollierte, prospektive Untersuchungen, ob MI bei Opioidabhängigen die Therapieadhärenz erhöht und/oder zur Rückfallprophylaxe in den Konsum illegaler Opioide beiträgt.

2.6 Psychotherapie

Anil Batra, Markus Backmund, Nikolaus Lange, Henrike Paternoga, Denis Paul und Norbert Scherbaum

2.6.1 Einleitung

„Psychotherapeutische Interventionen" sind psychologisch basierte Verfahren, Methoden und Techniken, die in einem interaktionellen Prozess zwischen Therapeut:innen und Klient:innen bzw. Patient:innen als Mittel zur Behandlung von psychischen und psychosomatischen Beschwerden und Leiden eingesetzt werden. In Deutschland sind als „Verfahren“ die (kognitive) Verhaltenstherapie (KVT), die tiefenpsychologisch fundierte Psychotherapie, die analytische Psychotherapie und die Systemische Therapie zugelassen. Darunter zu subsumieren sind methodische und störungsspezifische Entwicklungen, z. B. der Verhaltenstherapie wie Community Reinforcement Approach (CRA), Akzeptanz und Commitment Therapie (ACT), aber auch Techniken wie die Psychoedukation oder die motivationale Gesprächsführung (Motivational Interviewing – MI).

Erst seit dem Jahre 2011 ist eine ambulante Psychotherapie für Patient:innen mit einer Abhängigkeitserkrankung „in Ausnahmefällen“ möglich. Die Ausnahmeregelung bezieht sich darauf, dass die Patient:innen Schritte unternommen haben müssen, um eine baldige Abstinenz zu erreichen. Die Suchtmittelfreiheit muss parallel zur Behandlung innerhalb von max. zehn Behandlungsstunden angestrebt und erreicht werden. Auch Menschen mit opioidbezogenen Störungen in einer Opioid-Agonisten-Therapie (OAT) dürfen in einer ambulanten Psychotherapie bei Ausschluss eines begleitenden Konsums von zusätzlichen Substanzen im Sinne eines zusätzlichen Konsums nicht verordneter psychotroper Substanzen behandelt werden.

Ein hoher Anteil der Abhängigen weist eine komorbide psychische Störung in Form einer Depression, Angststörung oder Posttraumatischen Belastungsstörung auf [98], die den Erkrankungsverlauf einer Abhängigkeitserkrankung negativ beeinflussen kann. Nichtsdestotrotz werden de facto viele ambulante, suchtkranke OAT-Patient:innen kaum in ambulante Psychotherapien vermittelt, da das Kriterium der Abstinenz von zusätzlich konsumierten Substanzen („Beigebrauchsfreiheit“) oder der gänzlichen Abstinenz schwer zu erreichen bzw. schwer zu stabilisieren ist. Eine kontinuierliche suchttherapeutische Mitbehandlung i. S. einer OAT bzw. einer regelmäßigen Abstinenzkontrolle könnte die Patient:innen allerdings so weit stabilisieren, dass eine ambulante Psychotherapie realisierbar wird.

Mögliche Erfolgsparameter einer psychotherapeutischen Begleitbehandlung (im Unterschied zu einer ärztlichen Gesprächsführung) sind neben einer stabilen Abstinenz bzw. einer stabilen OAT mit geringem oder ohne begleitenden Konsum von zusätzlichen Substanzen, Parameter, die das Konsumverlangen (Craving), die Reduktion der Belastung durch eine komorbide Störung oder die Lebensqualität abbilden. Interventionen, die in erster Linie der Verbesserung einer komorbiden psychischen Störung dienen, werden im Kapitel *Psychische Komorbiditäten* behandelt (2.10).

Psychotherapeutische Interventionen verbergen sich in der internationalen Interventionsforschung häufig unter dem Begriff „Psychosoziale Interventionen“. Gemeint sind dabei Verfahren wie die KVT, aber auch Methoden und Techniken wie das Kontingenzmanagement, Community Reinforcement Approach (CRA), Akzeptanz und Commitment Therapy (ACT) oder das Motivational Interviewing (MI). Eindeutig nicht als psychotherapeutisch zu interpretierende psychosoziale Interventionen werden im Kapitel *Psychosoziale Betreuung* betrachtet (2.7).

Dieses Kapitel behandelt den Einsatz von psychotherapeutischen Interventionen bei Patient:innen mit opioidbezogenen Störungen. Untersucht wurde die

Bedeutung der Psychotherapie bei Personen mit und ohne OAT mit Blick auf Abstinenz, komorbide substanzbezogenen Störungen (begleitenden Konsum von zusätzlichen Substanzen), Lebensqualität und Komorbidität.

2.6.2 Klinische Fragestellungen

1. Führt eine Psychotherapie (kognitive Verhaltenstherapie, Tiefenpsychologisch fundierte Psychotherapie, Systemische Therapie) bei Personen mit opioidbezogenen Störungen in OAT zu einer Verbesserung der komorbiden psychischen Störung(en) und Lebensqualität, zu einem geringeren Gebrauch weiterer Suchtmittel (begleitender Konsum von zusätzlichen Substanzen) oder höherer Abstinenzraten im Vergleich zu ärztlichen Gesprächen, einem Treatment-As-Usual (TAU), Kurzinterventionen oder keiner psychotherapeutischen Begleitbehandlung?
2. Führt eine Psychotherapie (kognitive Verhaltenstherapie, Tiefenpsychologisch fundierte Psychotherapie, Systemische Therapie) bei Personen mit opioidbezogenen Störungen ohne OAT zu einer Verbesserung der komorbiden psychischen Störungen oder Lebensqualität oder einem geringeren Gebrauch weiterer Suchtmittel (begleitender Konsum von zusätzlichen Substanzen) oder höheren Abstinenzraten im Vergleich zu ärztlichen Gesprächen, einem Treatment-As-Usual (TAU), Kurzinterventionen oder keiner psychotherapeutischen Begleitbehandlung?

2.6.3 Empfehlungen

<table>
<tr><td>6.1</td><td colspan="2">Empfehlung</td><td colspan="2">Neu (2025)</td></tr>
<tr><td>Empfehlungsgrad
B ⇑</td><td colspan="4">Geeignete Psychosoziale Interventionen* sollten Personen mit opioidbezogenen Störungen in Opioid-Agonisten-Therapie angeboten werden
*dazu gehören: Kontingenzmanagement, Community Reinforcement Approach (CRA), kognitive Verhaltenstherapie (KVT), Akzeptanz und Commitment Therapie (ACT), Motivationale Gesprächsführung (MI), Beratung.</td></tr>
<tr><td colspan="5">Rice et al. 2020</td></tr>
<tr><td colspan="5">Qualität der Evidenz</td></tr>
<tr><td>Komorbidität (mentale Gesundheit): Niedrig ⊕⊕⊖⊖</td><td>Begleitender Konsum von zusätzlichen Substanzen (Opioide): Niedrig ⊕⊕⊖⊖</td><td>Abstinenz (Opioide): Niedrig ⊕⊕⊖⊖</td><td>Unerwünschte Ereignisse: Sehr niedrig ⊕⊖⊖⊖</td><td>AMSTAR 2: Hohe Qualität</td></tr>
<tr><td></td><td colspan="4">Konsensstärke: 81 % (Konsens)</td></tr>
</table>

6.2	Empfehlung		Neu (2025)
Empfehlungsgrad 0 ⇔	Eine (nicht-individualisierte) kognitive Verhaltenstherapie kann zur Reduktion des Opioidkonsums bei Personen mit opioidbezogenen Störungen in Opioid-Agonisten-Therapie angeboten werden.		
Gregory & Ellis 2020			
Qualität der Evidenz			
Begleitender Konsum von zusätzlichen Substanzen: Sehr niedrig ⊕⊖⊖⊖		AMSTAR 2: Hohe Qualität	
	Konsensstärke: 90 % (Konsens)		

6.3	Empfehlung	Neu (2025)
Empfehlungsgrad B ⇑	Kognitive Verhaltenstherapie sollte bei Personen mit opioidbezogenen Störungen in Opioid-Agonisten-Therapie zur Behandlung einer begleitenden Depression angeboten werden.	
Gregory & Ellis 2020, Rezaie et al. 2021		
Qualität der Evidenz		
Komorbidität (Depression gemessen mit dem Beck Depression Inventory (BDI II)): Niedrig ⊕⊕⊖⊖	Begleitender Konsum von zusätzlichen Substanzen: Sehr niedrig ⊕⊖⊖⊖	RoB 2: Hohes Verzerrungsrisiko
	Konsensstärke: 100 % (Starker Konsens)	

6.4	Empfehlung		Neu (2025)
Empfehlungsgrad 0 ⇔	Kognitive Verhaltenstherapie kann bei Personen mit opioidbezogenen Störungen in Opioid-Agonisten-Therapie zur Reduktion des begleitenden Konsums von zusätzlichen Substanzen angeboten werden.		
Rice et al. 2020			
Qualität der Evidenz			
Begleitender Konsum von zusätzlichen Substanzen: Sehr niedrig ⊕⊖⊖⊖		RoB 2: Hohes Verzerrungsrisiko	
	Konsensstärke: 90 % (Konsens)		

6.5	Empfehlung	Neu (2025)
	Psychosoziale Interventionen können Patient:innen mit opioidbezogenen Störungen in Opioid-Agonisten-Therapie zur Förderung der Lebensqualität angeboten werden	
EK	Zhong et al. 2015, Marsden et al. 2019, Wild et al. 2021	
	Konsensstärke: 100 % (Starker Konsens)	

6.6	Empfehlung	Neu (2025)
Empfehlungsgrad 0 ⇔	Zur Verbesserung von Depressivität, Emotionsregulation und Stresstoleranz sowie zur Reduktion des Cravings können bei Personen mit opioidbezogenen Störungen in Opioid-Agonisten-Therapie Techniken der Dialektisch Behavioralen Therapie (DBT) angeboten werden.	
Rezaie et al. 2020		
Qualität der Evidenz		
Komorbidität (Depression gemessen mit Beck Depression Inventory (BDI II)): Niedrig ⊕⊕⊖⊖	RoB 2: Hohes Verzerrungsrisiko	
	Konsensstärke: 95 % (Starker Konsens)	

6.7	Empfehlung	Neu (2025)
	Ambulante Psychotherapie sollte abstinenten, nicht in Opioid-Agonisten-Therapie befindlichen Patient:innen mit opioidbezogenen Störungen zur Unterstützung der Abstinenz, zur Behandlung der Komorbidität mit psychischen Störungen und/oder zur Förderung der Lebensqualität angeboten werden.	
EK	Barry et al. 2018, Shahzadi & Mahmood 2024	
	Konsensstärke: 90 % (Konsens)	

2.6.4 Hintergrund der Evidenz

Zur ersten klinischen Fragestellung wurden vier Metaanalysen/systematische Reviews [109, 117–119] eingeschlossen. Mittels einer ergänzenden Primärdatenrecherche konnte eine weitere Originalarbeit zu einem RCT identifiziert werden [120], weitere Publikationen waren bereits in den erwähnten Metaanalysen/systematischen Reviews inkludiert. Die AMSTAR-Bewertung ergibt wegen zu geringer Qualität negative Bewertungen für Wyse et al. [118] sowie Sokol et al. [119]. Die Auswertung der Evidenz stützt sich daher auf Rice et al. [109] sowie Gregory & Ellis [117]. Zur zweiten klinischen Fragestellung wurden weder Metaanalysen oder systematische Reviews noch RCTs oder Kohortenstudien gefunden. Die Empfehlungen konnten deshalb nur auf der Basis klinischer Erfahrung formuliert werden.

2.6.4.1 Hintergrundtext zur Empfehlung 6.1

Darlegung der Evidenzgrundlage

Rice et al. [109] legten eine umfassende Netzwerk-Metaanalyse zur Wirksamkeit diverser – zusammenfassend als „psychosozial" beschriebener – Interventionen (Kontingenzmanagement (CM), Community Reinforcement Approach (CRA), kognitive Verhaltenstherapie (KVT), Beratung, Akzeptanz- und Commitment-Therapie (ACT) und motivierende Gesprächsführung etc.) als Ergänzung zur OAT vor mit dem Ziel der Förderung der Abstinenz und Retention. 72 RCTs wurden ausgewertet und 48 in die Metaanalyse aufgenommen, mit dem Ergebnis eines signifikanten Unterschieds zwischen psychosozialen Interventionen + OAT vs. OAT allein. So sind belohnungsbasierte Interventionen (z. B. Kontingenzmanagement) + OAT erfolgreicher und führten zu längerer Fortsetzung der Behandlung als

OAT allein. Unterschiede zwischen verschiedenen psychosozialen Interventionen sind erkennbar. OAT + psychosoziale Interventionen führten zu weniger Rückfällen in zwei Studien. KVT + verhaltensorientierte Paartherapie hatte mit 0,85 den höchsten Surface Under the Cumulative Ranking Curve (SUCRA)-Wert. Bei den restlichen paarweisen Vergleichen wurde wenig statistische Signifikanz gefunden. Die strukturierte Synthese ergab, dass der Großteil der Studien in Bezug auf Opioidkonsum und Opioidabstinenz wenig statistische Unterschiede zwischen OAT allein und OAT mit psychosozialen Interventionen fanden.

Im Rahmen der GRADE-Bewertung weist das Ergebnis, die Psychotherapie im Vergleich zur Standardbehandlung (OAT) oder zu Beratung und OAT habe keinen oder einen sehr kleinen Effekt auf die mentale Gesundheit, eine niedrige Sicherheit auf. Gleiches gilt für den begleitenden Konsum von zusätzlichen Opioiden und die Opioidabstinenz (keinen oder einen sehr kleinen Effekt). Nach GRADE-Bewertung ist es sehr unsicher, ob eine Psychotherapie im Vergleich zu einer Standardbehandlung (OAT) oder zu Beratung und OAT zu mehr oder weniger unerwünschten Ereignissen führt. Zu berücksichtigen ist hierbei, dass in der Netzwerk-Metaanalyse von Rice et al. [109] lediglich spezifische Ergebnisse für einzelne Behandlungsmethoden vorliegen, nicht für die Gesamtaussage. Daher werden keine Effektstärken berichtet.

Begründung des Empfehlungsgrades mit Darlegung der Abwägung von Nutzen und Schaden der Intervention

Aus Rice et al. [109] ergibt sich eine ausreichend sichere Evidenz für den Einsatz von Kontingenzmanagement, KVT und CM sowie Hinweise auf einen Einsatz weiterer Verfahren, die als psychosoziale Interventionen zusammengefasst und als solche einzeln aufgezählt werden, für die Unterstützung der Abstinenz. Aufgrund der klinischen Bedeutung wird ein starker Empfehlungsgrad verwendet. Aus den Metaanalysen oder ergänzenden Primärdatenrecherche ergibt sich keine sichere Evidenz für den in der Fragestellung benannten klinischen Endpunkt der „Besserung komorbider psychischer Störungen". Im Einzelfall wäre zu prüfen, ob der klinische Einsatz einer psychotherapeutischen Maßnahme sinnvoll und aussichtsreich ist. Neben dem potenziellen Nutzen besteht bei sachgerechter Durchführung der Intervention kein Risiko für einen Schaden infolge der Intervention. Die evidenzbasierte Empfehlung wird durch die klinischen Erfahrungen der Arbeitsgruppe gestützt. Die Zielgruppe ist erheblich psychisch belastet und wird durch eine psychosoziale Intervention wirksam unterstützt. Ein Behandlungsrisiko ist im Rahmen einer fachgerecht durchgeführten psychosozialen Intervention für die behandelte Person nicht zu erwarten. Schwerwiegende Nebenwirkungen einer Psychotherapie (u. a. Suizidalität, Verschlechterung der Symptomatik, negativer Einfluss auf Lebensentscheidungen) sind selten und im Vergleich mit den positiven Auswirkungen der psychosozialen Intervention von untergeordneter Relevanz.

2.6.4.2 Hintergrundtext zur Empfehlung 6.2

Darlegung der Evidenzgrundlage

Das Review [117] zur Frage, ob Personen mit der Diagnose einer opioidbezogenen Störung nach DSM-5 von einer Kognitiv-Behavioralen Therapie (KVT; 2. Welle-

Verfahren) profitieren, zeigte, dass die Kombination von nicht-individualisierter KVT + Buprenorphin-OAT zu einer moderaten (Hedges' g Effekt =,598) sowie statistisch signifikanten Reduktion des Opioidkonsums führte. Eine nicht-individualisierte, standardisierte KVT erzielte signifikante Effektivitätswerte (p = ,006), während bei individueller KVT keinerlei zusätzliche Effekte verzeichnet wurden (Hedges' g Effekt = −0,010 (p = ,936). Der Unterschied zwischen den beiden Bedingungen ist signifikant (Q = 5,85, df = 1, p = ,016). Die Datenlage deutet darauf hin, dass bei opioidbezogenen Störungen die Ergänzung der Buprenorphintherapie durch eine nicht-individualisierte KVT von gewissem Nutzen sein könnte.

Begründung des Empfehlungsgrades mit Darlegung der Abwägung von Nutzen und Schaden der Intervention
Neben der Abstinenz ist die Reduktion des Opioidkonsums ein relevantes klinisches Ziel im Einzelfall. Aus Gregory & Ellis [117] ergibt sich eine ausreichende Evidenz für den Einsatz von KVT zur Unterstützung der Reduktion. Aufgrund der klinischen Einschränkung, dass die Opioidreduktion nicht für jede Person das geeignete Ziel der Behandlung ist, wird der Empfehlungsgrad „sollte" verwendet. Neben dem potenziellen Nutzen besteht bei sachgerechter Durchführung der Intervention kein Risiko für einen Schaden infolge der Intervention. Die evidenzbasierte Empfehlung wird durch die klinischen Erfahrungen der Arbeitsgruppe gestützt. Die Zielgruppe ist erheblich psychisch belastet und wird durch den Einsatz der KVT wirksam unterstützt. Ein Behandlungsrisiko ist im Rahmen einer fachgerecht durchgeführten KVT für die behandelte Person nicht zu erwarten. Schwerwiegende Nebenwirkungen einer Psychotherapie (Suizidalität, Verschlechterung der Symptomatik, negative Einfluss auf Lebensentscheidungen u. a.) sind selten und im Vergleich mit den positiven Auswirkungen der KVT von untergeordneter Relevanz.

2.6.4.3 Hintergrundtext zur Empfehlung 6.3

Darlegung der Evidenzgrundlage
Das Review von Gregory & Ellis [117] zur Frage, ob Personen mit der Diagnose einer opioidbezogenen Störung nach DSM-5 von einer Kognitiv-Behavioralen Therapie (KVT; 2. Welle-Verfahren) profitieren, zeigte, dass die KVT Depressionen reduzieren könnte, sowohl direkt nach Therapieende, als auch im Verlauf nach drei Monaten (niedrige Certainty of the evidence nach GRADE für die Behandlung der Depressivität), sie könnte auch leicht den begleitenden Konsum von zusätzlichen Substanzen reduzieren, aber die Evidenz nach GRADE ist hierfür sehr unsicher. Sehr unsicher ist, ob sich dieser Effekt insbesondere auf die nicht-individualisierte kognitive Verhaltenstherapie bezieht. Auf der Basis von zwei Studien finden Gregory& Ellis [117] bei fehlender Spezifizierung in individuelle bzw. individuelle CBT keinen signifikanten Effekt (REM Hedges' g = ,22, Z = 1,27, p = ,206, 95 % CI: −0,12–0,56) – die Teilanalyse identifiziert eine nicht-individuelle CBT als wirkungsvoll. Aufgrund der klinischen Relevanz wird in der Empfehlung nicht zwischen den beiden Varianten unterschieden. Rezaie et al. [120] zeigen für DBT (3. Welle-Verfahren) einen positiven Effekt auf depressive Symptome (F = 35,44, p = 0,002).

Rezaie et al. [120] untersuchten die Effekte einer Dialektisch Behavioralen Therapie (DBT; 3. Welle-Verfahren der Verhaltenstherapie) u. a. auf die Emotionsregulation und Merkmale der Depression an Patient:innen mit einer opioidbezogenen Störung in einem RCT mit N = 50 im Iran rekrutierten Männern mit der Diagnose einer opioidbezogenen Störung, die mind. 8 Schuljahre absolviert hatten, in den vergangenen sechs Monaten keine Psychotherapie erhalten hatten und keine schwere psychiatrische Störung (Suizidgedanken, Schizophrenie, Bipolare Störung) oder chronische körperliche Erkrankung (Hepatitis, AIDS etc.) aufwiesen. Je 25 Patienten erhielten entweder ein Medical Management (MMT) und eine DBT mit 16 wöchentlichen Sitzungen zu je 90 min. oder eine TAU-Behandlung (Methadon). Die Bedingung mit MMT + DBT bewirkte u. a. eine verbesserte Emotionsregulation und ein reduziertes Ausmaß der Depression.

Begründung des Empfehlungsgrades mit Darlegung der Abwägung von Nutzen und Schaden der Intervention
Aus Gregory & Ellis [117] sowie Rezaie et al. [120] ergibt sich eine schwache Evidenz für den Einsatz der KVT für die Behandlung einer begleitenden komorbiden Depression bei OAT-Patient:innen. Aufgrund der klinischen Bedeutung wird der Empfehlungsgrad „sollte" verwendet. Neben dem potenziellen Nutzen besteht bei sachgerechter Durchführung der Intervention kein Risiko für einen Schaden infolge der Intervention. Die evidenzbasierte Empfehlung wird durch die klinischen Erfahrungen der Arbeitsgruppe gestützt. Die Zielgruppe ist erheblich psychisch belastet und wird durch den Einsatz der KVT wirksam unterstützt. Ein Behandlungsrisiko ist im Rahmen einer fachgerecht durchgeführten KVT für die behandelte Person nicht zu erwarten. Schwerwiegende Nebenwirkungen einer Psychotherapie (u. a. Suizidalität, Verschlechterung der Symptomatik, negative Einfluss auf Lebensentscheidungen) sind selten und im Vergleich mit den positiven Auswirkungen der KVT von untergeordneter Relevanz.

2.6.4.4 Hintergrundtext zur Empfehlung 6.4

Darlegung der Evidenzgrundlage
Das Review von Gregory & Ellis [117] zur Frage, ob Personen mit der Diagnose einer opioidbezogenen Störung nach DSM-5 von einer Kognitiv-Behavioralen Therapie (KVT; 2. Welle-Verfahren) profitieren, zeigte, dass die Kombination von nicht-individualisierte KVT + Buprenorphin-OAT den begleitenden Konsum von zusätzlichen Substanzen leicht reduzieren könnte, aber die Evidenz nach GRADE ist hierfür sehr unsicher. Sehr unsicher ist, ob sich dieser Effekt insbesondere auf die nicht-individualisierte KVT bezieht.

In der unter 2.6.4.3 dargestellten Studie von Rezaie et al. [120] bewirkte die Bedingung mit MMT + DBT eine verbesserte Emotionsregulation und Stresstoleranz, ein reduziertes Craving und verminderte Depression.

Begründung des Empfehlungsgrades mit Darlegung der Abwägung von Nutzen und Schaden der Intervention

Aus Gregory & Ellis [117] sowie Rezaie et al. [120] ergibt sich eine schwache Evidenz für den Einsatz der KVT (2. Welle und DBT) für die Reduktion des begleitenden Konsums von zusätzlichen Substanzen (bei Rezaie: indirekt über ein reduziertes Craving) bei Patient:innen in OAT. Aufgrund der klinischen Bedeutung wird eine Empfehlung mit dem Empfehlungsgrad „kann" ausgesprochen. Neben dem potentiellen Nutzen besteht bei sachgerechter Durchführung der Intervention kein Risiko für einen Schaden infolge der Intervention. Die evidenzbasierte Empfehlung wird durch die klinischen Erfahrungen der Arbeitsgruppe gestützt. Die Zielgruppe ist erheblich psychisch belastet und wird durch den Einsatz der KVT wirksam unterstützt. Ein Behandlungsrisiko ist im Rahmen einer fachgerecht durchgeführten KVT für die behandelte Person nicht zu erwarten. Schwerwiegende Nebenwirkungen einer Psychotherapie (Suizidalität, Verschlechterung der Symptomatik, negative Einfluss auf Lebensentscheidungen u. a.) sind selten und im Vergleich mit den positiven Auswirkungen der KVT (2. Welle und DBT) von untergeordneter Relevanz.

2.6.4.5 Hintergrundtext zur Empfehlung 6.5

Darlegung der Evidenzgrundlage

Obgleich Teil der ersten klinischen Fragestellung, lässt sich für diesen spezifischen Endpunkt (Lebensqualität) keine sichere Evidenz aus den eingeschlossenen Metaanalysen oder der ergänzenden Primärdatenrecherche ableiten. Die gesundheitsbezogene Lebensqualität wurde nur selten als Endpunkt von Interventionsstudien identifiziert [121] (Wild et al. 2021), wenngleich die klinische Erfahrung den Nutzen als gegeben annehmen lässt. Wenige randomisierte Untersuchungen a) zur Wirksamkeit einer psychosozialen Intervention unter Berücksichtigung des EuroQol (Measure of health-related quality of life [110]) und b) auf der Grundlage einer kognitiven Verhaltenstherapie und motivierender Interviewtechniken [122] fanden eine Verbesserung in der Interventionsgruppe.

Begründung des Empfehlungsgrades mit Darlegung der Abwägung von Nutzen und Schaden der Intervention

Aus der klinischen Erfahrung kann abgeleitet werden, dass abstinente Suchtpatient:innen von psychosozialen Interventionen im Hinblick auf die Lebensqualität erheblich profitieren können. Die Zielgruppe ist erheblich psychisch belastet. Lebensqualität hat sowohl auf die psychische Komorbidität als auch die Einsatz von Strategien zur Aufrechterhaltung der Abstinenz Einfluss. Da die klinische Auswirkung einer psychosozialen Intervention auf die Lebensqualität trotz fehlender Evidenz mit großer Wahrscheinlichkeit bei einer störungsspezifischen und individualisierten Vorgehensweise anzunehmen ist, schlägt die Expert:innengruppe eine EK-Empfehlung als offene Empfehlung vor. Ein Behandlungsrisiko ist im Rahmen einer fachgerecht durchgeführten Psychotherapie für die behandelte Person nicht zu erwarten. Schwerwiegende Nebenwirkungen einer Psychotherapie (Verschlechterung der Symptomatik, Suizidalität, negative Einfluss auf Lebensentscheidungen

u. a.) sind selten und im Vergleich mit den positiven Auswirkungen der Psychotherapie von untergeordneter Relevanz.

2.6.4.6 Hintergrundtext zur Empfehlung 6.6

Darlegung der Evidenzgrundlage
In der unter 2.6.4.3 dargestellten Studie von Rezaie et al. [120] bewirkte die Bedingung mit MMT+DBT eine verbesserte Emotionsregulation und Stresstoleranz, ein reduziertes Craving und Depression (Ergebnisse nach vier Monaten: Verbesserung von Craving: $F=31{,}24$, $P<0{,}001$; Emotionsregulation: $F=15{,}08$, $P<0{,}001$; Stresstoleranz: $F=49{,}22$, $P<0{,}001$; Depressivität: $F=35{,}44$, $P=0{,}002$).

Begründung des Empfehlungsgrades mit Darlegung der Abwägung von Nutzen und Schaden der Intervention
Die Ergebnisse sprechen für einen Effekt einer spezifischen Psychotherapie (DBT) bei der gewählten Zielgruppe, gleichwohl ist einschränkend anzumerken, dass die Untersuchungsgruppe sehr klein und die Kontrollbedingung sehr minimalistisch angelegt war. Das Risk of Bias Tool 2 für randomisierte Studien weist zudem ein hohes Verzerrungsrisiko auf (u. a. geringe Probandenzahl, keine Intention-to-Treat-Analyse, unklare Gründe für Drop-outs, unvollständig berichteter Analyseplan). Dies rechtfertigt daher – bei noch sehr schwacher Evidenz – nur eine offene Empfehlung. Kritisch angemerkt wird, dass die Studienpopulation keine schweren psychischen Störungen aufwies. Ein Behandlungsrisiko ist im Rahmen einer fachgerecht durchgeführten Psychotherapie für die behandelte Person nicht zu erwarten. Schwerwiegende Nebenwirkungen einer Psychotherapie (Verschlechterung der Symptomatik, Suizidalität, negative Einfluss auf Lebensentscheidungen u. a.) sind selten und im Vergleich mit den positiven Auswirkungen der Psychotherapie von untergeordneter Relevanz.

2.6.4.7 Hintergrundtext zur Empfehlung 6.7

Darlegung der Evidenzgrundlage
Die systematische Literaturrecherche konnte keine Studien an abstinenten Personen identifizieren, die sich nicht in einer OAT befanden. Ein aktuelles Review [123] untersucht nach Identifikation von 314 Studien auf der Basis von zehn für die Analysen geeigneten Studien die Wirksamkeit der KVT. Nur in einer der analysierten Studien (an wenigen Schmerzpatient:innen mit einer Abhängigkeit von illegalen Opioiden) wurde die KVT ohne begleitende OAT im Vergleich zu einer methadonbasierten Behandlung untersucht und zeigte sich dabei wirksam [124].

Begründung des Empfehlungsgrades mit Darlegung der Abwägung von Nutzen und Schaden der Intervention
Aus der klinischen Erfahrung kann abgeleitet werden, dass abstinente Suchtpatient:innen von einer ambulanten Psychotherapie im Hinblick auf die Komorbidität,

Aufrechterhaltung der Abstinenz und Lebensqualität erheblich profitieren können. Diese Zielgruppe ist erheblich psychisch belastet und weist nicht selten auch eine psychische Komorbidität auf, die sonst nicht ausreichend behandelt werden könnte. Lebensqualität hat sowohl auf die psychische Komorbidität als auch den Einsatz von Strategien zur Aufrechterhaltung der Abstinenz Einfluss. Die Aufrechterhaltung der Abstinenz bedarf in einzelnen Fällen einer Unterstützung der betroffenen Person, die im Setting einer Psychotherapie strukturiert störungsspezifisch vermittelt werden kann. Die klinische Bedeutung der Stabilisierung einer Abstinenz rechtfertigt nach Ansicht der Expert:innengruppe den Empfehlungsgrad „sollte". Ein Behandlungsrisiko ist im Rahmen einer fachgerecht durchgeführten Psychotherapie für die behandelte Person nicht zu erwarten. Schwerwiegende Nebenwirkungen einer Psychotherapie (Verschlechterung der Symptomatik, Suizidalität, negative Einfluss auf Lebensentscheidungen u. a.) sind selten und im Vergleich mit den positiven Auswirkungen der Psychotherapie von untergeordneter Relevanz.

2.6.4.8 Abschließende Anmerkungen

Aus klinischer Sicht ist eine OAT oftmals hilfreich, um Menschen mit einer opioidbezogenen Störung in einer ambulanten oder stationären Psychotherapie wirksam zu behandeln.

Aus klinischer Sicht ist der/dem ambulanten Therapeut:in im Einzelfall die Entscheidung über die Indikation, das Ziel der Intervention und die Einschätzung der Erfolgsaussichten zu überlassen.

Es wird zudem darauf hingewiesen, dass nach Ansicht der Expert:innengruppe die ambulanten Psychotherapierichtlinien mit der Vorgabe, nach zehn Stunden eine Abstinenz von zusätzlich konsumierten Substanzen („Beikonsumfreiheit") zu erreichen, die Behandlung erschweren. In der Realität sind viele Patient:innen nicht anhaltend frei von begleitendem Konsum von zusätzlichen Substanzen und dennoch sowohl psychotherapiebedürftig als auch psychotherapiefähig.

Klinischen Erfahrungen zufolge sind OAT mit Buprenorphin oder mit niedrigen Dosierungen von Methadon/L-Methadon geeigneter für die Durchführung einer Psychotherapie. Aktuell werden Obergrenzen für die Dosis einer stationären oder teilstationären OAT definiert, die die individuelle Situation der Betroffenen unzureichend berücksichtigt. Eine zu geringe Dosis kann zu einer Destabilisierung und erschwerten Rahmenbedingungen für eine stationäre oder ambulante Psychotherapie führen.

Eine besondere Aufmerksamkeit sollte – angesichts der Bedeutung früher traumatisierender Erfahrungen vieler Patient:innen – bei entsprechender Komorbidität der Psychotraumatologie inklusive spezieller Techniken wie Eye Movement Desensitization and Reprocessing (EMDR) gewidmet werden. Auch die Möglichkeit, EMDR gegen Craving einzusetzen, sollte aufgrund der Hinweise aus der klinischen Erfahrung in Studien geprüft werden.

Die Sicherstellung eines Versorgungsangebotes, das einen Anspruch auf Psychotherapie erfüllen und Zugangsmöglichkeiten für ambulante Patient:innen schaffen und sichtbar machen müsste, ist eine der großen Herausforderungen in der Versorgung dieser Zielgruppe. Die Qualifikation der Anbieter:innen insbesondere innerhalb multiprofessioneller Teams, die Erstellung störungsspezifischer Behandlungsmanuale und flexible Settings könnten Schritte zur Verbesserung der Versorgungssituation sein.

2.6.5 Empfehlungen für zukünftige Forschung

- Rahmenbedingungen einer psychotherapeutischen Behandlung bei einer opioidbezogenen Störung: Geeignetes Setting, Dauer, Frequenz, Dosis sowie die differentielle Wirksamkeit und Geeignetheit analytischer, behaviouraler, akzeptanzorientierter oder systemischer/familientherapeutischer Ansätze mit dem Fokus auf die Abhängigkeitserkrankung oder die o. g. komorbiden psychischen Erkrankungen.
- Unter welchem OAT-Medikament (Methadon/Levomethadon, Buprenorphin, Morphin, Diamorphin) wird eine Psychotherapie eher in Anspruch genommen?
- Unter welchem OAT-Medikament (Methadon/Levomethadon, Buprenorphin, Morphin, Diamorphin) und unter welcher Dosierung ist eine Psychotherapie besser durchführbar?
- Welche differentiellen Effekte haben unterschiedliche psychotherapeutische Verfahren und Methoden auf Abstinenz, Lebensqualität und zusätzlichen Substanzgebrauch?
- Hat EMDR eine Wirkung auf Abstinenz und Craving?

2.7 Psychosoziale Betreuung

Dirk Gastauer, Frank Bannasch, Philip Gerber, Sarah Huff, Tina Nagel, Patrick Plötzke, Denis Schinner, Stefan Sondermann, Steffen Wendeln und Nobert Wittmann

2.7.1 Einleitung

Sowohl im nationalen als auch im internationalen Diskurs ist bislang keine einheitliche Definition für eine psychosoziale Betreuung (PSB) von Menschen mit opioidbezogenen Störungen in OAT zu finden. Insofern war es für die Arbeit des Expert:innengremiums wichtig, zunächst eine begriffliche Fundierung vorzunehmen (weitergehende Ausführungen s. 2.7.4): Die psychosoziale Betreuung unterstützt Menschen mit opioidbezogenen Störungen in OAT bei der Bewältigung suchtbezogener und psychosozialer Problemlagen. Sie findet innerhalb eines strukturierten Prozesses mit klar definierten Ziel- und Erfolgsdefinitionen statt und unterstützt und flankiert die medizinisch-therapeutischen Behandlungsziele. Zur Zielerreichung ist eine durchgängige beidseitige, kommunikative Kooperation zwischen psychosozialer Betreuung und den behandelnden Ärzt:innen sowie ggf. weiteren Akteur:innen notwendig. Der Schwerpunkt der psychosozialen Betreuung liegt in der Stabilisierung und Verbesserung der selbstbestimmten Lebensführung und gesellschaftlichen Teilhabe, so dass sie sich auf mehrere Lebensbereiche zugleich auswirkt, wie etwa die soziale und gesundheitliche Lebenslage. Instrumente sind Case Management mit einer ganzheitlichen Fallbetrachtung und Interventionen wie motivierende Gesprächsführung und Gruppenarbeit. Die psychosoziale Betreuung wird von qualifizierten Fachkräften der Sozialen Arbeit durchgeführt.

2.7.2 Klinische Fragestellung

1. Führt eine begleitende psychosoziale Betreuung (PSB) bei Personen mit opioidbezogenen Störungen in einer OAT zu einer höheren Retention, stabileren Wohnsituation, Arbeitssituation, verbesserten psychischen Gesundheit, einer geringeren häuslichen Gewalt oder kriminellen Aktivität im Vergleich zu keiner begleitenden psychosozialen Betreuung?

2.7.3 Empfehlungen

7.1	Empfehlung	Neu (2025)
Empfehlungsgrad A ⇑⇑	Personen mit opioidbezogenen Störungen in Opioid-Agonisten-Therapie sollen innerhalb eines strukturierten Prozesses eine individuelle bedarfsgerechte psychosoziale Betreuung erhalten.	
Marsden et al. 2019		
Qualität der Evidenz		
Retention: Niedrig ⊕⊕⊖⊖	Kriminelle Aktivität: Sehr niedrig ⊕⊖⊖⊖	Arbeitssituation: Niedrig ⊕⊕⊖⊖
Psychische Gesundheit: Sehr niedrig ⊕⊖⊖⊖	RoB 2: geringes Verzerrungsrisiko	
	Konsensstärke: 85,7 % (Konsens)	

2.7.4 Hintergrund der Evidenz

In der sog. PSB-Studie [125] wurde die psychosoziale Belastung in der Kombination der Lebensbereiche Arbeit, Wohnen, juristische Probleme, Finanzen und familiäre Situation betrachtet. Personen mit opioidbezogenen Störungen in OAT waren hier dreieinhalb Mal höher psychosozial belastet als die Vergleichsgruppe der Nicht-Drogenabhängigen [126], wodurch die Notwendigkeit einer psychosozialen Betreuung hervorgehoben wurde. In einer Expertise stellt das European Monitoring Centre for Drugs and Drug Addiction [127] heraus, dass psychosoziale Interventionen Drogennutzer:innen dabei helfen können, drogenbezogene Probleme zu identifizieren, ihre Veränderungsbereitschaft zu stärken und die Behandlung beizubehalten. Ebenso können sie eine wichtige Rolle dabei spielen, Unterstützungsnetzwerke aufzubauen und Familienmitglieder zu unterstützen.

Auch aus Sicht einer mittlerweile langjährigen fachlichen Expertise erscheint es bei der Zielgruppe von Personen mit opioidbezogenen Störungen in OAT einleuchtend, die rein stoffliche Vergabe eines OAT-Medikaments mit einer psychosozialen Leistung zu verbinden, um die medizinische Behandlung zu stabilisieren und den Genesungsprozess zu unterstützen. Zusammen mit Problemen in der OAT-Versorgung geriet auch der Einsatz von psychosozialer Betreuung immer mehr in den Hintergrund. Dies liegt unter anderem daran, dass die Betreuung vielerorts mit einer Vermittlung an die örtliche Suchtberatung verbunden ist, welche für diese Leistung keine zusätzliche Vergütung erhält und damit die Intervention von der Ausstattung und dem Leistungskatalog der jeweiligen Beratungsstelle abhängig ist.

2.7.4.1 Hintergrundtext zur Empfehlung 7.1

Darlegung der Evidenzgrundlage
Aufgrund international unterschiedlicher Ansätze zur ambulanten psychosozialen Betreuung von Personen mit opioidbezogenen Störungen in OAT stellt die Übertragung der Studienergebnisse mit diesem Forschungsgegenstand auf Deutschland eine größere Herausforderung dar. Dies ist insbesondere in Metaanalysen wie Wyse et al. [118] zu erkennen, die sowohl sehr unterschiedliche Leistungsformen als auch Zielgruppen betrachten, weswegen sie zur Beantwortung der klinischen Frage keine ausreichenden Daten lieferten.

Auch die in der S3-Leitlinie „Psychosoziale Therapien bei schweren psychischen Erkrankungen“ [128] benannten Interventionen sind breiter angelegt als der hier definierte Ansatz der psychosozialen Betreuung. Jene Leitlinie schließt psychosoziale Hilfen bei Menschen mit Suchterkrankungen zwar ein, jedoch konnte zu dieser Zielgruppe keine eigene Evidenzrecherche und -bewertung durchgeführt werden, weswegen hierzu eine eigene Recherche und Bewertung der klinischen Erfahrung angeregt wird. So kann diese Leitlinie lediglich als eine Orientierung gelten.

Die Studie von Marsden et al. [110] liefert jedoch hinreichende Ergebnisse bzgl. der gewählten Fragestellung. Teilnehmende waren hier OAT-Patient:innen (mit opioidbezogener Störung- und/oder Kokainabhängigkeit) über 18 Jahren aus London. Die psychosozialen Interventionen bestanden in der Interventionsgruppe (n = 135) in einer jeweils einstündigen Einzelsitzung pro Woche über einen Zeitraum vom 12–14 Wochen. Dafür stand eine Toolbox mit unterschiedlichen, v. a. verhaltensbezogenen Methoden zur Verfügung, die fallbezogen nach einer ausführlichen Fallanamnese ausgewählt und angewendet wurden. Die Kontrollgruppe (n = 135) erhielt die übliche Behandlung und zusätzlich 30 min Drogenberatung pro Woche. Das zentrale Ergebniskriterium war die „Behandlungsreaktion“, also das Ansprechen auf die Behandlung nach 18 Wochen, was einer Abstinenz von illegalen und nicht verschriebenen Opioiden und Kokain in den letzten 28 Tagen entspricht. Gemessen wurde dies durch die Behandlungsergebnisse und Urinscreenings. Das Ergebnis war, dass 22 Personen (16 %) der Interventionsgruppe eine Behandlungsreaktion zeigten, in der Kontrollgruppe 9 Personen (7 %). Zudem liefert die Studie Ergebnisse zu 4 von 6 der in der klinischen Fragestellung (2.7.2) genannten Outcomes. Betrachtet man den „Behandlungserfolg“ (response) als Kriterium für Retention, so zeigt sich ein signifikant besseres Ergebnis bei der Interventionsgruppe. Zudem zeigte sich in der Interventionsgruppe eine geringe Verbesserung sowohl bei der Erwerbssituation als auch bei der psychischen Gesundheit. Hinsichtlich der kriminellen Aktivität konnte kein Unterschied zwischen beiden Gruppen festgestellt werden, ebenso wenig in der Nutzung weiterer sozialer Dienste. Nicht gemessen wurden Entwicklungen in der häuslichen Gewalt und der Wohnsituation.

Insgesamt sprach die Interventionsgruppe signifikant besser auf die Behandlung an (Marsden et al. 2019), was für die OAT grundsätzlich wünschenswert ist. Der durchschnittliche Marginaleffekt lag hier bei 0,108 (SE 0,048; 95 % CI 0,012–0,238; $p=0{,}025$). Unterschiede zeigten sich ebenfalls beim Vergleich der qualitätskorrigierten Lebensjahre (QALYs), die bei der Interventionsgruppe signifikant höher waren als bei der Kontrollgruppe (Mittelwertdifferenz 0,048 (95 % CI 0,016–0,080; $p=0{,}004$). Da bei der Kontrollgruppe allerdings eine Intervention in Form einer wöchentlichen Drogenberatung angewendet wurde, ist anzunehmen, dass gegenüber einer Patient:innengruppe, die gänzlich ohne psychosoziale Intervention behandelt wird, weitaus größere Behandlungseffekte sichtbar werden würden.

Das Risk of Bias Tool 2 für randomisierte Studien bewertet das Biasrisiko der Studie sowohl insgesamt als auch in den einzelnen Bias-Domänen als gering.

An diese Ergebnisse lassen sich die Ergebnisse mehrerer anderer Studien anschließen. In der deutschen Heroinstudie [129] wurden Patient:innen mit einer psychosozialen Betreuung versorgt, die einerseits Drogenberatung und Psychoedukation und andererseits ein strukturiertes Case-Management inklusive Hilfeplanung sowie motivierende Gesprächsführung beinhaltete. Patient:innen, „die beide Behandlungsformen genutzt haben, verbesserten ihren Gesundheitszustand um bis zu 20 % im Vergleich zu jenen, die der alleinigen medikamentösen Behandlung folgten“ [129]. Diese Effekte traten beim Einsatz von Case Management und motivierender Gesprächsführung insbesondere bei Patient:innen in Methadonsubstitution auf. Weitere Effekte waren die Reduktion des illegalen Konsums sowie eine bessere soziale Situation als bei der Vergleichsgruppe. Die Autor:innen weisen darauf hin, dass „sich signifikant höhere Responderraten dann [zeigen], wenn mit dem höheren Aufwand auch eine strukturierte und umfassende Umsetzung des CM-Konzeptes, insbesondere mit Hilfeplanung, verbunden ist“ [129]. Patient:innen, die ein umfassendes Case Management bis zur Hilfeplanung erhielten, verbesserten ihren Gesundheitszustand und reduzierten ihren illegalen Drogenkonsum deutlich stärker als Patient:innen ohne Hilfeplanung und konnten häufiger wieder in den Arbeitsmarkt integriert werden.

Walter et al. [130] betrachteten die Effekte motivierender Gesprächsführung und zeigten auf, dass sie in „metaanalytischen Untersuchungen bei allen Suchterkrankungen insgesamt moderate Effekte in Bezug auf ihre Wirksamkeit erzielen“

konnten [129]. Am deutlichsten war der Effekt auf die Reduktion des Substanzkonsums direkt nach Behandlungsende, selbst wenn die Intervention nur 15 min als sog. „brief intervention" angewendet wurde.

Begründung des Empfehlungsgrades mit Darlegung der Abwägung von Nutzen und Schaden der Intervention

Zusammenfassend muss aus den o. g. Gründen eine deutliche Empfehlung für die psychosoziale Betreuung ausgesprochen werden. Negative Effekte wurden nicht beobachtet. Positive Effekte wurden insbesondere durch ein strukturiertes Vorgehen, u. a. im Rahmen eines Case-Managements, sowie begleitende motivierende Interventionen zur Stärkung der Veränderungsbereitschaft erzielt. Unter der begründeten Annahme, dass Personen mit opioidbezogenen Störungen eine höhere soziale Problembelastung aufweisen können, werden keine Ausnahmen definiert. Der jeweilige Interventionsgrad ist jedoch im Rahmen der fallbezogenen Anamnese personenbezogen festzulegen.

Angaben zur qualitativ guten Durchführung

Psychosoziale Betreuung von Personen mit opioidbezogenen Störungen in OAT soll von Sozialpädagog:innen (BA, MA, Diplom) oder äquivalent qualifizierten Fachkräften der Sozialen Arbeit innerhalb eines strukturierten Prozesses mit klar definierten Ziel- und Erfolgsdefinitionen durchgeführt werden. Das bedeutet beispielsweise, dass auf der Grundlage einer psychosozialen Anamnese und Situationsanalyse ein individueller Hilfeplan unter hinreichender Mitgestaltung der Patient:innen entwickelt und umgesetzt werden sollte. Zentrale Gelingensfaktoren sind dabei: die stigmafreie Wahrung der Autonomie der Patient:innen kombiniert mit motivierenden und ressourcenstärkenden Interventionen sowie die durchgängige gute beidseitige, kommunikative Kooperation zwischen psychosozialer Betreuung und den behandelnden Ärzt:innen sowie ggf. weiterer fallbeteiligter Akteur:innen.

2.7.5 Empfehlungen für zukünftige Forschung

- Untersuchung der Wirkungen von psychosozialer Betreuung mit jeweils vergleichbaren Leistungsformen in einer angemessenen Breite, unter Einsatz unterschiedlicher, interdisziplinärer Studiendesigns.
- Diskussion der Grenzen der Forschung, die sich aus forschungsethischen Erwägungen ergeben.
- Einsatz qualitativer Designs um das Forschungsfeld hinreichend zu explorieren und weitergehende Forschungsansätze zu entwickeln.
- Auswahl angemessener Outcomes (aktuell wenige Befunde für relevante Endpunkte).

2.8 Rehabilitation

Nikolaus Lange, Christian Muhl, Henrike Paternoga, Peter Raiser, Denis Schinner, Sebastian Winkelnkemper und Nadine Wussow-Rothhaar

2.8.1 Einleitung

Das deutsche Rehabilitationswesen ist weltweit in dieser Differenzierung und Zugänglichkeit für die Durchschnittsbevölkerung einmalig. Daher gibt es außerhalb Deutschlands wenig vergleichbare Studien zur Wirkungsforschung im Rehabilitationsbereich. Ethische und versorgungsrechtliche Gründe lassen im Rahmen von Rehabilitationsmaßnahmen für Abhängigkeitserkrankungen RCTs zu Forschungszwecken nicht zu. Ebenfalls sind Designs mit Wartegruppen nicht umsetzbar, da gerade im illegalen Bereich durch das Risiko von Überdosierungen und somit hohen gesundheitlichen Risikofaktoren eine bewusste Verzögerung der Rehabilitationsmaßnahme zu Forschungszwecken ethisch nicht vertretbar ist. Daher basieren unsere Empfehlungen auf der Grundlage deskriptiver Literatur der Versorgungsforschung im Bereich der Rehabilitation von Abhängigkeitserkrankungen in Deutschland. Die systematische Literaturrecherche ergab, dass keine systematischen Übersichtsarbeiten oder Primärstudien zur Beantwortung der klinischen/PICO-Fragen eingeschlossen werden konnten. Infolgedessen sprechen wir sechs Empfehlungen ausschließlich auf der Grundlage von Expert:innenkonsensen (EKs) aus.

2.8.2 Klinische Fragestellungen

1. Führt eine ambulante, ganztags ambulante und/oder stationäre Rehabilitation bei opioidabhängigen Personen (mit oder ohne zusätzlichen Gebrauch von psychoaktiven Substanzen) nach einer erfolgreichen Behandlung der opioidbezogenen Störung zu einer geringeren Rückfallquote, einer verbesserten Erwerbssituation, verbesserten sozialen Outcomes oder einer verbesserten psychischen oder körperlichen Gesundheit im Vergleich zu keiner Rehabilitationsbehandlung?
2. Führt eine ganztags ambulante oder stationäre Rehabilitation bei opioidabhängigen Personen in OAT (mit oder ohne zusätzlichen Gebrauch von psychoaktiven Substanzen) zu geringeren Rückfällen oder einem höheren Maß an Reduzierung der OAT-Medikation im Vergleich zu einer reinen OAT-Vergabe?
3. Führt ein differenziertes Reha-Angebot (inklusive Kombi-Angeboten) bei opioidabhängigen Personen (in OAT) zu einer höheren Weitervermittlungsrate in professionelle Behandlung, einer verbesserten Erwerbssituation, einer stabilen Partnerschaft, geringeren Rückfallen oder einer verkürzten Behandlungsdauer im Vergleich zu keiner Intervention oder reiner OAT-Medikamentenvergabe?

2.8.3 Empfehlungen

8.1	Empfehlung	Neu (2025)
	Patient:innen mit opioidbezogenen Störungen sollte eine ganztags-ambulante und/oder stationäre Rehabilitation angeboten werden.	
EK	Bundesverband Suchthilfe 2021, 2022a, Fachverband Sucht+2022a, 2022b	
	Konsensstärke: 92,9 % (Konsens)	

8.2	Empfehlung	Neu (2025)
	Patient:innen mit opioidbezogenen Störungen kann eine ambulante Rehabilitation angeboten werden.	
EK	DG-Sucht & DGPPN 2021, Fachverband Sucht+2022a, Becker et al. 2022	
	Konsensstärke: 100 % (Starker Konsens)	

8.3	Empfehlung	Neu (2025)
	Patient:innen mit opioidbezogenen Störungen in Opioid-Agonisten-Therapie sollte eine ganztags-ambulante oder stationäre Rehabilitation angeboten werden.	
EK	Wittchen et al. 2011, Scherbaum et al. 2017, Bundesverband Suchthilfe 2021, 2022a, 2022b, DRV-Bund 2022, BfArM 2023	
	Konsensstärke: 92,9 % (Konsens)	

8.4	Empfehlung	Neu (2025)
	Patient:innen mit opioidbezogenen Störungen in Opioid-Agonisten-Therapie kann eine ambulante Rehabilitation angeboten werden.	
EK	Wittchen et al. 2011, Scherbaum et al. 2017, DG-Sucht & DGPPN 2021, Bundesverband Suchthilfe 2021, 2022a, 2022 b, DRV Bund 2022, BfArM 2023	
	Konsensstärke: 100 % (Starker Konsens)	

8.5	Empfehlung	Neu (2025)
	Patient:innen mit opioidbezogenen Störungen sollte ein differenziertes Rehabilitationsangebot (inklusive Kombi-Angeboten) angeboten werden.	
EK	DG-Sucht & DGPPN 2021	
	Konsensstärke: 100 % (Starker Konsens)	

8.6	Empfehlung	Neu (2025)
	Patient:innen mit opioidbezogenen Störungen in Opioid-Agonisten-Therapie kann ein differenziertes Rehabilitationsangebot angeboten werden.	
EK	DG-Sucht & DGPPN 2021	
	Konsensstärke: 100 % (Starker Konsens)	

8.7	Statement	Neu (2025)
	Sofern Menschen mit einer opioidbezogenen Störung eine suchtspezifische Rehabilitationsbehandlung Opioid-Agonisten-Therapie (OAT)-gestützt wahrnehmen, sollte die Dauer und die Dosis des OAT-Medikaments bei vorliegender Indikation partizipativ zwischen den Behandler:innen und den Betroffenen vereinbart werden.	
EK	Schönthal et al. 2013, Funke et al. 2020	
	100 % (Starker Konsens)	

2.8.4 Hintergrund der Evidenz

Die systematische Recherche ergab weder Ergebnisse zu Primärstudien (RCTs oder Kohortenstudien) noch zu vorhandener Sekundärliteratur in Form von systematischen Übersichtsarbeiten und Metaanalysen. Die Empfehlungen in diesem Kapitel sind getrennt nach den beiden Behandlungsansätzen ohne und mit der Unterstützung von OAT-Medikation formuliert. Die Empfehlungen basieren neben der Expert:innenmeinung auf einer überschaubaren Anzahl von Arbeiten zum Versorgungssystem. Basisdokumentationen auf der Grundlage des Deutschen Kerndatensatzes und Wirksamkeitsstudien werden seit Jahren vom Fachverband Sucht (FVS+) und dem Bundesverband Suchthilfe (bus.) für den Behandlungsansatz ohne OAT durchgeführt. Durch die Vollerhebung der Entlassjahrgänge aller Rehabilitationseinrichtungen in Bezug auf Basisdokumentation und Einjahreskatamnese ergeben sich für diesen Behandlungsansatz hohe Fallzahlen, deren Ergebnisse die Expert:innenmeinung untermauern.

Die Datenlage zur Rehabilitation von Patient:innen mit opioidbezogenen Störungen in OAT ist dagegen gering. Scherbaum et al. [131] haben Daten aus vier Rehabilitationskliniken in Deutschland ausgewertet und veröffentlicht. Schönthal et al. [132] haben mit der Begleitstudie zu *SURE – Substitutionsgestützte Rehabilitation in abstinenzorientierter Therapie* ebenfalls Daten eingebracht. Aufgrund der noch zu geringen Anzahl von Rehabilitationsbehandlungen unter OAT im ganztägig-ambulanten und stationären Rehabilitationsbereich liefern die Fachverbände bus. e. V. und FVS+ noch keine differenzierten Daten zur OAT-gestützten Rehabilitation Die Datenlage aus der ambulanten Versorgung von Patient:innen in OAT ist gleichwohl umfangreicher. Insbesondere die PREMOS-Studie hat entscheidende Hinweise zur Versorgung von OAT-Patient:innen und zum Behandlungsverlauf beigetragen [76]. Seit 1996 wird das Behandlungsspektrum in der ganztägig-ambulanten und stationären Rehabilitation langsam, aber kontinuierlich durch OAT-gestützte Rehabilitation erweitert.

2.8.4.1 Hintergrundtext zur Empfehlung 8.1

Darlegung der Evidenzgrundlage
Die Ergebnisse der Basisdokumentation und Katamnese der unten aufgeführten Suchtfachverbände beziehen sich auf Rehabilitand:innen aus Drogenfachkliniken, ganztägig-ambulanten Reha- und Adaptionseinrichtungen. Die Adaption ist Teil der medizinischen Rehabilitation mit dem Ziel, veränderte Verhaltensweisen zu festigen und im Alltag zu verankern. Sie unterstützt die berufliche Integration, die Verselbstständigung im Wohn- und Lebensbereich und erfolgt in spezialisierten Einrichtungen. Eine stoffgruppenspezifische Auswertung liegt nicht vor. Zur Fundierung der Empfehlungen wird der Anteil opioidbezogener Störungen und der Polytoxikomanie berücksichtigt. Klinische Erfahrungen zeigen keine signifikanten Unterschiede in den Behandlungsergebnissen von Rehabilitand:innen mit opioidbezogenen Störungen im Vergleich zu anderen stoffbezogenen Störungen. Daher sind die Gesamtergebnisse der Rehabilitation übertragbar.

In der Auswertung der Basisdaten zum Entlassungsjahrgang 2021 des Bundesverbandes Sucht [133] erhielten 13,6 % der Rehabilitand:innen die Hauptdiagnose Störungen durch Opioide (ICD-10 F11) und 26,3 % die Hauptdiagnose Polytoxikomanie (ICD-10 F19). 69,7 % wurden planmäßig aus der stationären Rehabilitation und 88,4 % planmäßig aus der ganztägig ambulanten Rehabilitation entlassen. Im Verlauf der Adaptionsbehandlung konnte die Erwerbstätigkeit von Behandlungsbeginn (8,9 %) zum Behandlungsende (21,7 %) um 12,8 % gesteigert werden (26,6 % mit einer opioidbezogenen Störung oder Polytoxikomanie).

In 2021 sind nach der Basisdokumentation des Fachverbandes Sucht [134] insgesamt 3197 Rehabilitand:innen in Fachkliniken für Drogenabhängigkeit behandelt worden. Eine planmäßige Entlassung lag für den Entlassjahrgang 2021 bei einer Gesamtstichprobe von N = 3,197 mit n = 1.,555 Rehabilitand:innen ohne psychische Komorbidität bei 66,2 % vor, bei Rehabilitandi:innen mit mindestens einer komorbiden psychischen Störung bei 65,3 %.

Die Katamneseanalysen zeigen eine deutliche Verbesserung der Erwerbstätigkeit nach der Rehabilitation. In der stationären & ganztägig-ambulanten Drogenrehabilitation steigerte sich die Erwerbstätigkeit um 20,6 %, in den Adaptionseinrichtungen besonders deutlich von 12,6 % auf 44,7 % und in der ganztägig-ambulanten Rehabilitation kam es zu keiner Veränderung (~50 % Erwerbstätige), jedoch war langfristig (2018–2019) ein positiver Trend mit +13,0 % zu beobachten (DGSS 3). Die Erfolgsquoten blieben über die Jahre stabil (max. Schwankung 5 %). Besonders in Adaptionseinrichtungen zeigt sich ein klarer Effekt auf die berufliche Wiedereingliederung.

Bei der Zufriedenheit in verschiedenen Lebensbereichen zeigen die durchgehend abstinenten Rehabilitand:innen im Vergleich zu den abstinenten Rehabilitand:innen nach Rückfall und den rückfälligen Rehabilitand:innen für alle abgefragten Items bessere Ergebnisse [135]. Insbesondere die Items Umgang mit Suchtverhalten (abstinent 98,7 %, abstinent nach Rückfall 59,3 %, rückfällig 48,5 %), psychische Gesundheit/seelischer Zustand (abstinent 86,9 %, abstinent nach Rückfall 48,1 %, rückfällig 51,5 %) und beruflicher Lebensbereich (abstinent 76,6 %, abstinent nach Rückfall 57,7 %, rückfällig 54,8 %) zeigen deutliche Unterschiede. Die katamnestische Erfolgsquote nach DGSS 4 und DGSS 3 im Vergleich „keine psychische Komorbidität" (DGSS 4: 18,0 % und DGSS 3: 72,4 %) vs. „mindestens eine psychische Komorbidität" (DGSS 4: 18,2 % und DGSS 3: 71,8 %) zeigen fast identische Ergebnisse.

Begründung des Empfehlungsgrades mit Darlegung der Abwägung von Nutzen und Schaden der Intervention
Die o. g. Katamneseergebnisse zeigen deutlich eine Verbesserung in verschiedenen Lebensbereichen [135].

Nennen von Personengruppen, auf die die Empfehlung nicht zutrifft/Alternativen
Bei Menschen, die aus somatischen, psychischen, kognitiven Gründen hinsichtlich den Anforderungen einer ganztägig-ambulanten oder stationären Reha-Maßnahme

eingeschränkt oder nicht belastbar sind, sollte geprüft werden, ob es für sie spezielle Reha-Einrichtungen mit einem passenden Reha-Angebot, z. B. Abhängigkeit und Psychose, gibt. Trifft dies nicht zu, sollten ambulante, ganztägig-ambulante oder stationäre Maßnahmen zur Schadensbegrenzung (harm reduction) eingeleitet werden.

Angaben zur qualitativ guten Durchführung
Es ist darauf zu achten, dass in der Vorbereitung auf Rehabilitationsmaßnahmen seitens der Suchtberatung und der Rehabilitand:innen rechtzeitig Kontakt zur Reha-Einrichtung aufgenommen wird. Dabei sind die Rehabilitand:innen über die Rahmenbedingungen der Rehabilitationsmaßnahme zu informieren, Behandlungsbedarfe zu klären und die aktuelle Medikation sowie deren Fortführung zu besprechen. Es ist hinsichtlich der sucht- und psychotherapeutischen Behandlung eine gesetzlich verpflichtende Risikoaufklärung durch die leitende Ärztin oder den leitenden Arzt vorzunehmen. Eine vorläufige Gesamtrehaplanung, die neben der geplanten Reha-Maßnahme auch Fragen der Weiterbehandlung umfasst, sollte ebenfalls mit Rehabilitand:innen erörtert werden. Des Weiteren sollten Rehabilitand:innen und Reha-Einrichtung gegenseitig Kontakt halten, um die Aufnahmen in die qualifizierte Entgiftung und den nahtlosen Aufnahmetermin in die Reha-Einrichtung zu koordinieren. Die o. g. Prozesse gelten ebenso für das Entlassmanagement der Reha-Einrichtung in Bezug auf die Weiterbehandlung. Ein Übergabegespräch mit der/dem Weiterbehandler:in vor Entlassung ist zu empfehlen.

2.8.4.2 Hintergrundtext zur Empfehlung 8.2

Darlegung der Evidenzgrundlage
Zur Prozess- und Ergebnisqualität in der ambulanten Rehabilitation opioidbezogener Störungen finden sich in der Literatur nur geringe Stichproben [134, 136]. Im klinischen Alltag finden sich ebenfalls deutlich weniger ambulante Reha-Gruppen für illegale Drogen. Aus Expert:innensicht ist die Prozess- und Ergebnisqualität zwar geringer als für die ambulanten Reha-Gruppen „Alkohol- und Medikamentenabhängigkeit" einzuschätzen, jedoch kann grundsätzlich eine ambulante Rehabilitation für opioidbezogene Störungen empfohlen werden. Als Grundlage unserer EK-Entscheidung beziehen wir uns auf die Ergebnisse der S3-Leitlinie Screening, Diagnostik und Behandlung alkoholbezogener Störungen [7] und die darin ausgesprochenen Empfehlung zur generellen Wirksamkeit der postakuten Interventionsformen, die die ambulante Rehabilitation beinhalten (Kap. 8, S. 325).

Begründung des Empfehlungsgrades mit Darlegung der Abwägung von Nutzen und Schaden der Intervention
Die ambulante Rehabilitation wird indikationsgeleitet bei Patient:innen mit kürzerer Abhängigkeitserkrankung und geringen psychischen, körperlichen und sozialen Folgen durchgeführt. Der Behandlungserfolg ist daher mit höherer Wahrscheinlichkeit als bei der Behandlung einer chronifizierten Abhängigkeitserkrankung mit der damit einhergehenden sozialen Desintegration zu erwarten. In diesem Sinne

kann eine frühzeitige ambulante Rehabilitation eine Chronifizierung der Abhängigkeitserkrankung vermeiden.

Nennen von Personengruppen, auf die die Empfehlung nicht zutrifft/Alternativen
Siehe entsprechender Gliederungspunkt zur Empfehlung 8.1.

Angaben zur qualitativ guten Durchführung
Siehe entsprechender Gliederungspunkt zur Empfehlung 8.1.

Zudem sei darauf hingewiesen, dass eine umfassende teilhabeorientierte Anamnese und Befundung Fehlzuweisungen von Rehabilitand:innen, die die Behandlungskriterien für eine ambulante Rehabilitation nicht erfüllen und aufgrund von Kontraindikationen eher einer ganztägig-ambulanten oder stationären Rehabilitation bedürfen, verhindert. Außerdem sei bei nicht eindeutiger Indikation für eine Reha-Maßnahme auf die Möglichkeit einer Kombi-Behandlung hingewiesen.

2.8.4.3 Hintergrundtext zur Empfehlung 8.3

Darlegung der Evidenzgrundlage
Im Jahr 2022 waren in Deutschland ca. 81.200 Menschen mit einer opioidbezogenen Störung in einer OAT [48]. PREMOS zeigt, dass stabile Abstinenz in dieser Gruppe mit weniger als 4 % selten ist und die gleichzeitige Behandlung psychischer Störungen oft unzureichend bleibt. Patient:innen in OAT gehören häufig zu den Schwerstkranken mit chronischen Verläufen. Die langfristige Substitution wird als komplexer Prozess beschrieben, der sich durch Phasen von Stabilität und Krisen auszeichnet [76].

PREMOS formuliert weiterhin: „Die Interaktion zwischen … psychosozialen, psychischen und somatischen Aspekten und Problemlagen sowie ihren Interaktionen mit den eigentlichen Suchtprozessen bestimmt einen inter- und intraindividuellen höchst komplexen und variablen Langzeitverlauf, bei denen sich Phasen relativer Stabilität und Besserung mit krisenhaften Zuspitzungen und Verschlechterungen selbst bei positiv verlaufender OAT abwechseln können. Diese variable Krankheitsdynamik bedingt einen kontinuierlichen und fortdauernden individualisiert hochspezifischen Behandlungsbedarf.“ [76].

Die Datenlage zu Behandlungsergebnissen ist begrenzt, insbesondere für Rehabilitanden, die während der Langzeitbehandlung (LRT) ein OAT-Medikament absetzen. Eine Studie der Deutschen Rentenversicherung Bund aus 2017 zeigte, dass 37 % der OAT-Patient:innen eine Nulldosierung erreichten und 28 % die LRT abschlossen, was im Vergleich zu einer Kontrollgruppe zufriedenstellend war [27].

Im 1. und 2. Jahr nach der medizinischen Rehabilitation werden 88,2 Beschäftigungstage von der DRV Bund erwartet. Die Fachklinik Release, die OAT-gestützte Rehabilitation anbietet, verzeichnete 85 Beschäftigungstage, was nur 3,17 Tage unter dem erwarteten Wert liegt [137].

Begründung des Empfehlungsgrades mit Darlegung der Abwägung von Nutzen und Schaden der Intervention
Die o. g. Ergebnisse geben Hinweise, dass auch OAT-gestützte Rehabilitationsmaßnahmen von den Patient:innen erfolgreich abgeschlossen werden, insbesondere von denen, die das OAT-Medikament vollständig abdosiert haben. Auch im Outcome nach 12 Monaten und 24 Monaten schlossen die Patient:innen der OAT-orientierten Rehabilitation in Bezug auf die Beschäftigungstage nur geringfügig schlechter im Vergleich zu den nicht OAT-gestützen Patient:innen ab [133, 138].

Nennen von Personengruppen, auf die die Empfehlung nicht zutrifft/Alternativen
Siehe entsprechender Gliederungspunkt zur Empfehlung 8.1.

Angaben zur qualitativ guten Durchführung
Siehe entsprechender Gliederungspunkt zur Empfehlung 8.1.

Zudem sei auf den Kontakt zwischen Rehabilitand:innen und Reha-Einrichtung bzgl. des OAT-Medikaments (ggf. Reduzierung) und auch ggf. im Rahmen eines Übergabegesprächs noch vor der Entlassung im Hinblick auf die weiterbehandelnde Reha-Einrichtung und/oder OAT-Praxis, hingewiesen.

2.8.4.4 Hintergrundtext zur Empfehlung 8.4

Darlegung der Evidenzgrundlage
Siehe entsprechender Gliederungspunkt zur Empfehlung 8.2. in Bezug auf OAT-gestützte Patient:innen.

Begründung des Empfehlungsgrades mit Darlegung der Abwägung von Nutzen und Schaden der Intervention
Siehe entsprechender Gliederungspunkt zur Empfehlung 8.2.

Nennen von Personengruppen, auf die die Empfehlung nicht zutrifft/Alternativen
Siehe entsprechender Gliederungspunkt zur Empfehlung 8.1 bezogen auf die Anforderungen einer OAT-gestützten Reha-Maßnahme.

Angaben zur qualitativ guten Durchführung
Siehe entsprechender Gliederungspunkt zur Empfehlung 8.2 bezogen auf eine OAT-gestützte Rehabilitation.

2.8.4.5 Hintergrundtext zur Empfehlung 8.5

Darlegung der Evidenzgrundlage
Für diese Empfehlung haben wir keine spezifische Literatur hinsichtlich eines differenzierten Reha-Angebots (inkulsive Kombi-Angeboten) für opioidbezogene

Störungen gefunden und beziehen uns als Grundlage unseres EK auf die Ergebnisse der S3-Leitlinie Screening, Diagnostik und Behandlung alkoholbezogener Störungen [7] und der darin ausgesprochenen Empfehlung zur Komplexbehandlung (Kap. 8, S. 328).

Begründung des Empfehlungsgrades mit Darlegung der Abwägung von Nutzen und Schaden der Intervention

Auch wenn die Literaturrecherche keine wissenschaftlichen Veröffentlichungen zu einem differenzierten Reha-Angebot bei opioidbezogenen Störungen ergeben hat, zeigt die klinische Erfahrung, dass eine Kombination verschiedener Reha-Leistungsformen auch bei opioidbezogenen Störungen die Rückfallwahrscheinlichkeit während der Kombination der verschiedenen Rehabilitationsmaßnahmen senken und eine teilhabeorientierte soziale und berufliche Reintegration wahrscheinlicher machen kann.

Nennen von Personengruppen, auf die die Empfehlung nicht zutrifft/Alternativen

Siehe entsprechender Gliederungspunkt zur Empfehlung 8.1 bezogen auf die Anforderungen einer OAT-gestützten Reha-Maßnahme.

Zudem sollte eine anschließende Weiterbehandlung im ambulanten, ganztägig-ambulanten oder stationären (Adaption) Reha-Setting berücksichtigt werden.

Angaben zur qualitativ guten Durchführung

Siehe entsprechender Gliederungspunkt zur Empfehlung 8.1.

2.8.4.6 Hintergrundtext zur Empfehlung 8.6

Darlegung der Evidenzgrundlage

Siehe entsprechender Gliederungspunkt zur Empfehlung 8.5.

Begründung des Empfehlungsgrades mit Darlegung der Abwägung von Nutzen und Schaden der Intervention

Auch wenn die Literaturrecherche keine wissenschaftlichen Veröffentlichungen zu einem differenzierten Reha-Angebot bei OAT-gestützten Patient:innen ergeben hat, zeigt die klinische Erfahrung, dass eine Kombination verschiedener Reha-Leistungsformen auch bei diesen Patient:innen die Rückfallwahrscheinlichkeit während der Kombination der verschiedenen Rehabilitationsmaßnahmen senken und eine teilhabeorientierte soziale und berufliche Reintegration wahrscheinlicher machen kann. Siehe entsprechender Gliederungspunkt zur Empfehlung 8.5.

Nennen von Personengruppen, auf die die Empfehlung nicht zutrifft/Alternativen

Siehe entsprechender Gliederungspunkt zur Empfehlung 8.5.

Angaben zur qualitativ guten Durchführung
Siehe entsprechender Gliederungspunkt zur Empfehlung 8.3.

2.8.4.7 Hintergrundtext zum Statement 8.7

Darlegung der Evidenzgrundlage
Es gibt bisher im deutschsprachigen Raum kaum Literatur zur OAT-gestützten stationären Rehabilitation. Eine Arbeit von Schönthal et al. [132] beschreibt den Verlauf eines Förderprojektes in Baden-Württemberg, welches dort erstmalig in Absprache mit den Leistungsträgern eine OAT-gestützte Rehabilitation mit dem Ziel der vollständigen Abdosierung bei Entlassung durchgeführt werden konnte. Erste Erfahrungen zeigten, dass eine OAT-gestützte Reha-Maßnahme im Klinik-Setting einer Reha-Klinik, die die Mehrheit ihrer Rehabilitand:innen ohne OAT-Medikament behandelt, möglich ist. Die recht kleine Stichprobe ließ eine statistisch aussagekräftige Auswertung nicht zu. Als erstes Ergebnis konnte jedoch festgestellt werden, dass die Vorbereitung für diese Form der Behandlung und die Beachtung von Indikationen- wie Kontraindikationen ausschlaggebend für eine passgenaue Reha-Maßnahme sind. Aufgrund dieses Projektes, welches in Baden-Württemberg in dieser Fachklinik von dem federführenden Leistungsträger als Regelbehandlung zugelassen wurde, wird inzwischen sogar die Entscheidung über eine komplette bzw. teilweise Abdosierung des OAT-Medikaments als Reha-Ziel in die Hände der ärztlichen und therapeutischen Behandler gelegt.

Begründung des Empfehlungsgrades mit Darlegung der Abwägung von Nutzen und Schaden der Intervention
Aufgrund der aktuellen Praxis der Rahmenbedingungen für OAT-gestützte Reha der Reha-Leistungsträger ist die Barrierefreiheit für den Zugang und die Behandlung von Menschen in OAT eingeschränkt. Daraus ergeben sich negative Folgen von der Unterversorgung somatischer und psychischer Folgeerkrankungen über das Ausgrenzen von der Teilnahme notwendiger aktivitäts- und teilhaberorientierter Behandlungsmaßnahmen bis hin zur vermeidbaren Letalität im Vorfeld der Behandlung. Auch während der Reha-Maßnahmen können rigide Abdosierungsprogramme zu unnötigen somatischen, wie psychischen Krisen führen, die unter Umständen Behandlungsabbrüche zur Folge haben. Behandlungsabbrüche führen wiederum nach den Ergebnissen der Katamneseforschung mittel- bis langfristig meist zu einem schlechteren Outcome.

Angaben zur qualitativ guten Durchführung
Schlussfolgernd bedarf es der oben geforderten partizipativen Entscheidung zwischen Patient:innen/Rehabilitand:innen in Bezug auf die OAT-Medikation. Dabei ist insbesondere bei Behandler:innenwechsel eine umfassende Übergabe zu gewährleisten.

2.8.5 Empfehlungen für zukünftige Forschung

- Spezifische Auswertungen von Fällen mit opioidbezogenen Störungen als Einzeldiagnose und im Rahmen der Polytoxikomanie in den einzelnen Formen der Reha-Behandlung (ambulant, ganztägig-ambulant, stationär).
- Einrichtungsübergreifende Auswertungen für opioidbezogene Störungen in Bezug auf ambulante, ganztägig-ambulante und stationäre Reha-Maßnahmen im Rahmen von Komplexbehandlungen.
- Spezifische Auswertungen von Fällen mit opioidbezogenen Störungen als Einzeldiagnose und im Rahmen der Polytoxikomanie in den einzelnen Formen der OAT-gestützten Reha-Behandlung (ambulant, ganztägig-ambulant, stationär).
- Einrichtungsübergreifende Auswertungen für opioidbezogene Störungen in Bezug auf ambulante, ganztägig-ambulante und stationäre Reha-Maßnahmen im Rahmen von OAT-gestützten Komplexbehandlungen.

2.9 Somatische Komorbiditäten

Ulrich W. Preuß, Markus Backmund, Elisabeth Müller, Nadja Nestler und Michael Rinecker

2.9.1 Einleitung

Die Raten von komorbiden somatischen Störungsbildern sind bei Personen mit opioidbezogenen Störungen hoch. Generell kann bei Personen mit intravenösem Drogenkonsum, inklusive der intravenösen Applikation von Opioiden (z. B. Heroin, Fentanyl), aber auch kombiniert mit Stimulanzien wie Methamphetamin und Kokain, ein erhöhtes Risiko für das Auftreten von Infektionserkrankungen festgestellt werden. Dies trifft insbesondere auf das menschliche Immunschwächevirus (Human Immunodeficiency Virus; HIV), Hepatitis-C-Virus (HCV) und infektiöse Endokarditis zu [139, 140].

Gemeinsam genutztes oder verwendetes Injektionsmaterial erhöht die Infektion über durch Blut übertragbare Virusinfektionen, wie HIV und Hepatitis B und C und erhöht zudem das Risiko von bakteriellen und Pilzinfektionen, die eine Endokarditis verursachen können [139, 141]. Im Jahr 2018 wurden 10 % der neuen HIV-Diagnosen auf intravenösen Drogenkonsum oder sexuellen Kontakt von Mann zu Mann zurückgeführt [141]. In den letzten zehn Jahren haben virale Hepatitis, HIV sowie bakterielle und Pilzinfektionen aufgrund des intravenösen Drogenkonsums in den USA zugenommen [142]. In einer Studie aus dem Jahr 2019 machte die infektiöse Endokarditis 14 % der bakteriellen oder Pilzinfektionen bei Personen, die Drogen injizieren aus [143].

Zusätzlich zu Spritzenaustauschprogrammen, die Ausbrüche von Infektionskrankheiten verringern [144], wurde die Opioid-Agonisten-Therapie (OAT) als möglicher Therapieansatz zur Verringerung von Infektionskrankheiten identifiziert.

2.9.2 Klinische Fragestellungen

1. Führt eine OAT bei Personen mit opioidbezogenen Störungen, die sich in Therapie für eine somatischen Erkrankung befinden, zu einem höheren Therapieerfolg der somatischen Erkrankung, einer erfolgreicheren Symptomreduktion der somatischen Erkrankung, verbesserten körperlichen Gesundheit, höheren Behandlungsretention oder geringeren Nebenwirkungen im Vergleich zu keiner OAT?
2. Führt der Einsatz von Add-on-Medikamenten (Nichtsteroidale Antiphlogistika, Gabapentinoide, andere Opioide) bei Personen mit opioidbezogenen Störungen in OAT und chronischen Schmerzen (tumor- und nicht-tumorbedingt, akute Schmerzen, neuropathische Schmerzen) zu einer höheren Retention, einer geringeren Schmerzintensität, einer höheren Lebensqualität, geringerem Craving oder einem geringeren Konsum zusätzlicher Substanzen im Vergleich zu einer Vergleichsmedikation oder Placebo? *(Diese klinische/PICO-Frage wird aufgrund von mangelnder Evidenz nicht mit einer Empfehlung beantwortet.)*

2.9.3 Empfehlungen

9.1	Empfehlung		Neu (2025)
Empfehlungsgrad 0 ⇔	Eine Opioid-Agonisten-Therapie kann angeboten werden, um in der Behandlung der somatischen Komorbidität die Wahrscheinlichkeit der HIV-Virussuppression, die Adhärenz zur HIV-Therapie und die fortgesetzte Virus Response bei HCV zu verbessern.		
McNamara et al. 2021			
Qualität der Evidenz			
HIV-Virussuppression: Sehr niedrig ⊕⊖⊖⊖	Therapieadhärenz der HIV-Therapie (antiretroviral treatment (ART) adherence): Sehr niedrig ⊕⊖⊖⊖	HCV sustained virologic response (SVR): Sehr niedrig ⊕⊖⊖⊖	AMSTAR 2: niedrige Qualität
	Konsensstärke: 100 % (Starker Konsens)		

2.9.4 Hintergrund der Evidenz

Eine Metaanalyse wurde identifiziert [14], die sich mit der Wirkung von Opioid-Agonisten-Medikamenten bei opioidbezogenen Störungen auf die Behandlungsergebnisse bei durch Opioidkonsum bedingten Infektionskrankheiten beschäftigte. Darunter zählten die Adhärenz bei antiretroviraler Therapie (ART), virale Suppression des HIV, anhaltendes virologisches Ansprechen des HCV, HCV-Reinfektionen, neue Hepatitis-B-Virus-Infektionen und infektiöse endokarditisbedingte Folgen.

2.9.4.1 Hintergrundtext zur Empfehlung 9.1

Darlegung der Evidenzgrundlage und Begründung des Empfehlungsgrades
Ziel der systematischen Übersichtsarbeit und Metaanalyse ist die Untersuchung der Beziehung zwischen einer OAT und den vier am häufigsten in der Literatur erwähnten Infektionskrankheiten bei opioidbezogenen Störungen (HIV, Hepatitis-C-Virusinfektion, Hepatitis-B-Virusinfektion und infektiöse Endokarditis) sowie die Adhärenz bei ART sowie HIV-Virussuppression bei Menschen mit HIV, anhaltendes virologisches Ansprechen und Reinfektion bei Personen Hepatitis-B-Virus (HBV)-Erkrankungen. Aus der systematischen Literaturrecherche der McNamara-Studie [14] konnten aus N = 17.180 ursprünglich recherchierten Artikeln n = 9 für die abschließende Auswertung eingeschlossen werden.

Die Ergebnisse der eingeschlossenen Studien waren homogen für die beiden Endpunkte, für die die Metaanalyse durchgeführt werden konnte: HIV-Virussuppression und ART-Einhaltung. Durch die Analyse wurden keine Studien zur Wirkung einer OAT auf neue HBV-Infektionen eingeschlossen.

Alle fünf Studien, in denen die Wirkung einer OAT auf die HIV-Virenreduktion untersucht wurde, berichteten über eine signifikante Beziehung im Sinne einer Reduktion [140, 145–148]. Reddon et al. [145], Roux et al. [146] und Socías et al. [147] berichteten über signifikante Auswirkungen der Methadonbehandlung auf die Virussuppression nach sechs Monaten. Beide Studien von Springer et al. [140, 148] berichteten über virale Suppression als HIV-1-Ribonukleinsäure (RNA) < 50 Kopien/mL mit statistisch signifikanter Verbesserung mit Buprenorphin (BPN) oder extended-release Naltrexon (XR-NTX). Von Springer et al. [148] wurde festgestellt, dass die Einnahme von Methadon mit keinem signifikanten Einfluss auf das Erreichen einer maximalen Virussuppression assoziiert ist.

Analysen von Viruslastwerten von < 400 Kopien/mL wurden ebenfalls verwendet, allerdings konnten keine signifikanten Unterschiede zwischen der Nicht-BPN/Naloxon (NLX)-Gruppe und der BPN/NLX Gruppe über 24 Wochen gefunden werden [148]. Reddon et al. [145] und Socías et al. [147] verwendeten HIV-1-RNA < 500 Kopien/mL als Grenzwert für die virale Suppression.

Roux et al. [146] maß die Virussuppression auf den „HIV-1" RNA-Gehalt unterhalb der „unteren Nachweisgrenze des Assays". Der verwendete Test wurde allerdings nicht spezifiziert. Springer et al. [140] war der einzige RCT, der alle Kriterien für diese Überprüfung erfüllte. In dieser Studie wurde ein signifikanter Anstieg der Virussuppression bei sechsmonatiger Nachbeobachtung (60,6 %) im Vergleich zum Ausgangswert (37,9 %) bei randomisierten Teilnehmer:innen auf XR-NTX gemessen. Die Placebo-Gruppe zeigte eine verminderte Virussuppression. Die Werte nach sechs Monaten waren aber nicht statistisch signifikant (55,6 % zu Studienbeginn und 40,7 % nach sechs Monaten). Die gesamte 24-wöchige Verweildauer auf BPN/NLX war statistisch signifikant. Zusammengenommen konnte die Metaanalyse belegen, dass eine OAT die Wahrscheinlichkeit einer Virussuppression signifikant (OR = 2,19; 95 % CI = 1,88–2,56; Q = 3,78; p = 0,580) erhöht. Nach GRADE wurde das Vertrauen in die Evidenz aber als *sehr niedrig* bewertet. Entsprechend wird empfohlen, dass eine OAT für bessere Behandlungserfolge bei der HIV-Therapie angeboten werden kann. In einer weiteren Auswertung wurde die Studie von Reddon et al. [145] ausgeschlossen, da die dort berechneten Wirkungsabschätzungen nicht bereinigt waren und die Studie auf Daten der HIV-RNA-Bewertungen statt durch Proband:innen basierte. Nach Ausschluss von Reddon et al. [145] blieb die Verwendung von OAT weiterhin signifikant mit einer viralen Suppression verbunden (OR = 2,03; 95 % CI = 1,60–2,59).

Adhärenz zur antiviralen Therapie
Drei Studien untersuchten die Wirkung einer OAT auf die ART [146, 149, 150]. Obwohl zwei Studien einen positiven Zusammenhang zwischen OAT und ART zeigten [149, 150] und eine Studie keine Effektschätzungen darstellte [146], konnte insgesamt kein signifikanter Zusammenhang zwischen OAT und ART gefunden werden.

Mazhnaya et al. [149] und Uhlmann et al. [150] definierten als optimale Einhaltung der ART die Einnahme von > 95 % der verordneten Dosen, während die Studie von Roux et al. 2009 die 100 %ige ART als Outcome bewertete. Auch die Methoden zur Erhebung von Compliancedaten zur Ermittlung der ART waren über die Studien unterschiedlich, obwohl alle validierte Maßnahmen verwendeten. Mazhnaya et al. [149] und Roux et al. [146] verwendeten validierte Fragebögen zur Selbstberichterstattung für die Einhaltung in den letzten 30 Tagen. Uhlmann et al. 2010 bewerteten die ART anhand von Rezeptabholungen in den letzten sechs Monaten. Die Metaanalyse [14] ergab, dass unter einer OAT die Wahrscheinlichkeit der ART signifikant anstieg (OR = 1,55; 95 % CI = 1,12–2,15). Insgesamt wurde aber ein OR für die Besserung der Therapiecompliance von 1,85 (CI = 0,80–4,26) angegeben, bei einer GRADE-Bewertung von *sehr niedrig.*

Ansprechen der Hepatitis-C-Virus-Therapie bei Opioid-Agonisten-Therapie
In einer Studie wurden die Wirkungen von Buprenorphin auf eine anhaltende Reduktion des HCV-Virus untersucht [151]. Diese Studie zeigte, dass Teilnehmer:innen mit HCV und opioidbezogenen Störungen, die auf Buprenorphin zur OAT eingestellt waren, nach 12 Wochen signifikant häufiger eine anhaltende Besserung der HCV-Virusmenge aufwiesen (gemessen anhand des HCV-RNA-Spiegels; 92 %) verglichen mit denjenigen, die nie Buprenorphin einnahmen (64 %) und Patient:innen, die mit Buprenorphin begonnen, aber dieses abgesetzt hatten (63 %). Dieser Befund blieb auch nach Anpassung der HCV-Therapie-Adhärenz signifikant [151]. Laut der Metaanalyse kann das Outcome „Therapieerfolg bei HCV-Therapie" unter OAT zu einer erhöhten Wahrscheinlichkeit des Erfolges der HCV-Therapie nach 3 Monaten führen (gemessen als „HCV sustained virologic response"; RR = 1,46, CI = 1,10–1,93). Die GRADE Bewertung war *sehr niedrig.*

Infektiöse Endokarditis („antimicrobial completion")
Eine Studie bewertete die „antimicrobial completion" der infektiösen Endokarditis [152]. Diese Studie berichtete, dass kein signifikanter Unterschied bei Beendigung der antimikrobiellen Behandlung hinsichtlich der Besserung der Endokarditis bei

Patient:innen in OAT im Vergleich zu denen, die keine OAT erhielten, gemessen wurde. Von den 16 Teilnehmer:innen, die eine OAT zum Zeitpunkt des Index-Krankenhausaufenthalts erhielten, wiesen n = 14 (87 %) eine durchgehende Antibiose auf vs. n = 10 (100 %) der Nicht-OAT-Proband:innen, die Antibiotika absetzten. Wie bereits erwähnt, waren in der Studie 50 % der Nicht-OAT-Proband:innen während der Nachbeobachtung auf eine OAT eingestellt, was diese Ergebnisse möglicherweise beeinflusst haben könnte. Für Empfehlungen konnte abgeleitet werden, dass die OAT im Vergleich zu keiner OAT zu keinem Unterschied in Bezug auf den Therapieerfolg der Endokarditis führte (gemessen als „antimicrobial completion", OR = 0,88, CI = 0,73–1,05). Die GRADE-Bewertung war *sehr niedrig,* eine Empfehlung für die Praxis daraus aber nicht ableitbar.

2.9.5 Empfehlungen für zukünftige Forschung

- Mehr RCTs oder Kohortenstudien zur Behandlung der Endokarditis bei Personen in OAT.
- Mehr RCTs oder Kohortenstudien zu komorbiden Infektionserkrankungen bei Personen in OAT.
- Mehr RCTs oder Kohortenstudien zu komorbiden somatischen Erkrankungen anderer Organsysteme (Herz-Kreislauf, Leber, Gehirn) bei Personen in OAT.
- Beobachtungsstudien zum Monitoring der Beschwerden unter Therapie.

2.10 Psychische Komorbiditäten

2.10.1 Allgemeiner Teil

Ulrich W. Preuss

2.10.1.1 Einleitung

Komorbide psychische Begleiterkrankungen treten häufig bei Personen mit opioidbezogenen Störungen auf. Epidemiologische Studien haben aufgezeigt, dass die Prävalenz des Drogenkonsums bei Menschen mit psychischen Störungen im Vergleich zur Allgemeinbevölkerung deutlich erhöht ist [153].

In einer aktuellen Studie mit N = 208 opioidabhängigen i. v. Drogenkonsument:innen [154] erfüllten 48 % der Befragten das Kriterium für mindestens eine akute Achse-I-Störung nach DSM. 38 % der Befragten hatten mindestens eine affektive Störung, 32 % wiesen Angststörungen auf. Major Depression (17 %) und bipolare Depressionen (I und II; 17 %) hatten eine ähnliche Prävalenz, während die Posttraumatische Belastungsstörung (PTBS) die häufigste Traumafolgestörung (oder spezifisch Belastungs-assoziierte Störung) war (21 %). Eine Antisoziale

Persönlichkeitsstörung (38 %) war in dieser Stichprobe häufiger als die Borderline-Persönlichkeitsstörung (11 %) vertreten. 67 % der Stichprobe erfüllten die Kriterien für mindestens eine weitere Substanzkonsumstörung neben der opioidbezogenen Störung.

Gründe für das gehäufte gemeinsame Auftreten von psychischen Erkrankungen sowie Substanzkonsumstörungen (im spezielle opioidbezogene Störungen) können sein: (1) dass die Doppeldiagnosen aus Risikofaktoren resultieren, die beiden Störungen gemeinsam sind (z. B. negative Kindheitserfahrungen), (2) gemeinsame genetische Anfälligkeit, die zur Fehlregulation von Neurotransmittersystemen beiträgt (z. B. Dopamin und Glutamat) und das Risiko für die jeweils andere Störung erhöht [155, 156] und (3) Substanzen können als Mittel der Selbstmedikation verschiedener akuter Symptome bei Patient:innen mit psychischen Störungen verwendet werden [157].

Die hohen Raten der psychischen und substanzbedingten Störungen in verschiedenen Stichproben [153] und in Stichproben von i. v. Drogenkonsument:innen [154, 158] haben negative Folgen, die sich auf das Risiko der Selbst- und Fremdgefährdung und eine Beeinträchtigung der Wirksamkeit von kommunalen Programmen (z. B. Spritzenaustauschprogramme) beziehen [158]. Studien über andere Stichproben von Opioidabhängigen haben gezeigt, dass psychische Komorbidität bei opioidbezogenen Störungen zu höherem zusätzlichen Substanzkonsum und größere Raten von HIV-Risikoverhaltensweisen führt [159, 160]. Außerdem sind bei komorbidem Substanzkonsum die Behandlungsergebnisse einer psychiatrischen Therapie deutlich schlechter [161] und die Gefahr eines Therapieabbruches oder eines Ausschlusses der Betroffenen signifikant erhöht.

Die folgenden allgemeinen Empfehlungen werden vor die Empfehlungen für spezifische komorbide psychische Erkrankungen bei opioidbezogenen Störungen gestellt, da sie diagnoseübergreifend Hinweise zur Diagnostik und Therapie geben. Spezifische Empfehlungen zur Diagnostik, Psychopharmaka- und Psychotherapie sowie Setting-Bedingungen zu den jeweiligen komorbiden Störungsbildern finden sich in den folgenden Abschnitten dieses Abschn. (2.10.2 bis 2.10.6).

2.10.1.2 Klinische Fragestellung

1. Führt eine Psychotherapie, Pharmakotherapie oder Kombination beider Therapien bei opioidabhängigen Personen (in qualifiziertem Entzug oder OAT) mit psychischer Komorbidität von Angststörungen, Aufmerksamkeitsdefizit-Hyperaktivitätsstörungen (ADHS), Bipolaren Erkrankungen, Depressionen, Persönlichkeitsstörungen oder Posttraumatischen Belastungsstörungen (PTBS) zu einer größeren Verbesserung der Komorbidität oder der Konsummuster im Vergleich zu einem Treatment-as-usual (TAU) oder Placebobedingungen?

2.10.1.3 Empfehlungen

10.1.1	Empfehlung	Neu (2025)
	Bei Patient:innen mit opioidbezogenen Störungen sollte eine (erstmalige) Diagnose einer komorbiden psychischen Erkrankung erst nach Abklingen einer akuten und schweren Entzugssymptomatik oder nach Einstellung auf eine Opioid-Agonisten-Therapie gestellt werden.	
EK	DGPPN & DG-Sucht 2020, DG-Sucht & DGPPN 2021	
	Konsensstärke: 66,7 % (Mehrheitliche Zustimmung)	

10.1.2	Empfehlung	Neu (2025)
	Bei Patient:innen mit opioidbezogenen Störungen soll die Diagnostik und Therapie einer komorbiden psychischen Erkrankung* in Anlehnung an die Leitlinie zur jeweiligen Erkrankung erfolgen *Angststörung, Posttraumatische Belastungsstörung, Aufmerksamkeitsdefizit-/Hyperaktivitätsstörung, Schizophrenie, Bipolare Störung, Unipolare Depression, Borderline-Persönlichkeitsstörung.	
EK	DGPPN & DG-Sucht 2020, DG-Sucht & DGPPN 2021	
	Konsensstärke: 85,3 % (Konsens)	

10.1.3	Empfehlung	Neu (2025)
	Patient:innen mit Opioidabhängigkeit und (schweren) komorbiden psychischen Erkrankungen soll eine stationäre Behandlung angeboten werden.	
EK	Australian National Guidelines for Medication Assisted Treatment of Opioid Dependence 2014	
	Konsensstärke: 100 % (Starker Konsens)	

10.1.4	Empfehlung	Neu (2025)
	Patient:innen mit opioidbezogenen Störungen und komorbiden psychischen Erkrankungen soll eine integrierte Behandlung angeboten werden. Ist eine integrierte Behandlung nicht möglich, so soll eine Koordination der Behandlungen gewährleistet werden.	
EK	Charney et al. 2001, Kidorf et al. 2013, 2015, Wüsthoff et al. 2014, Alegria et al. 2019, DGPPN & DG-Sucht 2020, DG-Sucht & DGPPN 2021	
	Konsensstärke: 93,6 % (Konsens)	

10.1.5	Empfehlung	Neu (2025)
	In der Akutsituation soll, neben der Behandlung der Suchterkrankung, die Schwere der jeweiligen komorbiden psychischen Erkrankung (z. B. akutes ausgeprägtes psychotisches Syndrom) die Priorität/Reihenfolge bestimmen.	
EK	DG-Sucht & DGPPN 2021	
	Konsensstärke: 81,3 % (Konsens)	

10.1.6	Empfehlung	Neu (2025)
	Patient:innen mit opioidbezogenen Störungen und komorbider psychischer Erkrankung können psychotherapeutische Verfahren, Methoden und Techniken angeboten werden, deren Wirksamkeit und Sicherheit auch im Zusammenhang mit anderen Substanzgebrauchsstörungen nachgewiesen wurde (z. B. Kognitive Verhaltenstherapie, Motivational Interviewing, Psychoedukation).	
EK	DGPPN & DG-Sucht 2020, DG-Sucht & DGPPN 2021	
	Konsensstärke: 100 % (Starker Konsens)	

10.1.7	Empfehlung	Neu (2025)
	Patient:innen mit opioidbezogenen Störungen, komorbider psychischer Erkrankung und hohem Teilhabebedarf sollte eine medizinische Rehabilitation angeboten werden.	
EK	DG-Sucht & DGPPN 2021	
	Konsensstärke: 93,1 % (Konsens)	

2.10.1.4 Hintergrund der Evidenz

Da sich die oben genannten Empfehlungen nicht auf die Beantwortung der klinischen Fragestellung beziehen, wurde zu diesen keine systematische Literaturrecherche durchgeführt. Daher basieren die Empfehlungen auf der klinischen Erfahrung der teilnehmenden Expert:innen mit der Intention, den praktisch Tätigen in der suchtmedizinischen und suchttherapeutischen Versorgung praxisnahe Empfehlungshinweise zur Behandlung komorbider psychischer Störungen bei opioidbezogenen Störungen zu geben.

2.10.1.4.1 Hintergrundtext zur Empfehlung 10.1.1

Darlegung der Evidenzgrundlage

Wie bereits bei der Leitlinie zu verschiedenen Leitlinien zu Alkohol- und medikamentenbezogenen Störungen festgehalten [7, 22], können durch die Intoxikation von psychotropen Substanzen oder durch das Absetzen der Substanz nach längerem und hochdosiertem Konsum (mindestens mehrere Monate) substanzspezifische psychische und Verhaltensstörungen auftreten, die denen einer affektiven, bipolaren oder anderen psychischen Störung ähneln können.

Begründung des Empfehlungsgrades mit Darlegung der Abwägung von Nutzen und Schaden der Intervention

Aufgrund der fehlenden Studienevidenz wurde die Empfehlung als Expertenkonsens formuliert. Der Nutzen einer abwartenden Haltung besteht in einer präziseren Diagnostik bei potenziell verzögertem Stellen von Diagnosen.

Weitere Gründe für den Empfehlungsgrad und/oder Wiedergabe wichtiger Diskussionspunkte

Damit die Diagnostik einer komorbiden psychischen Störung jeweils nach den spezifischen Empfehlungen der entsprechenden Leitlinien erfolgen kann (z. B.

S3-Leitlinie Schizophrenie [5]; S3-Leitlinie Behandlung von Angststörungen [6]; S3-Leitlinie Nationale VersorgungsLeitlinie Unipolare Depression [4]; S3-Leitlinie ADHS bei Kindern, Jugendlichen und Erwachsenen [162]; S3-Leitlinie Borderline-Persönlichkeitsstörung [163]; S3-Leitlinie Posttraumatische Belastungsstörung [164]), sollte diese nach dem Abklingen der Entzugssymptomatik oder nach Einstellung auf eine OAT angeboten werden. Außerdem sind die dort dargestellten Empfehlungen zu berücksichtigen.

Angaben zur qualitativ guten Durchführung
Um einen geeigneten Zeitpunkt für die Diagnostik komorbider psychischer Störungen zu finden, ist die klinische Erfassung von möglichen Symptomen eines Entzugs von Opioiden (ICD-10 F11.3) und einer Intoxikation relevant (ICD-10 F11.0).

2.10.1.4.2 Hintergrundtext zur Empfehlung 10.1.2

Darlegung der Evidenzgrundlage
In Referenz auf die S3-Leitlinie Medikamentenbezogene Störungen [22] und die S3-Leitlinie Screening, Diagnostik und Behandlung alkoholbezogener Störungen [7] sind allgemeine Grundsätze bei der Behandlung komorbider psychischer Erkrankungen bei opioidbezogenen Störungen zu beachten. Dies gilt vor allem für mögliche klinische Fragestellungen, die in der aktuellen Leitlinie nicht dargestellt werden. Dann sind die Empfehlungen der jeweiligen spezifischen Leitlinie der komorbiden Erkrankung zu beachten.

Begründung des Empfehlungsgrades mit Darlegung der Abwägung von Nutzen und Schaden der Intervention
Aufgrund der fehlenden Studienevidenz wurde die Empfehlung als Expert:innenkonsens formuliert. Der Nutzen besteht in einer Mitbehandlung weiterer psychischer Störungen während ein potenzieller Schaden nicht erkennbar ist.

Weitere Gründe für den Empfehlungsgrad und/oder Wiedergabe wichtiger Diskussionspunkte
Die Empfehlung wurde in Analogie zur S3-Leitlinie Screening, Diagnostik und Behandlung alkoholbezogener Störungen [7] und der S3-Leitlinie Medikamentenbezogene Störungen [22] formuliert. Analoge Empfehlungen zur Mitbehandlung weiterer Störungen finden sich auch in anderen Leitlinien (z. B. S3-Leitlinie Schizophrenie [5]; S3-Leitlinie Behandlung von Angststörungen [6]; Nationale VersorgungsLeitlinie Unipolare Depression [4]; S3-Leitlinie ADHS bei Kindern, Jugendlichen und Erwachsenen [162]; S3-Leitlinie Borderline-Persönlichkeitsstörung [163]; S3-Leitlinie Posttraumatische Belastungsstörung [164]).

Angaben zur qualitativ guten Durchführung
Die jeweiligen Empfehlungen der o. g. Leitlinien zur Durchführung der Diagnostik sind zu beachten.

2.10.1.4.3 Hintergrundtext zur Empfehlung 10.1.3

Darlegung der Evidenzgrundlage

Da es keine spezifischen Studien zur adäquaten Settingzuordnung (stationär, ambulant, teilstationär) bei Personen mit opioidbezogenen Störungen und komorbiden psychischen Erkrankungen gibt, wurde bei dieser Empfehlung die australischen Leitlinien zur OAT (Australian National Guidelines for Medication Assisted Treatment of Opioid Dependence, Empfehlung A3, „Settings for detoxification" [165]) berücksichtigt. Dort wird empfohlen, eine stationäre Behandlung anzubieten, wenn ein „instabiler medizinischer oder psychiatrischer Zustand" gesehen wird, eine Abhängigkeit von mehreren Substanzen vorliegt oder eine Vorgeschichte von instabilen medizinischen oder psychischen Zuständen festgestellt wird, die ein engmaschiges Monitoring indiziert erscheinen lässt.

Begründung des Empfehlungsgrades mit Darlegung der Abwägung von Nutzen und Schaden der Intervention

Aufgrund der fehlenden Studienevidenz wurde die Empfehlung als Expert:innenkonsens formuliert. Der Nutzen besteht in der Möglichkeit einer intensiveren Behandlung weiterer psychischer Störungen im stationären Setting während ein potenzieller Schaden nicht erkennbar ist.

Weitere Gründe für den Empfehlungsgrad und/oder Wiedergabe wichtiger Diskussionspunkte

Der Empfehlungsgrad folgt in Analogie der S3-Leitlinie Screening, Diagnostik und Behandlung alkoholbezogener Störungen [7]. Dort wird für ähnliche Bedingungen eine stationäre Therapie bei komorbiden Patient:innen ebenfalls mit starkem Empfehlungsgrad empfohlen.

Angaben zur qualitativ guten Durchführung

Idealerweise wird die Entscheidung zur Zuweisung in das adäquate Setting durch eine:n (in der Diagnostik und Therapie) erfahrenen Fachärzt:in für Psychiatrie und Psychotherapie oder eine:n andere:n einschlägig erfahrene:n (Fach-)Ärzt:in gestellt.

2.10.1.4.4 Hintergrundtext zur Empfehlung 10.1.4

Darlegung der Evidenzgrundlage

Als optimales Behandlungssetting ist aus klinischer Sicht eine „integrierte Behandlung" (integrierte Behandlungsprogramme; IBP) für komorbide psychische Störungen bei opioidbezogenen Störungen empfehlenswert. Unter einer integrierten Behandlung wird ein Setting verstanden, bei dem Interventionen zur Behandlung der psychischen Erkrankung und der Substanzkonsumstörung kohärent zusammenfügt und flexibel auf die individuellen Patient:innenbedürfnisse abgestimmt werden können. In der Regel werden diese Interventionen zur selben Zeit, im selben Setting und durch dieselben Therapeut:innen durchgeführt [166].

Behandlungselemente der IBP umfassen unter anderem motivierende Interventionen, insbesondere die motivationale Gesprächsführung, die kognitive Verhaltenstherapie, die Rückfallprävention und das Kontingenzmanagement, Familieninterventionen, störungsspezifische Interventionen und eine störungsspezifische Kombination von Psycho- und Pharmakotherapie [166]. Bisherige Studienergebnisse zu Behandlung von Doppeldiagnosen unterscheiden sich allerdings in den Patient:innen-, Behandlungssetting- und Ergebnisvariablen so stark, dass kaum zwei vergleichbare Studien zur selben Fragestellung zu finden sind. Deshalb fehlen aussagekräftige Untersuchungen, um wissenschaftlich fundierte Schlussfolgerungen zur Wirksamkeit von IBP ziehen zu können [166].

Begründung des Empfehlungsgrades mit Darlegung der Abwägung von Nutzen und Schaden der Intervention
Aufgrund der fehlenden Studienevidenz wurde die Empfehlung als Expert:innenkonsens formuliert. Der Nutzen besteht in der Möglichkeit einer intensiveren Behandlung beider Störungsbereiche und ihrer Interaktionen, während ein potenzieller Schaden nicht erkennbar ist.

Nennen von Personengruppen, auf die die Empfehlung nicht zutrifft/Alternativen
Patient:innen sollten sich nicht in einem Zustand der akuten Intoxikation oder des schweren Entzuges befinden, außerdem keine schwere akute psychiatrische Symptomatik aufweisen (z. B. schwere psychotische oder affektive Symptome, Selbst- oder Fremdgefährdung), um an einem integrierten Therapieprogramm teilnehmen zu können [167].

Angaben zur qualitativ guten Durchführung
Optimalerweise liegen manualisierte Therapieabläufe für die Durchführung von integrierten Therapien vor [166, 168].

2.10.1.4.5 Hintergrundtext zur Empfehlung 10.1.5

Darlegung der Evidenzgrundlage
Die Empfehlung wird an der S3-Leitlinie Screening, Diagnostik und Behandlung alkoholbezogener Störungen [7] orientiert. Im Vordergrund der Behandlung steht im Einzelfall jeweils die akute Symptomatik (akute Psychose, Suizidalität, Fremdgefährdung, akute Intoxikation). Nach Abklingen der akuten Symptomatik soll im Verlauf eine erneute Entscheidung über Behandlungsansatz (z. B. integrierte Therapie) und geeignetes Setting (stationär, Rehabilitation) getroffen werden.

Begründung des Empfehlungsgrades mit Darlegung der Abwägung von Nutzen und Schaden der Intervention
Die Empfehlung, wie auch der Empfehlungsgrad, wurde in Analogie zur o. g. Leitlinie formuliert.

Angaben zur qualitativ guten Durchführung
Idealerweise wird die Entscheidung zur Zuverweisung in das adäquate Setting durch eine:n (in der Diagnostik und Therapie) erfahrene:n Fachärzt:in für Psychiatrie und Psychotherapie oder eine:n anderen einschlägig erfahrene:n Fachärzt:in gestellt.

2.10.1.4.6 Hintergrundtext zur Empfehlung 10.1.6

Darlegung der Evidenzgrundlage
Die Empfehlung zu psychotherapeutischen Verfahren, Methoden und Techniken wurde in Analogie zu den S3-Leitlinie n Screening, Diagnostik und Behandlung alkoholbezogener Störungen [7] und Medikamentenbezogene Störungen [22] formuliert. Dort werden die Verfahren der kognitiven (Verhaltens-)Therapie, der Psychoedukation und der motivationalen Gesprächsführung (Motivational Interviewing) empfohlen.

Begründung des Empfehlungsgrades mit Darlegung der Abwägung von Nutzen und Schaden der Intervention
Auch der Empfehlungsgrad wurde in Analogie zu den S3-Leitlinie n Screening, Diagnostik und Behandlung alkoholbezogener Störungen [7] und Medikamentenbezogene Störungen [22] gewählt.

Angaben zur qualitativ guten Durchführung
Idealerweise werden die o. g. Therapieverfahren durch in dem jeweiligen Verfahren ausgebildeten Psycholog:innen und Ärzt:innen angeboten.

2.10.1.4.7 Hintergrundtext zur Empfehlung 10.1.7

Darlegung der Evidenzgrundlage
Wie in der S3-Leitlinie Screening, Diagnostik und Behandlung alkoholbezogener Störungen [7] festgehalten, soll nach der Teilnahme an einem qualifizierten Entzug möglichst eine nahtlose Postakutbehandlung angeboten werden. Diese Postakutbehandlung soll in verschiedenen Settings (ambulant, ganztägig ambulant bzw. teilstationär oder stationäre Rehabilitationsbehandlung) erfolgen. Weitere Formen postakuter Interventionen sind Angebote von Einrichtungen, insbesondere soziotherapeutische Einrichtungen für Menschen mit einer Abhängigkeit, die chronisch mehrfach geschädigt sind (chronisch mehrfach beeinträchtigenden Abhängigkeitserkrankung; CMA). Angebote der Eingliederungshilfe, niedrigschwellige Hilfeangebote, Beratungsangebote sowie Maßnahmen der Arbeitsförderung und beruflichen Rehabilitation. Weiter soll nach dieser S3-Leitlinie [7] Patient:innen mit einer Komorbidität und hohem Teilhabebedarf nach einer Akutbehandlung eine medizinische Rehabilitationsmaßnahmen angeboten werden. Sie erfolgen meist als Maßnahmen der medizinischen Rehabilitation mit den Zielsetzungen Erhalt, Verbesserung oder Wiederherstellung der Funktions-, Leistungs- und Erwerbsfähigkeit der Person und zur Förderung der Teilhabe am Arbeitsleben und in der Gesellschaft. Sie werden

überwiegend im Auftrag der gesetzlichen Rentenversicherung unter dieser Zielsetzung durchgeführt. Die Rehabilitationsziele sind nur unter der Voraussetzung zu erreichen, dass es den suchtkranken Menschen durch die Rehabilitationsmaßnahme (Rehabilitations-behandlung) gelingt, dauerhaft abstinent zu leben bzw. die Rückfallhäufigkeit, die Rückfalldauer und die Rückfallschwere zu minimieren.

Begründung des Empfehlungsgrades mit Darlegung der Abwägung von Nutzen und Schaden der Intervention
Die Empfehlung zum Angebot einer medizinischen Rehabilitationsmaßnahme bei Komorbidität wurde in Analogie zu der S3-Leitlinie Screening, Diagnostik und Behandlung alkoholbezogener Störungen [7] formuliert.

Nennen von Personengruppen, auf die die Empfehlung nicht zutrifft/Alternativen
Für Personen, die für diese Maßnahmen nicht geeignet sind, ist möglicherweise eine OAT im Rahmen eines Gesamtbehandlungsplanes unter Berücksichtigung der psychischen Komorbidität, anzubieten oder zu ermöglichen.

2.10.1.5 Empfehlungen für zukünftige Forschung

- Validität und Reliabilität von Instrumenten zur trennscharfen Diagnostik von komorbiden psychischen und Substanzkonsumstörungen (opioidbezogenen Störungen). Ziel ist die bessere Detektion und validere Diagnose der opioidbezogenen und komorbiden psychischen Störungen.
- Settingspezifische Zuweisung von Betroffenen mit opioidbezogenen und komorbiden psychischen Störungen abhängig von Art und Schwere der Komorbidität. Ziel ist die bessere Behandlungsallokation der Betroffenen.
- Wirksamkeit von IBP bei verschiedenen psychischen Komorbiditäten mit opioidbezogenen Störungen, vs. Kontrollbedingung (z. B. TAU oder sequentielle Behandlung). Ziel ist die Besserung der opioidbezogenen Störung, höhere Haltequoten in der OAT und Besserung der psychischen Störungsbilder.

2.10.2 Angsterkrankungen

Ulrich W. Preuss

2.10.2.1 Einleitung
Die Lebenszeitprävalenz von Angststörungen bei Personen mit einer opioidbezogenen Störung und auch bei Personen in OAT ist als hoch einzuschätzen. Eine Übersichtsarbeit [169] und eine Metaanalyse [170] schätzten die Raten über die eingeschlossenen Studien hinweg auf 26–35 % beziehungsweise 29 % und das Vorhandensein von Angstsymptomen auf 50 %. Eine weitere Metaanalyse fand bei „Opiatabhängigen“ eine Prävalenz von Angststörungen von 8 % [171].

Es konnte gezeigt werden, dass die Angststörung der substanzbezogenen Störung häufig zeitlich voraus geht, was auf eine besondere Behandlungsrelevanz hinweist und eine frühzeitige leitliniengerechte Behandlung der Angststörung wesentlich erscheinen lässt. Die Überschneidungen mit einer zusätzlichen Depression sind als hoch einzuschätzen, wobei die Depression oft als Folge von Angststörung und Suchterkrankung angenommen werden kann. Der Verlauf der Angststörung kann durch fortlaufende Intoxikationen, Craving und Entzugssymptome deutlich verkompliziert werden. Am häufigsten zeigten sich spezifische Phobien, soziale Angststörungen und generalisierte Angststörungen. Eine Verallgemeinerung auf medikamentenabhängige opioidbezogene Störung ist jedoch schwierig, da in den Studien fast ausschließlich Patient:innen in OAT eingeschlossen wurden. Eine Metaanalyse zur Wirksamkeit von pharmakologischen Behandlungen von Angst bei opioidbezogenen Störungen [172] ist ebenfalls schwer verallgemeinerbar, da es sich bei den eingeschlossenen Studien ausschließlich um OAT-Patient:innen handelte und weniger Angststörungen als Angstsymptome ausgewertet wurden. Es ist davon auszugehen, dass eine einfache Opioidentgiftung verstärkte psychische Symptome und eine Verschlechterung der Angststörung mit sich bringen könnte, aufgrund der Komplexität der Störung ist eine Intervention ohne psychosoziale Maßnahme möglicherweise weniger effektiv.

2.10.2.2 Klinische Fragestellung

1. Führt eine Psychotherapie, Pharmakotherapie oder Kombination beider Therapien bei opioidabhängigen Personen (in qualifiziertem Entzug oder OAT) mit psychischer Komorbidität von Angststörungen zu einer größeren Verbesserung der Komorbidität oder der Konsummuster im Vergleich zu einem Treatment-as-usual (TAU) oder Placebobedingungen?

2.10.2.3 Empfehlungen

10.2.1	Empfehlung	Neu (2025)
	Patient:innen mit opioidbezogenen Störungen und komorbider Angsterkrankung sollen keine Medikamente aus der Gruppe der Benzodiazepine erhalten. In Ausnahmefällen können Benzodiazepine unter sorgfältiger Risiko-Nutzen-Abwägung zeitlich befristet angewendet werden.	
EK	DGPM, 2021	
	79 % (Konsens)	

10.2.2	Empfehlung	Neu (2025)
Empfehlungsgrad 0 ⇔	Patient:innen mit opioidbezogenen Störungen und komorbiden Angststörungen kann im Rahmen einer Opioid-Agonisten-Therapie eine Therapie mit Trizyklischen Antidepressiva angeboten werden.	
Hassan et al. 2017		
Qualität der Evidenz		
Verbesserung der Komorbidität: Sehr niedrig ⊕⊖⊖⊖	AMSTAR 2: Kritisch niedrige Qualität	
	Konsensstärke: 77,4 % (Konsens)	

2.10.2.4 Hintergrund der Evidenz

In die Beurteilung der Evidenz zur Behandlung komorbider Angststörungen wurden zwei Übersichtsarbeiten bzw. Metaanalysen einbezogen [172, 173]. Letztere Metaanalyse berichtete allerdings keine Ergebnisse zur Behandlung von Angststörungen oder der Änderung des Konsums bei opioidbezogenen Störungen. Beide wurden mit einer kritisch niedrigen AMSTAR 2-Bewertung beurteilt.

2.10.2.4.1 Hintergrundtext zur Empfehlung 10.2.1

Darlegung der Evidenzgrundlage

Auf dem Niveau einer Expert:innenmeinung ist das Risiko für einen vermehrten Gebrauch von Benzodiazepinen bei Patient:innen mit einer Angststörung signifikant erhöht, durch die anxiolytische und sedierende Wirkung dieser Substanzgruppe. Auch wenn die S3-Leitlinie Behandlung von Angststörungen [6] eine Anwendung von Benzodiazepinen nicht empfiehlt, ist aufgrund des schnell einsetzenden Effektes eine erhöhte Prävalenz bei Angstpatient:innen durch nicht leitlinienkonforme Verordnung anzunehmen und eine entsprechende Häufigkeit von Konsumstörungen (z. B. Abhängigkeiten). Entsprechend kann die Therapie von Angststörungen bei opioidbezogenen Störungen unter OAT mit Benzodiazepinen nicht empfohlen werden, auch aufgrund der möglicherweise synergistischen Wirkung von Opioiden und Benzodiazepinen (Sedierung, Atemdepression, klinischer Konsenspunkt). Abzuwägen ist der Einsatz dieser Substanzen in Notfallsituationen (z. B. Kardiale Komorbidität, psychotische Ängste, aggressive Verhaltensweisen im Rahmen von Psychosen, Suizidalität). Empfehlenswert ist aber der Einsatz für definierte Zeit und schrittweiser Dosisreduktion im Verlauf. Ebenso ist an einen zeitlich begrenzten Einsatz von Benzodiazepinen zu denken, wenn bei komorbiden Personen mit Angsterkrankungen gleichzeitig eine komorbide Konsumstörung (Abhängigkeit) von Sedativa und Hypnotika besteht. Zur Akutbehandlung und ggf. auch zur schrittweisen Reduktion der Medikamentendosis können nach Abwägung aller Vor- und Nachteile Benzodiazepine eingesetzt werden.

Begründung des Empfehlungsgrades mit Darlegung der Abwägung von Nutzen und Schaden der Intervention

Der Empfehlungsgrad folgt in Analogie der S3-Leitlinie Behandlung von Angststörungen [6]. Dort ist für Angsterkrankungen eine starke Negativempfehlung hinsichtlich der Verwendung von Benzodiazepinen erwähnt.

Nennen von Personengruppen, auf die die Empfehlung nicht zutrifft/Alternativen

Wie weiter oben erläutert, ist der Einsatz von Medikamenten dieser pharmakologischen Gruppe für definierte Zeit und schrittweiser Dosisreduktion im Verlauf denkbar, etwa bei Teilentzügen von Benzodiazepinen bei komorbider Abhängigkeit von Sedativa und Hypnotika. Dies gilt nach Abwägung aller Vor- und Nachteile auch für die Gruppe von Personen mit komorbider Angststörung und Opioidkonsumstörungen und komorbider Konsumstörung (Abhängigkeit) von Sedativa und Hypnotika und bei komorbiden psychotischen Ängsten.

Angaben zur qualitativ guten Durchführung
Die S3-Leitlinie Medikamentenbezogene Störungen [22] ist hinsichtlich der Diagnostik und Therapie von Konsumstörungen bei Benzodiazepinen zu beachten.

2.10.2.4.2 Hintergrundtext zur Empfehlung 10.2.2

Darlegung der Evidenzgrundlage
Der Metaanalyse von Fluyau et al. [173] kann entnommen werden, dass eine Besserung der Angstsymptome bei Personengruppen mit Alkohol-, Kokain-, Nikotin- und Cannabinoidkonsumstörungen unter Behandlung mit Selektiven Serotonin-Wiederaufnahme-Inhibitoren (SSRI) beobachtet wurde, allerdings nicht bei opioidbezogenen Störungen. Ebenfalls konnte in der Auswertung keine Wirksamkeit von SSRI auf den Gebrauch von Opioiden (sowie Nikotin und Cannabinoiden) gefunden werden. Aus der Metaanalyse von Hassan et al. [172] geht hervor, dass drei RCTs die Wirksamkeit einer Pharmakotherapie bei der Behandlung von Angstsymptomen bei Patient:innen mit OAT untersuchten, darunter zwei Studien älteren Datums. In zwei dieser Studien wurden Angstsymptome als sekundäres Outcome neben den Depressionssymptomen bewertet. In der ersten Studie wurde Doxepin 50–200 mg/d verwendet und n = 46 Patient:innen in die Analyse einbezogen [174]. Die Autor:innen verwendeten keine Skala zur Bewertung der Angstsymptome, sondern verließen sich auf die Selbsteinschätzung der „Nervosität" am Ende der Studie bei n = 49 Patient:innen. Die durchschnittliche monatliche Ausprägung der patient:innenberichteten „Nervosität" war in der Placebo-Gruppe [3, 69] höher als in der Doxepingruppe [174]. Die zweite Studie untersuchte Angstsymptome als Teil des „Profile of Mood States" (POMS) und behandelte n = 35 Teilnehmer:innen mit Doxepin 100–150 mg/d [175]. Die Autor:innen berichteten von „Angstsymptomen" bei 96 % der Patient:innen, allerdings wurden in dieser älteren Studie keine klinischen Diagnosen gestellt. Die Ergebnisse zeigten einen Vorteil für die Doxepin-Gruppe (n = 18) gegenüber der Placebo-Gruppe (n = 26) hinsichtlich der Reduktion von POMS Angst-Werten [175]. Die dritte Studie [176] verglich Buspiron (5–60 mg/d) mit Placebo in einer kleinen Stichprobe (n = 23), bei der klinische Angstzustände diagnostiziert und die mindestens über vier Wochen mit Methadon behandelt wurden. Allerdings wurde nicht erläutert, wie opioidbezogene Störungen diagnostiziert wurden. Fast die Hälfte der Stichprobe litt an einer generalisierten Angststörung, die übrigen Studienteilnehmer:innen an verschiedenen Arten von Angststörungen. Nach 12 Wochen zeigte sich

im Vergleich zu Placebo kein signifikanter Effekt der Behandlung auf die Werte der Hamilton Anxiety Scale ($p=0{,}48$) oder des Beck Anxiety Inventory (BDI; $p=0{,}28$. Eine weitere randomisierte Studie verglich Sertralin mit Olanzapin bei der Behandlung von depressiven und ängstlichen Symptomen bei Patient:innen, bei denen eine Borderline-Persönlichkeitsstörung diagnostiziert wurde [177]. Die Autor:innen stützten sich auf die Diagnosen von Psychiater:innen und verwendeten den Fragebogen SCL-90 zur Bewertung der Symptome von Depression und Angst. Nach einer 12-wöchigen Behandlung wurden beide Medikamente mit einer signifikanten Verringerung der Depressions- und Angstsymptome in den SCL-90 Skalen in Verbindung gebracht. Sertralin war wirksamer bei der Verringerung der Depressionssymptome ($p=0{,}017$), während Olanzapin wirksamer bei der Verringerung der Angstsymptome war (der durchschnittliche Angstwert auf der SCL-90 betrug in der Olanzapin-Gruppe 1,56–0,46 im Vergleich zu 2,14–0,56 in der Sertralin-Gruppe; $p < 0{,}001$). Da die Studienteilnehmer:innen an einer emotional-instabilen Persönlichkeitsstörung litten, können die Ergebnisse der Studie nicht verallgemeinert werden. Zum Angebot einer spezifischen psychotherapeutischen Intervention liegen keine Studien und damit auch keine Evidenz vor.

Begründung des Empfehlungsgrades mit Darlegung der Abwägung von Nutzen und Schaden der Intervention
Aus den Studienergebnissen und der metaanalytischen Bewertung über die Studie von Hassan et al. [172] folgt bei niedriger Qualität der Evidenz nach GRADE eine offene Empfehlung für den Einsatz von trizyklischen Antidepressiva (TCA) zur Behandlung von komorbiden Angststörungen.

Weitere Gründe für den Empfehlungsgrad und/oder Wiedergabe wichtiger Diskussionspunkte
Zu berücksichtigen ist, dass die Studien zum Einsatz von TCA bereits mehrere Jahrzehnte alt sind und insgesamt eine kleine Fallzahl aufweisen. Allerdings zeichneten sich durch neuere Studien unter Verwendung von SSRI keine neuen Aspekte hinsichtlich der Wirksamkeit bei komorbiden Angststörungen und Depressionen ab. Somit bleibt Doxepin die einzige Substanz, die derzeit zur Behandlung komorbider Angststörungen, nach Abwägung aller Vor- und Nachteile, empfohlen werden kann.

Angaben zur qualitativ guten Durchführung
Die Vor- und Nachteile eines Einsatzes von TCA (absolute und relative Kontraindikationen, Wechselwirkungen mit OAT-Medikamenten) sind zu beachten.

2.10.2.5 Empfehlungen für zukünftige Forschung

- Wirksamkeit von anderen Antidepressiva oder Psychopharmaka (z. B. Serotonin-Noradrenalin-Wiederaufnahme-Inhibitoren (SSNRI), Bupropion, Antiepileptika) bei der Behandlung komorbider Angststörungen bei Personen mit

opioidbezogenen Störungen vs. Placebo oder aktiver Vergleichsmedikation. Ziel ist die Besserung der komorbiden Angsterkrankungen.
- Einsatz von spezifischen Psychotherapien (z. B. im Rahmen eines IBP, vs. TAU) zur Behandlung von Angstsymptomen und -störungen bei opioidbezogenen Störungen.
- Wirksamkeit von IBP bei verschiedenen psychischen Komorbiditäten mit opioidbezogenen Störungen, vs. Kontrollbedingung (z. B. TAU oder sequentielle Behandlung). Ziel ist die Besserung der opioidbezogenen Störung, höhere Haltequoten in der OAT und Besserung der Angststörung.

2.10.3 Affektive Störungen

Ulrich W. Preuss

2.10.3.1 Einleitung

Das Vorhandensein psychischer Störungen bei Menschen mit Opioidkonsum oder anderen Substanzkonsumstörungen wird häufig mit schlechteren Behandlungsergebnissen und höheren Raten von psychosozialen Beeinträchtigungen, HIV-Risikoverhaltensweisen, Drogenüberdosierungen und Mortalität in Verbindung gebracht, dies gilt auch für komorbide affektive Störungen [178]. Dabei wurde in einer gemeindebasierten Stichprobe von i. v. Opioidabhängigen eine (Lebenszeit-) Prävalenz von je 17 % der Majoren Depression und der Bipolaren Depression (I und II) festgestellt [154]. Bei Vorliegen der Komorbidität kann ein schwererer Krankheitsverlauf sowohl der Depressionen als auch opioidbezogenen Störungen angenommen werden [179]. Patient:innen mit anderen Substanzkonsumstörungen und komorbiden affektiven Störungen werden motiviert, den Substanzmittelkonsum einzustellen oder sich einer (qualifizierten) Entzugstherapie zu unterziehen, um in der Folge die Art und das Ausmaß affektiver Symptome zu diagnostizieren [180]. Allerdings ist die Erreichung einer Abstinenz ein ideales Therapieziel, um z. B. eine pharmakologische Behandlung affektiver Störungen einzuleiten, aber nicht ein notwendiges [181], sodass in vielen Fällen auch eine „Stabilisierung“ des Substanzkonsum (u. a. durch eine OAT) ein wichtiges Therapieziel für einen signifikanten Anteil der Patient:innen mit einer opioidbezogenen Störung ist [77, 182].

2.10.3.2 Klinische Fragestellung

2. Führt eine Psychotherapie, Pharmakotherapie oder Kombination beider Therapien bei opioidabhängigen Personen (in qualifiziertem Entzug oder OAT) mit psychischer Komorbidität von Bipolaren Erkrankungen oder Depressionen zu einer größeren Verbesserung der Komorbidität oder der Konsummuster im Vergleich zu einem Treatment-as-usual (TAU) oder Placebobedingungen?

2.10.3.3 2.10.3.3Empfehlungen

10.3.1	Empfehlung	Neu (2025)
Empfehlungsgrad B ⇑	Patient:innen mit opioidbezogenen Störungen und komorbider depressiver Erkrankung sollte eine Psychotherapie angeboten werden.	
Hassan et al. 2017		
Qualität der Evidenz		
Verbesserung der Komorbidität: Niedrig ⊕⊕⊖⊖		AMSTAR 2: Kritisch niedrige Qualität
	Konsensstärke: 83,9 % (Konsens)	

10.3.2	Empfehlung	Neu (2025)
Empfehlungsgrad 0 ⇔	Bei opioidbezogenen Störungen und komorbider depressiver Störung können trizyklische Antidepressiva angeboten werden.	
Hassan et al. 2017		
Qualität der Evidenz		
Verbesserung der Komorbidität: Niedrig ⊕⊕⊖⊖		AMSTAR 2: Kritisch niedrige Qualität
	Konsensstärke: 82,8 % (Konsens)	

2.10.3.4 Hintergrund der Evidenz

2.10.3.4.1 Hintergrundtext zur Empfehlung 10.3.1

Darlegung der Evidenzgrundlage

Zur Therapie von affektiven Erkrankungen (Depression und bipolare Erkrankungen) bei opioidbezogenen Störungen wurden in der systematischen Literaturrecherche drei Übersichtsarbeiten aus den letzten Jahren identifiziert [172, 173, 183], von denen sich zwei [172, 173] mit der Behandlung von komorbiden depressiven Syndromen beschäftigten. Anhand der AMSTAR 2-Kriterien erreichen die Übersichten von Fluyau et al. [173] und Hassan et al. [172] jeweils eine kritisch niedrige Qualität. Wie bereits im vorangegangenen Abschnitt festgestellt, erwähnte die Arbeit von Fluyau et al. [173] keine unpublizierten Daten, machte keine spezifischen Angaben über die ausgeschlossenen Studien und berücksichtige den möglichen Bias und das Verzerrungsrisiko der eingeschlossenen Studien nicht ausreichend. Im Unterschied dazu berücksichtigte die Publikation von Hassan et al. [172], neben der nicht Einbeziehung unpublizierter Daten und den fehlenden Referenzen ausgeschlossener Studie auch den möglichen Publikationsbias von eingeschlossenen Studien nicht ausreichend.

In der Metaanalyse von Fluyau et al. [173] wurden insgesamt 64 RCTs mit insgesamt N = 6128 Personen eingeschlossen von denen sich vier Studien gezielt mit der Behandlung von Depressionen bei Patient:innen in OAT (184–187] beschäftigten. Studien zu Personen mit komorbiden bipolaren Störungen werden in den Metaanalysen nicht berücksichtigt. Damit können zur spezifischen Pharmakotherapie bei komorbiden bipolaren Erkrankungen und opioidbezogenen Störungen keine Aussagen über die bereits bestehende S3-Leitlinie Diagnostik und Therapie Bipolarer Störungen hinaus gemacht werden.

In den Untersuchungen zur Psychotherapie bei komorbiden depressiven Störungen und opioidbezogenen Störungen zeigen sich bisher keine klaren Ergebnisse aus den beiden Metaanalysen. „Acceptance Commitment Therapy" (ACT) und kognitive Therapie (CBT) erscheinen noch am ehesten hilfreich als „bevorzugte Psychotherapieansätze". Als Kontrollbedingungen wurden die Entspannungstherapie, Standardbehandlung und non-direktive Gruppentherapie verwendet. Auch die Art und Dauer der Psychotherapie variierte. Die Ergebnisse zu psychotherapeutischen Interventionen aus vier Studien (188–191] wurden in der Metaanalyse von Hassan et al. [172] zusammengefasst.

Die kombinierte Therapie von TCA und Kontingenzmanagement konnte keine Wirksamkeit der kombinierten Therapie nachweisen [192], während die Ergebnisse der Studie von Gonzalez et al. [193] den Einsatz von Kontingenzmanagement als hilfreich zur Verbesserung der Depression bewertet. Damit kann aufgrund der kontroversen Studienlage zum kombinierten Einsatz von TCA und Kontingenzmanagement derzeit keine Empfehlung abgeleitet werden.

Ansonsten ist es empfehlenswert, der S3-Leitlinie Diagnostik und Therapie Bipolarer Störungen zu folgen, um eine Akutbehandlung der bipolaren Störung anzubieten und dann die allgemeinen Empfehlungen zur Therapie von komorbiden Störungen zu beachten. Spezifische psychotherapeutische Verfahren können (außer den allgemeinen Empfehlungen für kognitive Therapie, Psychoedukation und motivationale Gesprächsführung) für die komorbide bipolare Störung derzeit nicht empfohlen werden [166].

Begründung des Empfehlungsgrades mit Darlegung der Abwägung von Nutzen und Schaden der Intervention

Aus der Zusammenfassung der Studien zur Psychotherapie [172] kann bei niedrigem Vertrauen in die Evidenz die Empfehlung abgeleitet werden, dass zur Behandlung der komorbiden Depression eine Psychotherapie (CBT, ACT) angeboten werden sollte. Wie bereits im allgemeinen Teil erläutert, ist eine Ergänzung der kognitiven und Achtsamkeitsorientierten Therapie mit Psychoedukation oder motivationaler Gesprächsführung sinnvoll.

Angaben zur qualitativ guten Durchführung

Idealerweise werden die o. g. Therapieverfahren durch in dem jeweiligen Verfahren ausgebildete Psycholog:innen und Ärzt:innen angeboten.

2.10.3.4.2 Hintergrundtext zur Empfehlung 10.3.2

Darlegung der Evidenzgrundlage

Die Metaanalyse von Hassan et al. [172] identifizierte insgesamt 22 randomisierte kontrollierte Studien zu diesem Thema, von denen acht in die Auswertung eingeschlossen wurden. Sechs dieser Studien berichteten Ergebnisse der antidepressiven

Therapie unter OAT, zwei verglichen Antidepressiva gegen Placebo. Insgesamt wurden über alle Studien n = 235 Personen mit TCA und n = 311 mit SSRI behandelt, eine Studie führte eine Bupropion-Augmentation durch. Zwei dieser Studien [175, 194] aus der gleichen Arbeitsgruppe zeigten einen Unterschied zwischen Doxepin (TCA) und Placebo hinsichtlich der Besserung der Depression. Die Studie von Stein et al. [195] zeigte demgegenüber keine Wirksamkeit von Citalopram. Zwei Studien kombinierten Kontingenz-Management mit antidepressiver Behandlung. Aus der Metaanalyse von Fluyau et al. [173] geht hervor, dass generell die SSRI Fluoxetin, Sertralin, Paroxetin, Citalopram, Escitalopram und Fluvoxamine depressive Symptome bei einer Reihe von Abhängigkeitserkrankungen, inklusive opioidbezogenen Störungen wirksam sind [173]. Die Effektstärke (ES) wird allgemein mit 0,346 angegeben. Wenn die spezifischen Effekte der Therapie mit SSRI auf Depressionen bei opioidbezogenen Störungen (ES Sertralin 0,071 [184]; ES Fluoxetin 0,178 [185]; ES Fluoxetin 0,126 [186]; ES Citalopram 0,359 [187]) zusammen berücksichtigt werden, ergibt sich eine kumulative ES von 0,207, die sich damit im unteren Bereich einer niedrigen ES befindet. Ähnlich groß ist die kumulative ES aus allen vier Studien für die Reduktion des Opioidkonsums (ES 0,21; CI = –0,02–0,45, p = 0,08). Wirkungen auf den Alkoholkonsum, die Alkoholabstinenz und den Kokainkonsum befanden sich unterhalb der niedrigen ES und alle diese ES waren statistisch nicht signifikant.

Vier Studien, die trizyklische Antidepressiva vs. Placebo einsetzten, wurden von den Autoren [172] in die Metaanalyse eingeschlossen [174, 196–198], die insgesamt n = 235 Patient:innen umfassten. Ein signifikanter Effekt der Trizyklischen Antidepressiva (TCA; Impipramin 50–300 mg/d sowie 150–225 mg/d, Doxepin 50–200 mg/d und Desipramin 250–300 mg/d) konnte gefunden werden (Studiendauer zwischen 5 und 12 Wochen, standardisierte mittlere Differenz SMD –2,35, p = 0,022). Im Vergleich dazu konnten 4 Studien, die SSRI n = 311 Patient:innen einsetzten, keinen signifikanten Effekt finden (SMD: 0,47, p = 0,263). Erwähnenswert ist, dass Personen unter Antidepressiva über mehr Nebenwirkungen berichteten und bei Drop-out vermehrt Sedierung, kardiale Beschwerden, Urinretention und epileptische Anfälle erwähnten.

Die inzwischen nahezu 20 Jahre alte Studien von Kosten et al. [192] und Gonzalez et al. [193] verwendeten jeweils trizyklische Antidepressiva zur Behandlung von depressiven Störungen bei Personen in OAT (beide Studien: Buprenorphin, Kosten außerdem Methadon). Beide Studien werden in der Metaanalyse von Hassan et al. [172] eingeschlossen und ausgewertet. Kosten et al. [192] schlossen 124 männliche und 56 weibliche Personen mit einer komorbiden Kokainabhängigkeit ein. Die Studienteilnehmer:innen erhielten entweder Methadon oder Buprenorphin, jeweils mit und ohne Desipramin. Ergebnisvariablen umfassten die Behandlungsteilnahme, den Konsum von („illegalen") Opiaten. und Kokain sowie die depressiven Symptome. Die Rate sowohl kokain-freier als auch kombiniert kokain- und opioidnegativer Urinproben waren bei Personen die entweder DMI (Desipramin) oder CM (Kontingenzmanagement) oder deren Kombination erhielten, signifikant erhöht (50 %) im Vergleich zu den anderen Behandlungsgruppen (25–29 %) (ANOVA (F-Wert = 3.2; df = 3.138; P < 0.05).

Keine weiteren signifikanten Wirkungen zwischen den Behandlungsgruppen konnten festgestellt werden (u. a. auf Depression), niedrigere Plasmaspiegel von Desipramin waren mit höheren Raten von kokain-negativen Urintests assoziiert.

Die Studie von Gonzalez et al. [193] schloss 53 komorbide und 96 nicht komorbide Personen ein, alle unter Buprenorphin-OAT. Vier Gruppen wurden randomisiert zugeteilt: Desipramin oder Placebo, jeweils mit und ohne Kontingenzmanagement. Ergebnisvariablen umfassten nach 12 Wochen Kokain- und Opiaturine sowie das Ausmaß der Depression (HAMD) [22].

Die Behandlungsgruppe aus Personen mit Depression unter Kontingenzmanagement zeigte eine signifikante Erhöhung von drogenfreien Urinscreenings (Opioide und Kokain; Majore Depression mit CM vs. Majore Depression ohne CM und nicht-depressive Personen mit und ohne CM).

Hinsichtlich der Depressivität, gemessen mit dem HAMD, zeigten alle Proband:innen einen Rückgang der Symptome im Verlauf ($Z = -2{,}58$, $P < 0{,}0001$) auf. Allerdings ergaben sich keine signifikanten Behandlungseffekte von Desipramin oder Kontingenzmanagement hinsichtlich der depressiven Symptome ($Z = -0{,}5$, $P = 0{,}5$).

Damit kann eine allgemeine Wirkung des Kontingenzmanagements auf Abhängigkeit angenommen werden, allerdings keine spezifische Wirkung auf die depressive Symptomatik.

Begründung des Empfehlungsgrades mit Darlegung der Abwägung von Nutzen und Schaden der Intervention

Für SSRI gibt es aus zwei Metaanalysen [172, 173] keinen Wirksamkeitsnachweis. Es zeigte sich zudem keine Besserung der Depression in Abhängigkeit des eingesetzten OAT-Medikaments, sowie keine Korrelation zwischen der Dosis des OAT-Medikaments und dem Ausmaß der Depression. Es konnte in zwei RCTs eine Wirksamkeit von trizyklischen Antidepressiva (Imipramin, [197, 196]) und Doxepin [174] vs. Placebo belegt werden. Zur Behandlung der komorbiden Depression bei substanzbezogenen Störungen sind TCA, unter Beachtung der Nebenwirkungen und des Interaktionsprofils, deshalb noch am Ehesten geeignet. Diese Wirksamkeit muss aber im Bereich der niedrigen ES angesehen werden. Die Metaanalyse von Hassan et al. [172] erhielt eine kritisch niedrige AMSTAR 2-Bewertung. Eine Behandlung depressiver Syndrome und Störungen mit TCA sollte daher, unter Beachtung der Nebenwirkungen und des Interaktionsprofils, angeboten werden.

Angaben zur qualitativ guten Durchführung

Die Vor- und Nachteile eines Einsatzes von TCA (absolute und relative Kontraindikationen, Wechselwirkungen mit OAT-Medikamenten) sind zu beachten.

2.10.3.5 Empfehlungen für zukünftige Forschung

- Wirksamkeit von anderen Antidepressiva oder Psychopharmaka (z. B. SSNRI, Bupropion, Antiepileptika, vs. aktive Vergleichsmedikation und/oder Placebo)

bei der Behandlung komorbider Depressionen oder bipolarer Erkrankungen bei Personen in einer OAT. Ziel ist die Besserung der opioidbezogenen Störung, erhöhte Haltequoten in der OAT und Besserung bzw. Stabilisierung der affektiven Störung.
- Einsatz von spezifischen Psychotherapien (z. B. im Rahmen eines integrierten Behandlungsprogramms (IBP) vs. TAU) zur Behandlung von depressiven (bzw. manischen/hypomanischen) Symptomen und bei OAT.
- Wirksamkeit von IBP bei verschiedenen psychischen Komorbiditäten mit opioidbezogenen Störungen, vs. Kontrollbedingung (z. B. TAU oder sequentielle Behandlung). Ziel ist die Besserung der opioidbezogenen Störung, höhere Haltequoten in der OAT und Besserung der affektiven Störungen (Depression und Bipolar).

2.10.4 Persönlichkeitsstörungen

Anne Koopmann, Ulrich W. Preuss und Katharina Eidenmüller

2.10.4.1 Einleitung

Es besteht eine hohe Komorbidität zwischen opioidbezogenen Störungen und Persönlichkeitsstörungen, wobei es häufig zu einer gegenseitigen Beeinträchtigung hinsichtlich Krankheitsverlauf und Behandlungsergebnis beider Störungen kommen kann. In einer australischen Kohortenstudie mit n = 495 OAT-Patient:innen mit und ohne Borderline Persönlichkeitsstörung, zeigte sich, dass opioidabhängige Patient:innen mit einer Borderline Persönlichkeitsstörung in einem höheren Maß einen gemeinsamen Nadelkonsum betrieben (OR 3,21), mehr Gesundheitsprobleme im Zusammenhang mit Injektionen aufwiesen (OR 1,90), eine höhere Wahrscheinlichkeit für eine Heroinüberdosis hatten (OR 1,92), eine schlechtere globale psychische Gesundheit (OR 2,43) aufwiesen, vermehrt schwere depressive Symptome (OR 3,19) zeigten und eine höhere Wahrscheinlichkeit für einen Suizidversuch (OR 3,89) hatten als opioidabhängige OAT-Patient:innen ohne komorbide Persönlichkeitsstörungen [199]. Eine aktuelle Metaanalyse [98] berichtet bei Patient:innen mit opioidbezogenen Störungen eine Lebenszeitprävalenz von 48,3 % (CI = 39,1–57,5 %) für Persönlichkeitsstörungen, wobei die antisoziale Persönlichkeitsstörung mit 33,6 % (95 %CI: 29,1–38,0 %) und die Borderline-Persönlichkeitsstörung mit 18,2 % (95 % CI: 13,4–23,1 %) die Störungsbilder mit der höchsten Lebenszeitprävalenz darstellten. Eine komorbide antisoziale Persönlichkeitsstörung war bei opioidabhängigen Männern signifikant häufiger als bei Frauen, während für die Borderline-Persönlichkeitsstörung keine Geschlechtsunterschiede feststellbar waren.

2.10.4.2 Klinische Fragestellung

1. Führt eine Psychotherapie, Pharmakotherapie oder Kombination beider Therapien bei opioidabhängigen Personen (in qualifiziertem Entzug oder OAT) mit psychischer Komorbidität von Persönlichkeitsstörungen zu einer größeren Verbesserung der Komorbidität oder der Konsummuster im Vergleich zu einem Treatment-as-usual (TAU) oder Placebobedingungen?

2.10.4.3 Empfehlungen

10.4.1	Empfehlung	Neu (2025)
	Bei Patient:innen mit opioidbezogenen Störungen in einer Opioid-Agonisten-Therapie sollte bei Hinweisen auf eine Persönlichkeitsstörung die Diagnose systematisch abgeklärt werden.	
EK	Euler 2018, DGPPN 2022	
	Konsensstärke: 94,7 % (Konsens)	

10.4.2	Empfehlung	Neu (2025)
	Bei Patient:innen mit opioidbezogenen Störungen und Persönlichkeitsstörungen in einer Opioid-Agonisten-Therapie sollen motivationale Interventionen in Kombination mit evidenzbasierten störungsspezifischen Psychotherapien für (Borderline-)Persönlichkeitsstörungen* angeboten werden. *Dialektisch-Behaviorale Therapie (DBT) nach Linehan, Schematherapie, Übertragungsfokussierte Transference-Focused Psychotherapie (TFP) nach Kernberg, Mentalisierungsbasierte Therapie (MBT) nach Bateman & Fonagy	
EK	DGPPN 2022	
	Konsensstärke: 95 % (Konsens)	

2.10.4.4 Hintergrund der Evidenz

2.10.4.4.1 Hintergrundtext zur Empfehlung 10.4.1

Darlegung der Evidenzgrundlage

Zur Frage der Diagnostik von Persönlichkeitsstörungen bei opioidbezogenen Störungen finden sich einzelne Empfehlungen in anderen Leitlinien. So gibt die Leitlinie der Californian Society of Addiction Medicine [200] Empfehlungen zur Diagnostik und Behandlung komorbider antisozialer Persönlichkeitsstörung bei opioidbezogenen Störungen. Hier gelte es im diagnostischen Prozess genau zu differenzieren, ob es sich bei antisozialen Verhaltensweisen wie beispielsweise Stehlen oder Lügen um tiefgreifende Verhaltensmuster im Sinne einer Persönlichkeitsstörung handelt, oder ob diese ausschließlich im Rahmen der Beschaffung von Drogen zur Vermeidung von Suchtdruck und unangenehmen Entzugssymptomen an den Tag gelegt werden. In der S3-Leitlinie Borderline-Persönlichkeitsstörung [163] finden sich Vorschläge zum spezifischen diagnostischen Vorgehen, etwa der initialen Anwendung eines Persönlichkeits-Screeningfragebogens und entsprechenden strukturierten klinischen Interviews bei positivem Screening [163]. Begründung des Empfehlungsgrades mit Darlegung der Abwägung von Nutzen und Schaden der Intervention.

Die Empfehlung zur systematischen Diagnostik wurde aufgrund der nicht verfügbaren Studienevidenz als Expert:innenkonsens in Analogie zur S3-Leitlinie Borderline-Persönlichkeitsstörung [163] formuliert. Dort finden sich auch Informationen zum spezifischen diagnostischen Vorgehen.

Angaben zur qualitativ guten Durchführung.
Training (Ratertraining) der o. g. Instrumente zur Diagnostik sind empfehlenswert.

2.10.4.4.2 Hintergrundtext zur Empfehlung 10.4.2

Darlegung der Evidenzgrundlage
In Bezug auf die klinische Fragestellung konnte keine spezifische Studienevidenz identifiziert werden. Bisherige Studien zur Behandlung der Komorbidität von opioidbezogenen Störungen und Persönlichkeitsstörungen beziehen sich auf komorbide Persönlichkeitsstörungen aus Cluster B (antisoziale, histrionische, narzisstische und Borderline Persönlichkeitsstörung), oder spezifisch auf die Borderline-Persönlichkeitsstörung. Zur Behandlung der Borderline-Persönlichkeitsstörung wurden vornehmlich die folgenden Psychotherapien wurden empirisch untersucht: die »dialektisch-behaviorale Therapie – Sucht« (DBT-S) und die »dual-focused schema therapy« (DFST) [201]. Die DBT-S wurde anderen Therapieverfahren gegenüber zum Teil als überlegen in der Behandlung von Frauen mit Borderline-Persönlichkeitsstörung und komorbider Substanzabhängigkeit angesehen. Im Vergleich zu Kontrollproband:innen, die eine Standard-Suchtbehandlung erhielten, wiesen DBT-S Patient:innen nach vier und acht Monaten mehr abstinente Tage auf sowie ein höheres Maß an sozialer und allgemeiner Anpassung in der Katamnese nach 16 Monaten [202, 203]. Neben der spezialisierten DBT-S lassen sich auch durch eine Behandlung mit Standard-DBT Emotionsregulationsstörungen und Borderline-Symptomatik bei Patient:innen mit Borderline-Persönlichkeitsstörung und komorbider Abhängigkeitserkrankung reduzieren [204]. Die Dual Focus Schematherapie [205] wurde für die gleichzeitige Behandlung von Persönlichkeitsstörungen und Substanzabhängigkeiten entwickelt. Es handelt sich um eine auf 24 Wochen angelegte manualisierte Adaption der Schematherapie. Studien zeigen teils positive Effekte der DFTS bei Patient:innen mit Suchterkrankung und komorbider Persönlichkeitsstörung [206], teils aber auch ein geringeres Maß der Symptomreduktion als in einer TAU Vergleichsgruppe [207]. Anpassungen beinhalten insbesondere zusätzliche evidenzbasierte Elemente der motivierenden Gesprächsführung und der Rückfallprävention [208].Weiter finden sich in der S3-Leitlinie Borderline Persönlichkeitsstörung [163] Angaben zu etablierten, evidenzbasierte Psychotherapien (Dialektisch-Behaviorale Therapie nach Linehan, Schematherapie, Mentalisierungsbasierte Therapie nach Bateman & Fonagy, Übertragungsfokussierte („Transference-Focused") Psychotherapie nach Kernberg). Psychopharmakologische Behandlungen sind bei Persönlichkeitsstörungen

grundsätzlich nur zur Behandlung komorbider psychischer Störungen, z. B. einer Abhängigkeitserkrankung oder von affektiven Störungen, indiziert, oder wenn im Sinne der Notfallmedikation bei Erregungszuständen und psychotischen Episoden Medikamente wie Mood-Stabilizer und Antipsychotika der zweiten Generation zum Einsatz kommen [163, 209]. Jariani et al. [177] konnten in einer randomisierten klinischen Studie an 120 männlichen und weiblichen opioidabhängigen Patient:innen mit einer Borderline Persönlichkeitsstörung, welche sich in einer stabilen Methadon-OAT befanden, zeigen, dass sowohl Olanzapin als auch Sertralin depressive Symptome, pessimistische Gedanken, Somatisierungsstörungen und Zwangssymptome sowie Symptome von Angst und Aggressionen besserten.

Begründung des Empfehlungsgrades mit Darlegung der Abwägung von Nutzen und Schaden der Intervention

Die Empfehlung zur systematischen Diagnostik wurde aufgrund der nicht verfügbaren Studienevidenz als Expert:innenkonsens in Analogie zur S3-Leitlinie Borderline-Persönlichkeitsstörung [163] formuliert. Trotz der hohen Komorbiditätsrate von opioidbezogenen Störungen und Persönlichkeitsstörungen und der Assoziation mit einem ungünstigen klinischen Verlauf ist die Evidenzlage zu den einzelnen Psychotherapieverfahren in diesem Patient:innenkollektiv derzeit noch gering. Zum aktuellen Zeitpunkt können deshalb noch keine empirisch gestützten Empfehlungen für die Komorbidität von opioidbezogenen Störungen und Persönlichkeitsstörungen gemacht werden.

Angaben zur qualitativ guten Durchführung

Idealerweise werden die o. g. Therapieverfahren durch in dem jeweiligen Verfahren ausgebildeten Psycholog:innen und Ärzt:innen bzw. Behandlungsteams angeboten.

2.10.4.5 Empfehlungen für zukünftige Forschung

- Die Evidenz zu integrierten Behandlungsprogrammen mit störungsorientierter Psychotherapie für Patient:innen mit opioidbezogenen Störungen und einer komorbiden Persönlichkeitsstörung ist begrenzt. Hier sollten weitere randomisierte kontrollierte Studien erfolgen (Psychotherapie vs. Vergleichsbedingung oder TAU). Ziele der Studien könnten die Besserung von dysfunktionalen Verhalten auf der Beziehungs- und Funktionsebene und Besserung der opioidbezogenen Störungen wie bessere Haltequoten in OAT beinhalten.
- Wirksamkeit von IBP bei dieser Komorbidität mit opioidbezogenen Störungen, vs. Kontrollbedingung (z. B. TAU oder sequentielle Behandlung) sollten untersucht werden. Ziel ist die Besserung der opioidbezogenen Störung, höhere Haltequoten in der OAT und Besserung dysfunktionaler Verhaltensweisen bei Persönlichkeitsstörungen.

2.10.5 Aufmerksamkeitsdefizit-Hyperaktivitätsstörung

Mathias Luderer, Barbara Schneider und Ulrich Zimmermann

2.10.5.1 Einleitung

Die Aufmerksamkeitsdefizit-Hyperaktivität-Störung (ADHS) wird in DSM-5 und ICD-11 zu den Entwicklungsstörungen gezählt und besteht seit der Kindheit. Das Ausmaß der Symptomatik und die damit verbundene Beeinträchtigung kann im Laufe der Entwicklung fluktuieren, allerdings erreichen weniger als 10 % der Betroffenen eine stabile Remission [210]. Kernsymptome der ADHS sind Defizite in der Aufmerksamkeitslenkung, erhöhte Impulsivität sowie motorische oder innere Unruhe. Auch Störungen der Emotionsregulation sind häufig, die denen bei der emotional instabilen Persönlichkeitsstörung vom Borderline-Typ ähneln können. Die Verbesserung der emotionalen Dysregulation kann ein Therapieziel sein und verbessert sich unter medikamentöser Behandlung, meist aber nicht so deutlich wie die Kernsymptome der ADHS [162]. Bei Patient:innen mit substanzbezogenen Störungen wird eine Prävalenz der ADHS von etwa 15–20 % berichtet, wobei die zugrunde liegenden Metaanalysen keine Unterscheidung zwischen verschiedenen Substanzen zulassen [211, 212]. Die Prävalenz der ADHS bei opioidbezogenen Störungen in internationalen Studien liegt ebenfalls bei 20 % [98]. In einer deutschen Untersuchung an Patient:innen in OAT wurde die ADHS-Prävalenz mit 18 % (orale OAT) bzw. 15 % (Diamorphin) angegeben [213]. Hierbei sind als Differentialdiagnosen neben der emotional instabilen Persönlichkeitsstörung auch Syndrome der kurz- bis mittelfristigen Abstinenz von Methamphetamin sowie aus dem Spektrum der fetalen Alkoholstörungen zu beachten [214].

Angesichts dieser hohen Komorbidität ist es besonders beachtenswert, dass die mit ADHS einhergehenden Verhaltensweisen sowohl die Diagnostik als auch die Therapie von Suchterkrankungen einschließlich der opioidbezogenen Störung erheblich erschweren können. Beispielsweise führt die ausgeprägte Impulsivität häufig zu Kontaktabbrüchen noch bevor Entzugszeichen soweit abgeklungen sind, dass die Voraussetzungen zur Diagnosesicherung gegeben sind. Deshalb beschreiben zwei der sechs folgenden Empfehlungen ein gestuftes Vorgehen zu möglichst frühzeitigem Diagnostikbeginn und den Voraussetzungen zur Diagnosesicherung. Auch nach Beginn einer Therapie von Suchterkrankungen ist bei Patient:innen mit komorbider ADHS das Risiko für Therapieabbrüche erhöht [215], kann durch eine medikamentöse Behandlung der ADHS jedoch verringert werden [216].

Die S3-Leitlinie ADHS empfiehlt als erste Behandlungsmaßnahme bei Erwachsenen die Pharmakotherapie. Deshalb behandeln die hier gegebenen Empfehlungen nicht die Frage, ob die Pharmakotherapie durchgeführt werden sollte, sondern wie dies am besten geschieht und welche Besonderheiten dabei beachtet werden müssen. Wesentliche Aspekte sind dabei, das Auftreten von drogenähnlichen Wirkungen, Missbrauch und Weitergabe der Stimulanzien zu minimieren. Diesbezüglich werden hier drei Gegenmaßnahmen empfohlen. Sie beruhen angesichts weitgehend fehlender Evidenz auf Expert:innenkonsensen, erscheinen jedoch gerade aufgrund der in den letzten Jahren im Erwachsenbereich neu zugelassenen medikamentösen Optionen erfolgreich umsetzbar. Dennoch werden sich diese Phänomene bei einzelnen Patient:innen nicht immer ausschließen lassen. Ob es in solchen Fällen erforderlich und richtig ist, eine begonnene Stimulanzienbehandlung wieder abzubrechen oder ob es nach Abwägung von Nutzen gegen Gefährdung sowohl der/des Patient:in als auch dessen Umfeldes besser erscheint, diese fortzusetzen, bedarf einer Einzelfallentscheidung.

2.10.5.2 Klinische Fragestellung

1. Führt eine Psychotherapie, Pharmakotherapie oder Kombination beider Therapien bei opioidabhängigen Personen (in qualifiziertem Entzug oder OAT) mit psychischer Komorbidität von Aufmerksamkeitsdefizit-Hyperaktivitätsstörungen (ADHS) zu einer größeren Verbesserung der Komorbidität oder der Konsummuster im Vergleich zu einem Treatment-as-usual (TAU) oder Placebobedingungen?

2.10.5.3 Empfehlungen

10.5.1	Empfehlung	Neu (2025)
	Bei Menschen mit opioidbezogenen Störungen soll die Diagnostik im Hinblick auf das Vorliegen einer komorbiden ADHS frühzeitig begonnen werden (insb. Fremdanamnese, Kindheitsanamnese, ggf. Schulzeugnisse).	
EK	Crunelle et al. 2018, Luderer et al. 2019, DG-Sucht & DGPPN 2021, Santo et al. 2022, Rohner et al. 2023	
	Konsensstärke: 92 % (Konsens)	

10.5.2	Empfehlung	Neu (2025)
	Die endgültige Diagnose einer ADHS (nach ICD, unter Berücksichtigung der Kriterien für Erwachsene nach DSM) sollte gestellt werden, wenn 1. die Dosis des Opioid-Agonisten-Therapie (OAT)-Medikaments weitestgehend stabil ist, 2. kein relevanter begleitender Konsum von zusätzlichen Substanzen besteht* und 3. keine deutlichen Entzugs- oder Intoxikationssymptome bestehen Die Diagnose sollte im Verlauf re-evaluiert werden. **Erläuterung: Keine körperlichen oder Verhaltensauffälligkeiten, die durch aktuellen begleitenden Konsum von zusätzlichen Substanzen erklärt werden können; Relevanz ist abhängig von Substanz, Menge und Frequenz*	
EK	van Emmerik van Oortmerssen et al. 2017, Crunelle et al. 2018, Luderer et al. 2019, DG-Sucht & DGPPN 2021	
	Konsensstärke: 90,9 % (Konsens)	

10.5.3	Empfehlung	Neu (2025)
	Bei unsicherer Diagnose kann ein/e weitere/r Fachärzt:in für Psychiatrie und Psychotherapie hinzugezogen werden (second opinion).	
EK	Crunelle et al. 2018, Luderer et al. 2019, DG-Sucht & DGPPN 2021, Santo et al. 2022, Rohner et al. 2023	
	Konsensstärke: 95,7 % (Starker Konsens)	

10.5.4	Empfehlung	Neu (2025)
	Wenn die Entscheidung für eine medikamentöse Behandlung gefallen ist, soll die/der Behandler:in unter Beachtung der jeweiligen Kontraindikationen bei Patient:innen mit ADHS und opioidbezogener Störung mit erhöhtem Risiko für nicht bestimmungsgemäßen Gebrauch der Medikation langwirksame Stimulanzien oder alternativ Atomoxetin oder Guanfacin wählen.	
EK	DGKJP, DGPPN & DGSPJ 2017, Crunelle et al. 2018, Luderer et al. 2019, DG-Sucht & DGPPN 2021, Kast et al. 2021, Mintz et al. 2022, Heikkinen et al. 2023, Young et al. 2023	
	Konsensstärke: 91,3 % (Konsens)	

10.5.5	Empfehlung	Neu (2025)
	Um das Risiko für Missbrauch oder Weitergabe bei Patient:innen mit ADHS und opioidbezogener Störung einzugrenzen, sollte die Einnahme der Stimulanzien zu Beginn der ADHS-Behandlung unter intensiver Beratung und Monitoring erfolgen (siehe Empfehlung 10.5.6 [Einnahme Lisdexamfetamin in Wasser aufgelöst]).	
EK	Ramey et al. 2023	
	Konsensstärke: 100 % (Starker Konsens)	

10.5.6	Empfehlung	Neu (2025)
	Falls langwirksame Stimulanzien eingesetzt werden, sollen bevorzugt Präparate/Formulierungen verwendet werden, bei denen das Missbrauchsrisiko (insb. durch i. v. Konsum) geringer erscheint (z. B. Lisdexamfetamin in Wasser aufgelöst zur Einnahme unter Sicht, osmotic release oral system (OROS)-Methylphenidat).	
EK	Kaland et al. 2015, Cassidy et al. 2015, Carton et al. 2022	
	Konsensstärke: 88 % (Konsens)	

2.10.5.4 Hintergrund der Evidenz

Die systematische Literaturrecherche erbrachte keine Ergebnisse für die klinische Fragestellung, sodass alle Empfehlungen als Expert:innenkonsense (EK) getroffen wurden.

2.10.5.4.1 Hintergrundtext zu den Empfehlungen 10.5.1, 10.5.2 und 10.5.3

Darlegung der Evidenzgrundlage

Der Behandlung vorangestellt ist die Diagnostik. Die Diagnose einer ADHS wird klinisch gestellt und kann ggf. ergänzt werden durch Fragebögen, Grundschulzeugnisse, Fremdanamnesen etc. [7, 162, 217]. Dabei ist zu beachten, dass insbesondere Patient:innen mit SUD in Fragebögen ihre ADHS-Symptome eher unterschätzen [218]. Substanzkonsum oder Entzugsymptome können ADHS-Symptome imitieren, verstärken oder maskieren [219]. Eine Studie zeigte hohe

Reliabilität der ADHS-Diagnostik nach vierwöchiger Behandlung trotz Konsums [220], wobei die Publikation jedoch nicht auf die konsumierten Substanzen oder die Konsummenge und -häufigkeit eingeht.

Wenn keine deutlichen Entzugs- oder Intoxikationssymptome vorliegen, kann die Symptomatik als verhältnismäßig verlässlich eingeschätzt werden – also meist nach Erreichen einer stabilen Dosis der Opioidagonisten und ohne relevanten Beikonsum [221, 222]. Beachtet werden muss die hohe Rate an komorbiden Störungen [223]. Strukturierte Interviews wie DIVA-5 haben sich für die Diagnostik bewährt [224]. Externe Quellen wie Schulzeugnisse sind unabhängig vom aktuellen Konsum nutzbar. Die ADHS-Diagnostik bei SUD ist herausfordernd, weshalb eine Überprüfung und ggf. Revision der Diagnose sowie die Möglichkeit einer Zweitmeinung angeraten werden, insbesondere bei opioidabhängigen Patienten [221, 222]. Für die Zweitmeinung Es bietet sich für den ambulanten Bereich die Zusammenarbeit mit spezialisierten Zentren (ADHS-Ambulanzen, spezialisierte stationäre Versorgungseinrichtungen) an.

Begründung des Empfehlungsgrades mit Darlegung der Abwägung von Nutzen und Schaden der Intervention

Die Empfehlungen wurden aufgrund der nicht verfügbaren Studienevidenz als Expert:innenkonsense in Analogie zu bestehenden Leitlinien formuliert. Empfehlung 10.5.1 wurde aufgrund der hohen Prävalenz der ADHS und der ungünstigen Auswirkungen insbesondere der unbehandelten ADHS auf den Krankheitsverlauf einer opioidbezogenen Störung durch Verzögerungen bei der Diagnostik mit einem starken Empfehlungsgrad formuliert. Empfehlung 10.5.2 wurde mit dem Empfehlungsgrad B formuliert, da es gleichzeitig für eine valide Erhebung der aktuellen ADHS-Symptome wichtig ist, Entzugs- und Intoxikationssymptome ausschließen zu können, zu hohe Anforderungen an die Abstinenz den Patient:innen mit oft multiplem Substanzkonsum jedoch nicht gerecht würden. Da die ADHS-Diagnose bei Patient:innen mit opioidbezogenen Störungen erfahrungsgemäß oft mit einer Rest-Unsicherheit verbunden ist, wird die Möglichkeit zur Zweitmeinung in Empfehlung 10.5.3 explizit erwähnt. Die Abwägung, wie unsicher die Diagnose ist, hängt individuell von Patient:in und der Erfahrung der/des behandelnden Ärzt:in ab, sodass sie als offene Empfehlung formuliert wurde.

Angaben zur qualitativ guten Durchführung

Die Diagnostik der ADHS besteht aus einer gründlichen longitudinalen Erhebung der Symptomatik sowohl in der Kindheit/Jugend, als auch im Erwachsenenalter. Der Fokus liegt dabei möglichst auf abstinenten Phasen bzw. Phasen mit stabilisiertem Konsum (s. o.). Aktuelle Symptome der ADHS werden am besten mit einem semi-strukturierten Interview (z. B. DIVA-5) erfasst.

2.10.5.4.2 Hintergrundtext zu den Empfehlungen 10.5.4, 10.5.5, 10.5.6

Darlegung der Evidenzgrundlage

Zur Behandlung der ADHS stehen Stimulanzien (Methylphenidat, Amphetamine) als Betäubungsmittel und Nicht-Stimulanzien (Atomoxetin, Guanfacin) zur Verfügung. Stimulanzien können missbraucht, weitergegeben oder verkauft werden. In den Fachinformationen sind Suchterkrankungen als relative Kontraindikation aufgeführt [225–228]. In Leitlinien und internationale Expert:innenempfehlungen auf Konsensus-Niveau werden langwirksame Stimulanzien als first-line Therapie empfohlen, alternativ Atomoxetin oder Guanfacin. [7, 162, 221, 222, 229].

Allerdings stellen Patient:innen mit opioidbezogenen Störungen eine besondere Gruppe dar mit höherem Risiko für Missbrauch oder Weitergabe von Betäubungsmitteln sowie erhöhtem Risiko für Mischkonsum [219].

Die Stimulanzienbehandlung bei opioidbezogenen Störungen und Buprenorphin-OAT erhöht das Risiko für „drug-related poisoning" (DRP), kann aber durch bessere Behandlungsadhärenz das Gesamtrisiko senken [230]. Im Einzelfall kann das Intoxikationsrisiko den Nutzen überwiegen. Bei ADHS und SUD (inkl. opioidbezogener Störungen) zeigte eine Studie mit Stimulanzien eine bessere Haltequote als Atomoxetin [216]. Lisdexamfetamine scheint bei komorbider Stimulanzienabhängigkeit neben der opioidbezogenen Störung (und ADHS) mit einem reduzierten erhöhtem Sterberisiko assoziiert zu sein [231].

Langwirksame Stimulanzien wirken schneller und stärker gegen ADHS-Symptome als Atomoxetin oder Guanfacin [217]. Behandelnde müssen daher abwägen, ob eine schnelle Symptomreduktion wichtiger ist als die Minimierung des Missbrauchs- oder Weitergaberisikos.

Die Autor:innen haben sich dazu entschieden, den Formulierungen der S3-Leitlinie ADHS, der S3-Leitlinie alkoholbezogene Störungen und der Expert:innenkonsense zu folgen.

Für Patient:innen mit opioidbezogenen Störungen und ADHS in OAT können Sicherheitsmaßnahmen wie tägliche Vergabe der Medikamente unter Sicht oder in flüssiger Form (Lisdexamfetamin) ergriffen werden, was besonders zu Behandlungsbeginn dringend notwendig ist. Auch bei Take-Home sollte anfangs mindestens wöchentlich ein Arztkontakt zur Minimierung von Missbrauch und Weitergabe erfolgen. Langwirksame Stimulanzien haben ein begrenztes Missbrauchsrisiko [221]. OROS-Methylphenidat und Lisdexamfetamin sind aufgrund ihrer Eigenschaften weniger für nasalen oder intravenösen Konsum geeignet [232–236]. Lisdexamfetamin kann in Wasser gelöst werden, was die Vergabe unter Sicht in der OAT erleichtert [225]. Aufgrund klinischer Erfahrung sollen auch bei Take-Home-Verordnungenen mindestens einmal wöchentliche Arztkontakte erfolgen.

Begründung des Empfehlungsgrades mit Darlegung der Abwägung von Nutzen und Schaden der Intervention

Mit Blick auf die Empfehlung 10.5.4 und hinsichtlich des Risikos einer unzureichend behandelten ADHS muss abgewogen werden mit dem Risiko für Missbrauch und Weitergabe von ADHS-Medikamenten. Der Empfehlungsgrad wurde aus den anderen S3-Leitlinie n [7, 162] übernommen. Wenn die Entscheidung zur Behandlung mit Stimulanzien gefallen ist, sind ausreichend Vorkehrungen zu treffen, um das Risiko für Weitergabe und Missbrauch (inklusive intravenösem Konsum) soweit wie möglich zu reduzieren. Daher wurde für die Empfehlung 10.5.6 ein starker Empfehlungsgrad gewählt.

Nennen von Personengruppen, auf die die Empfehlung nicht zutrifft/Alternativen

Patient:innen mit einer Vorgeschichte von substanzinduzierten psychotischen Störungen sollten Stimulanzien nur unter größter Vorsicht erhalten. Patient:innen mit Schizophrenie oder ähnlichen anhaltenden Psychosen sollten keine Stimulanzien erhalten.

Angaben zur qualitativ guten Durchführung

Oft ist im Verlauf eine Anpassung der ADHS-Medikation notwendig, um geänderten Lebensbedingungen Rechnung zu tragen. Das Risiko für Missbrauch/Weitergabe ist dabei weiterhin zu beachten. Bei der Verordnung von Atomoxetin kann eine langsamere Aufdosierung als in der Fachinformation (z. B. Beginn mit 10–20 mg/d statt 40 mg/d) das Risiko für Nebenwirkungen reduzieren und die Therapieadhärenz entscheidend verbessern. Guanfacin ist nur für die Behandlung der ADHS im Kindes- und Jugendalter zugelassen. Es treten vergleichsweise häufiger Nebenwirkungen auf, z. B. EKG-Veränderungen. Bei allen ADHS-Medikamenten ist eine regelmäßige Kontrolle von Blutdruck und Puls sinnvoll.

2.10.5.5 Empfehlungen für zukünftige Forschung

- Prospektive und kontrollierte Studien zur Wirksamkeit von ADHS-Medikation bei Patient:innen mit ADHS und opioidbezogenen Störungen (Reduktion von ADHS-Symptomen und Substanzkonsum, optimale Dosis, Verbesserung der Therapieadhärenz).
- Prospektive und kontrollierte Studien zur Wirksamkeit von weiteren Therapieverfahren (z. B. tDCS, TMS allein oder in Ergänzung zu ADHS-Medikation).
- Prospektive Studien zum Risiko für Missbrauch und Weitergabe von ADHS-Medikation bei Patient:innen mit ADHS und opioidbezogenen Störungen.
- Prospektive Studien zur Effektivität verschiedener OAT (Diamorphin, Methadon, Buprenorphin sublingual bzw. als Depot, Morpin retard) bei Patient:innen mit ADHS und opioidbezogenen Störungen.
- Prospektive und kontrollierte Studien zur Wirksamkeit von psychotherapeutischen Verfahren bei Patient:innen mit ADHS und opioidbezogenen Störungen (Reduktion von ADHS-Symptomen und Substanzkonsum, Verbesserung der Therapieadhärenz).

2.10.6 Posttraumatische Belastungsstörung

Ingo Schäfer

2.10.6.1 Einleitung

Die Posttraumatische Belastungsstörung (PTBS) gehört bei Personen mit opiodbezogenen Störungen zu den häufigsten Komorbiditäten [183]. Ein epidemiologischer Survey aus Australien kam zu dem Ergebnis, dass 33 % der Personen mit opioidbezogenen Störungen in der Allgemeinbevölkerung eine komorbide PTBS aufwiesen [237]. In der deutschen PREMOS-Studie lag die Punktprävalenz der PTBS bei 1600 Patient:innen in OAT zu den 3 Erhebungszeitpunkten zwischen 7 % und 13 % [76]. Nordamerikanische Studien bei Patient:innen in OAT berichteten in der Regel deutlich höhere Prävalenzen [238, 239]. Eine naturalistische Längsschnittstudie bei 615 Patient:innen mit Heroinabhängigkeit in Australien („Australian Treatment Outcome Study" – ATOS) berichtete, dass 41 % die Lebenszeitdiagnose einer PTBS aufwiesen [240].

Bei Patient:innen mit PTBS finden sich im Vergleich zu denen ohne PTBS eine schlechtere berufliche Funktionsfähigkeit, mehr Überdosierungen, sowie eine schlechtere körperliche und psychische Gesundheit [241]. So fanden sich in einem 11-Jahres-Follow-up der ATOS-Studie bei Patient:innen mit PTBS signifikant mehr depressive Syndrome und Suizidversuche [240], was sich mit Studien bei Patient:innen in OAT deckt [239]. Befunde zu Zusammenhängen mit Behandlungsaspekten, wie der Haltequote oder dem Ausmaß des Substanzkonsums, fielen dagegen uneinheitlich aus [238, 240].

2.10.6.2 Klinische Fragestellung

- 1.Führt eine Psychotherapie, Pharmakotherapie oder Kombination beider Therapien bei opioidabhängigen Personen (in qualifiziertem Entzug oder OAT) mit psychischer Komorbidität von Posttraumatischen Belastungsstörungen (PTBS) zu einer größeren Verbesserung der Komorbidität oder der Konsummuster im Vergleich zu einem Treatment-as-usual (TAU) oder Placebobedingungen?

2.10.6.3 Empfehlungen

10.6.1	Empfehlung	Neu (2025)
	Patient:innen mit opioidbezogenen Störungen und komorbider Posttraumatischer Belastungsstörung (PTBS) sollte im Rahmen eines integrierten Konzepts eine traumafokussierte Psychotherapie angeboten werden.	
EK	Schiff et al. 2015, Schacht et al. 2017, DeGPT 2019	
	Konsensstärke: 91,7 % (Konsens)	

10.6.2	Empfehlung	Neu (2025)
	Bei Patient:innen mit opioidbezogenen Störungen und Komplexer Posttraumatischer Belastungsstörung (K-PTBS) sollten traumafokussierte Interventionen mit Techniken zur Emotionsregulation und zur Verbesserung von Beziehungsstörungen im Sinne der Bearbeitung dysfunktionaler zwischenmenschlicher Muster kombiniert werden.	
EK	DeGPT 2019	
	Konsensstärke: 92,3 % (Konsens)	

10.6.3	Empfehlung	Neu (2025)
	Eine Psychopharmakotherapie soll weder als alleinige noch als primäre Therapie der Posttraumatischen Belastungsstörung (PTBS) bei Personen mit opioidbezogenen Störungen eingesetzt werden.	
EK	DeGPT 2019	
	Konsensstärke: 84,2 % (Konsens)	

2.10.6.4 Hintergrund der Evidenz

2.10.6.4.1 Hintergrundtext zur Empfehlung 10.6.1

Darlegung der Evidenzgrundlage

Bei der Behandlung der PTBS kann zwischen traumafokussierten und nicht-traumafokussierten Interventionen unterschieden werden. Traumafokussierte Interventionen sind definiert als Behandlungsansätze, bei denen der Schwerpunkt auf der Verarbeitung der Erinnerung an das traumatische Ereignis und/oder seiner Bedeutung liegt. Bei nicht-traumafokussierten Interventionen liegt stattdessen der Schwerpunkt dieser Ansätze auf der Vermittlung von Fertigkeiten der Emotionsregulation, des Umgangs mit posttraumatischen Belastungssymptomen oder der Lösung aktueller Probleme. Zur Behandlung der PTBS stellen traumafokussierte Interventionen aufgrund ihrer höheren Wirksamkeit die Therapie der Wahl dar [164]. Mehrere Studien weisen darauf hin, dass traumafokussierte Interventionen auch bei Patient:innen mit opioidbezogenen Störungen sicher und effektiv eingesetzt werden können [242, 243].

Begründung des Empfehlungsgrades mit Darlegung der Abwägung von Nutzen und Schaden der Intervention

Traumafokussierte Interventionen stellen bei Personen mit PTBS die Therapie der Wahl dar [164]. Dies trifft auch auf Patient:innen mit substanzbezogenen Störungen zu [7, 22]. Einzelne Studien belegen, dass sie auch bei Patient:innen mit opioidbezogenen Störungen sicher und effektiv eingesetzt werden können [242, 243]. Aufgrund der bislang noch begrenzten Studienlage wird Empfehlung 10.6.1 dennoch als Expert:innenkonsens formuliert. Wie auch bei anderen Gruppen von Patient:innen steht dem erwarteten Nutzen einer traumafokussierten Behandlung (Reduktion der PTBS-Symptomatik) ein potenzieller Schaden durch eine Intensivierung der Symptomatik mit Zunahme des Konsums gegenüber. Aufgrund der bislang noch begrenzten Studienlage zu dieser Frage bei opioidbezogenen Störungen wurde der Empfehlungsgrad „B“ gewählt.

2.10.6.4.2 Hintergrundtext zur Empfehlung 10.6.2

Darlegung der Evidenzgrundlage
Nach schweren und wiederholten traumatischen Erfahrungen, etwa sexueller oder körperlicher Gewalt in der Kindheit, liegen neben den Kernsymptomen der PTBS oft weitere Symptome vor wie eine gestörte Affektregulation und Impulskontrolle, Störungen des Selbstbildes, sowie Gefühle von Scham und Schuld. Betroffene mit solchen zusätzlichen Symptomen erfüllen häufig die Diagnose der Komplexen Posttraumatischen Belastungsstörung (K-PTBS), die mit der Einführung des ICD-11 zu einer im Versorgungssystem anerkannten Diagnose geworden ist. Bei Vorliegen einer K-PTBS sollte die psychotherapeutische Behandlung zusätzlich zu traumafokussierten Interventionen auch Techniken zur Emotionsregulation und zur Verbesserung von Beziehungsstörungen im Sinne der Bearbeitung dysfunktionaler zwischenmenschlicher Muster umfassen [164].

Begründung des Empfehlungsgrades mit Darlegung der Abwägung von Nutzen und Schaden der Intervention
Studien zur psychotherapeutischen Behandlung der K-PTBS bei Patient:innen mit opioidbezogenen Störungen stehen bislang noch aus. Empfehlung 10.6.2 wird deshalb als Expert:innenkonsens formuliert. Wie auch bei anderen Gruppen von Patient:innen steht dem erwarteten Nutzen einer traumafokussierten Behandlung (Reduktion der PTBS-Symptomatik) ein potenzieller Schaden durch eine Intensivierung der Symptomatik mit Zunahme des Konsums gegenüber. Dieses Risiko wird in Bezug auf die anderen in Empfehlung 10.2 erwähnten Interventionen als deutlich geringer angesehen. Aufgrund der bislang noch begrenzten Studienlage zu dieser Frage bei opioidbezogenen Störungen wurde dennoch der Empfehlungsgrad „B“ gewählt.

2.10.6.4.3 Hintergrundtext zur Empfehlung 10.6.3

Darlegung der Evidenzgrundlage
Die existierenden Metaanalysen und systematischen Reviews zur pharmakologischen Behandlung der PTBS kommen zu dem Ergebnis, dass die Effektstärken für traumafokussierte Psychotherapie im Vergleich zu aktiven psychotherapeutischen Kontrollbedingungen größer ausfallen als bei Medikamenten im Vergleich zu Placebos und größer als bei anderen Psychotherapien im Vergleich zu aktiven Kontrollbedingungen [164]. Die Empfehlung eine Pharmakotherapie weder als alleinige noch als primäre Therapie der PTBS einzusetzen, entspricht auch den Empfehlungen internationaler Leitlinien [164].

Begründung des Empfehlungsgrades mit Darlegung der Abwägung von Nutzen und Schaden der Intervention
Da keine spezifischen Studien zur psychopharmakologischen Behandlung der PTBS bei opioidbezogenen Störungen verfügbar sind, wird Empfehlung 10.6.3 als Expert:innenkonsens formuliert. Dem Nutzen aufgrund der grundsätzlich überlegenen Effekte einer Psychotherapie steht dabei ein potenzieller Schaden durch eine unterlassene Pharmakotherapie in Fällen gegenüber, in denen auch keine Psychotherapie erfolgt. Um die Bedeutung einer Psychotherapie aufgrund der großen Menge an Befunden, die auf deutlich höhere Effektstärken im Vergleich zu einer Pharmakotherapie der PTBS hinweisen, zu betonen, wurde dennoch ein starker Empfehlungsgrad gewählt.

2.10.6.5 Empfehlungen für zukünftige Forschung

- Methodisch hochwertige Studien zu den Effekten traumafokussierter Methoden bei Patient:innen mit opioidbezogenen Störungen.
- Studien zu den Effekten zusätzlicher Therapieansätze (z. B. skillbasierter Verfahren) bei Patient:innen mit opioidbezogenen Störungen und komplexer PTBS.
- Studien zu Möglichkeiten, die Haltequote in PTBS-Therapien bei Patient:innen mit opioidbezogenen Störungen zu erhöhen.
- Studien zu niedrigschwelligen Therapieansätzen für Patient:innen, die durch traumafokussierte Ansätze schwer zu erreichen sind.

2.11 Besondere Populationen

Maurice Cabanis, Michael Soyka, Maren Dix, Mirjam N. Landgraf, Marc Lehmann, Ingo Schäfer, Dirk Schaeffer, Jan-Peter Siedentopf und Sebastian Winkelnkemper

2.11.1 Einleitung

Dieses Kapitel behandelt besondere Populationen bei opioidbezogenen Störungen: Schwangere und Stillende, Eltern oder erziehungsberechtigte Personen, Kinder, Jugendliche und junge Erwachsene, Personen in Haft sowie geflüchtete Personen mit opioidbezogenen Störungen. Sie betreffen Menschen aus verschiedenen demografischen Gruppen und erfordern aufgrund ihrer besonderen Bedürfnisse und Umstände in bestimmten Bereichen spezifische Behandlungsstrategien, die auf deren besonderen Bedürfnisse eingehen.

Schwangere mit opioidbezogenen Störungen benötigen z. B. eine spezielle Betreuung, um das Wohlergehen sowohl der werdenden Mutter als auch des sich entwickelnden Fötus zu gewährleisten [244]. Bei diesen Personen besteht ein erhöhtes Risiko für Geburtskomplikationen, Frühgeburten und das Neonatale

Abstinenzsyndrom (NAS) [245] sowie für langfristige Entwicklungsstörungen und neuropsychologische Störungen aufgrund einer durch die Substanzen erfolgten Gehirnentwicklungsstörung des ungeborenen Kindes. Behandlungsstrategien für Schwangere können eine OAT, aber auch eine schonende Entgiftungsbehandlung, eine sorgfältige Abwägung von Nutzen und Risiken sowie eine genaue Überwachung der Gesundheit von Mutter und Kind umfassen [246]. Gemeinsame Betreuungsmodelle, an denen Geburtshelfende, Suchtmediziner:innen, Gynäkolog:innen, Neonatolog:innen, Pädiater:innen und Neuropädiater:innen beteiligt sind, sind für eine umfassende pränatale Betreuung, die Behandlung von Substanzgebrauchsstörungen und die Unterstützung gesunder Schwangerschaften unerlässlich [247]. Während der postpartalen Phase stellt das Stillen für Personen mit opioidbezogenen Störungen eine besondere Herausforderung dar. Während einer OAT sollten entsprechend die möglichen Risiken gegenüber den Vorteilen des Stillens abgewogen werden [248]. Individualisierte Behandlungspläne können das Stillen unter einer OAT ermöglichen, gleichzeitig die neonatale Exposition gegenüber Opioiden minimieren und mit Hinweisen zu sicheren Stillpraktiken und zur Prüfung des Säuglings auf Zeichen von Sedierung oder Entzug einen besseren Behandlungsverlauf unterstützen [248]. International wird für eine OAT in der Stillzeit die Anwendung von Methadon oder Buprenorphin empfohlen.

Bei Eltern oder erziehungsberechtigten Personen mit opioidbezogenen Störungen ist das Wohlergehen sowohl der Eltern als auch des Kindes wichtiger Bestandteil der Behandlung. Auf die Eltern ausgerichtete Maßnahmen, die OAT, Steigerung der Elternkompetenzen und Familientherapie umfassen, erweisen sich als wirksam [249]. Darüber hinaus unterstützen ggf. Krankenkassen, Jugendämter, Familienhilfen und kommunale Ressourcen Eltern während der Behandlung und fördern ein stabiles und sicheres Umfeld für die Kinder [250]. Für Kinderschutzdienste ist von besonderer Bedeutung, ein Gleichgewicht zwischen der Sicherheit der Kinder und den Möglichkeiten des elterlichen Engagements und der Unterstützung der Genesung herzustellen, um zu verhindern, dass Kinder unnötigerweise aus ihren Familien entfernt werden [251]. Dabei hat das Kindeswohl Vorrang vor den elterlichen Rechten. Entsprechend muss immer die Frage nach Kindern im Haushalt im Rahmen der Behandlung und Beratung gestellt werden.

Kinder, Jugendliche und junge Erwachsene mit opioidbezogenen Störungen benötigen ebenfalls spezielle Ansätze, die ihre besonderen Entwicklungsbedürfnisse berücksichtigen. Eine frühzeitige Erkennung und Intervention sind entscheidend, um die langfristigen Folgen der opioidbezogenen Störungen zu mildern. Die Behandlung umfasst eine Kombination aus Pharmakotherapie und psychosozialen Maßnahmen, die auf das Alter und den Entwicklungsstand der jeweiligen Person zugeschnitten sind [252]. Dabei ist auch die Einbeziehung der Familie, schulische Unterstützung und psychosoziale Dienste wesentlich, um den komplexen Bedürfnissen junger Patient:innen gerecht zu werden und positive Ergebnisse zu erzielen [253]. Junge Erwachsene, die sich im Übergang vom Jugend- zum Erwachsenenalter befinden, sind häufig besonderen sozialen, emotionalen und umweltbedingten Stressfaktoren ausgesetzt, die zum Substanzkonsum beitragen können. Behandlungsstrategien für junge Erwachsene sind insbesondere dann hilfreich, wenn sie altersgerechte Interventionen, Peer-Support-Netzwerken, Berufsausbildung und pädagogische Unterstützung integrieren [252].

Menschen mit Opioidabhängigkeit können häufig straffällig werden. Oft handelt es sich hier um Verstöße gegen das Betäubungsmittelgesetz oder sogenannte Beschaffungskriminalität. Viele Straftaten werden unter dem Einfluss berauschender Mittel, vor allem Alkohol, aber auch illegalen Substanzen verübt. Laut polizeilicher Kriminalstatistik beträgt bei Gewaltkriminalität der Anteil der Tatverdächtigen mit Konsum hochpotenter Substanzen etwa 6,5 % (2019). Verschiedene Untersuchungen haben gezeigt, dass etwa 20 % der in Haft befindlichen Menschen opioidabhängig sind. Dazu kommen viele Personen mit Substanzgebrauchsstörungen, die im Maßregelvollzug nach § 64 StGB behandelt werden. Es handelt sich um eine große Gruppe von Patient:innen [254]. Nur relativ wenige Untersuchungen haben sich mit der Therapie inhaftierter Opioidabhängiger beschäftigt, insbesondere der OAT, und es gibt zahlreiche praktische Probleme [255]. Das Thema hat die Europäische Kommission schon 2007 beschäftigt und es wurde ein Leitfaden zur OAT im Gefängnis vorgelegt [256]. Die wissenschaftliche Literatur zu dem Thema war bislang überschaubar.

Eine weitere Gruppe von Patient:innen mit opioidbezogenen Störungen, die besondere Bedarfe im Rahmen ihrer Behandlung aufweisen, sind Personen mit Migrationshintergrund [257]. Befunde aus verschiedenen europäischen Ländern (z. B. Belgien und Griechenland) weisen darauf hin, dass diese Gruppe in ambulanter OAT überrepräsentiert, in hochschwelligen stationären Behandlungsangeboten hingegen unterrepräsentiert ist [258]. Für verschiedene Gruppen von Patient:innen mit opioidbezogenen Störungen und Migrationshintergrund, etwa Geflüchtete, bestehen erhebliche Barrieren in Bezug auf eine angemessene Versorgung. Dazu zählen insbesondere fehlende Sprachmittlung und ein begrenzter Zugang zum gesamten Spektrum von Versorgungsangeboten [259]. Zugleich stellen Geflüchtete mit substanzbezogenen Störungen aufgrund hoher Prävalenzen traumatischer Erfahrungen und entsprechenden psychischen Komorbiditäten eine besonders vulnerable Gruppe von Patient:innen dar [257, 260].

Zusammenfassend benötigen die genannten Patient:innengruppen mit opioidbezogenen Störungen personalisierte Behandlungsstrategien, um besonderen Bedürfnisse und Umständen Rechnung zu tragen. Dabei ist eine multidisziplinäre Versorgung einschließlich medizinischer, geburtshilflicher, suchtmedizinischer und psychosozialer Angebote und die Zusammenarbeit mit verschiedenen regionalen Institutionen und Unterstützungsnetzen entscheidend. Eine schnell verfügbare, kompetente und unterstützende Begleitung der genannten Gruppen führt zur Verbesserung der allgemeinen Lebensqualität, zu gesunden Schwangerschaften und zur Förderung der kindlichen Entwicklung sowie eines erfolgreichen Übergangs ins Erwachsenenalter. Hierfür benötigt es v. a. spezifisches Wissen in den Bereichen Prävention, OAT, personalisierter, psychosozialer Behandlungsangebote sowie integrierter Versorgungsstrategien für Schwangere, Gebärende, Stillende,

Eltern und deren pränatal exponierte Kinder sowie Kinder, Jugendliche und jungen Erwachsenen mit opioidbezogenen Störungen. Dafür ist die Vermittlung entsprechenden Wissens in die Aus- und Weiterbildung sowie die Förderung kontinuierlicher Forschung und Evaluierung in diesem Bereich notwendig.

2.11.2 Klinische Fragestellungen

2. Führt eine OAT mit razemischem Methadon bei schwangeren, gebärenden oder stillenden opioidabhängigen Personen zu geringeren Schwangerschafts- oder Geburtskomplikationen, einer verbesserten körperlichen Gesundheit des Kindes (inkl. Ausprägung des neonatalen Entzugssyndroms) oder einer verbesserten psychischen Gesundheit des Kindes im Vergleich zu einer OAT mit Levomethadon, Buprenorphin, depot Buprenorphin, retardiertem Morphin oder Diamorphin?
3. Führt eine OAT bei schwangeren, gebärenden oder stillenden opioidabhängigen Personen zu geringeren Schwangerschafts- oder Geburtskomplikationen, einer besseren körperlichen Gesundheit des Kindes (inkl. Ausprägung des neonatalen Entzugssyndroms) oder einer besseren psychischen Gesundheit des Kindes im Vergleich zu einer abstinenzorientierten Behandlung (Entwöhnungsbehandlung) oder kontrolliertem Konsum?
4. Führt eine OAT bei erziehungsberechtigten Personen/Eltern mit opioidbezogenen Störungen zu einer geringeren Gefährdung des Kindes, besseren psychischen oder körperlichen Gesundheit oder besseren Entwicklung des Kindes im Vergleich zu einer abstinenzorientierten Behandlung (Entwöhnungsbehandlung)?
5. Führt eine OAT bei opioidabhängigen Personen im Alter bis einschließlich 24 Jahren zu einer höheren Abstinenzrate von illegalen Opioiden, einer besseren Beschäftigungssituation, psychischen oder körperlichen Gesundheit, einer höheren Retention oder geringeren Mortalität im Vergleich zu einer abstinenzorientierten Behandlung (Entwöhnungsbehandlung)?
6. Führt eine OAT bei opioidabhängigen Personen in Haft oder mit gerichtlicher Therapieauflage zu geringerer Beschaffungskriminalität, geringeren Verurteilungen wegen Delikten nach dem BtMG, einer höheren Abstinenzrate von illegalen Opioiden, einer besseren körperlichen oder psychischen Gesundheit oder geringerem Substanzkonsum im Vergleich zu einer abstinenzorientierten Behandlung?
7. Führt eine OAT bei geflüchteten opioidabhängigen Personen zu einer Verbesserung der psychischen und körperlichen Gesundheit, Verringerung des Substanzkonsums, Verbesserung der Lebensqualität, Verringerung der Mortalität sowie besseren Haltequote im Vergleich zu keiner OAT?

2.11.3 Empfehlungen

11.1	Empfehlung		Neu (2025)
Empfehlungsgrad A ⇑⇑	Die Eindosierung und ggf. Anpassung der zur Verfügung stehenden Opioid-Agonisten soll bei Schwangeren, Gebärenden oder Stillenden mit opioidbezogenen Störungen angeboten werden.		
Towers et al. 2020, Kinsella et al. 2022			
Qualität der Evidenz			
Schwangerschaftskomplikation: angeborene Anomalie, Todesfälle (Mutter); Geburtskomplikation: Totgeburt; Sehr niedrig ⊕⊖⊖⊖	Psychische Gesundheit des Kindes: Entwicklung in Kindheit; Sehr niedrig ⊕⊖⊖⊖	Körperliche Gesundheit des Kindes: klein für Gestationsalter, Todesfälle (Kind); Sehr niedrig ⊕⊖⊖⊖	Ausprägung des neonatalen Entzugssyndroms: Behandlung des Entzugssyndroms: Sehr niedrig ⊕⊖⊖⊖
Schwangerschaftskomplikation: Frühgeburt; Niedrig ⊕⊕⊖⊖	Körperliche Gesundheit des Kindes: Körperlänge bei Geburt, Gewicht bei Geburt: Niedrig ⊕⊕⊖⊖	AMSTAR 2: Niedrige Qualität	-
	Konsensstärke: 89 % (Konsens)		

11.2	Empfehlung	Neu (2025)
Empfehlungsgrad A ⇑⇑	Schwangere, Gebärende oder Stillenden mit opioidbezogenen Störungen sollen ausführlich über Risiken, Nebenwirkungen und Nutzen einer Opioid-Agonisten-Therapie, einer abstinenzorientierten Behandlung (Entwöhnungsbehandlung) sowie über Folgen von begleitendem Konsum von zusätzlichen Substanzen (inkl. Alkohol) für sich und für das Kind aufgeklärt werden und gemeinsam mit der behandelnden Person eine Behandlungsstrategie festlegen.	
Terplan et al. 2018, Wang et al. 2019, Towers et al. 2020		
Qualität der Evidenz		
Schwangerschaftskomplikationen: Frühgeburtlichkeit; Geburtskomplikationen: Totgeburt; Ausprägung des neonatalen Entzugssyndroms: Sehr niedrig ⊕⊖⊖⊖	AMSTAR 2: Sehr niedrige bis niedrige Qualität	
	Konsensstärke: 100 % (Starker Konsens)	

11.3	Empfehlung	Neu (2025)
	Die Opioid-Agonisten-Therapie soll neben Behandlungsalternativen, wie der Entwöhnungstherapie, erziehungsberechtigten Personen/Eltern mit einer opioidbezogenen Störung angeboten werden.	
EK	Winstanley et al. 2019, Romanowicz et al. 2019, Bullinger 2022	
	Konsensstärke: 100 % (Starker Konsens)	

11.4	Empfehlung	Neu (2025)
	Die Opioid-Agonisten-Therapie soll neben Behandlungsalternativen, wie der Entwöhnungstherapie, bei Kindern, Jugendlichen und jungen Erwachsenen mit opioidbezogenen Störungen angeboten werden.	
EK	Carney et al. 2018, Borodkovsky et al. 2018, Pilarinos et al. 2022	
	Konsensstärke: 100 % (Starker Konsens)	

11.5	Empfehlung	Neu (2025)
Empfehlungsgrad A ⇑⇑	Straffälligen Personen mit opioidbezogenen Störungen soll eine Opioid-Agonisten-Therapie angeboten werden.	
Brinkley-Rubinstein et al. 2018		
Qualität der Evidenz (Studien, die nach GRADE beurteilt wurden)		
Beschaffungskriminalität gemessen als Re-arrest: Sehr niedrig ⊕⊖⊖⊖	Beschaffungskriminalität gemessen als Re-incarceration: Sehr niedrig ⊕⊖⊖⊖	Körperliche Gesundheit: fatale und nicht-fatale Überdosierung: Sehr niedrig ⊕⊖⊖⊖
Körperliche Gesundheit: Notaufnahmebesuch: Sehr niedrig ⊕⊖⊖⊖	Substanzkonsum (Heroin): Sehr niedrig ⊕⊖⊖⊖	RoB 2: geringes Verzerrungsrisiko
	91 % (Konsens)	

11.6	Empfehlung	Neu (2025)
	Bei geflüchteten Personen mit opioidbezogenen Störungen sollte im Rahmen einer kultursensitiven, dolmetschergestützten Diagnostik auf Komorbiditäten, wie die Posttraumatische Belastungsstörung (PTBS), eingegangen werden.	
EK	Nikitin et al. 2023, Van Selm et al. 2023	
	Konsensstärke: 100 % (Starker Konsens)	

2.11.4 Hintergrund der Evidenz

2.11.4.1 Hintergrundtext zur Empfehlung 11.1 und 11.2

Darlegung der Evidenzgrundlage

Da die ersten beiden klinischen Fragestellungen sowie die dazugehörigen Empfehlungen miteinander verknüpft sind, werden beide Punkte im Folgenden gemeinsam diskutiert. OAT-Medikamente werden bei Schwangeren, Gebärenden oder Stillenden mit opioidbezogenen Störungen eingesetzt. Die verbreitetsten und meistuntersuchten OAT-Medikamente für die Behandlung von Schwangeren mit Opioidkonsumstörungen sind Methadon und Buprenorphin [261]. Methadon wird am längsten zur Behandlung von Opioidkonsumstörungen in der Schwangerschaft eingesetzt [262]. In den neuesten kanadischen Leitlinien wird Buprenorphin als Erstlinientherapie für Opioidkonsumstörungen empfohlen [263], in der Praxis finden jedoch alle OAT-Präparate ihren Einsatz, ohne schwerwiegende Folgen zu verursachen.

Begründung des Empfehlungsgrades mit Darlegung der Abwägung von Nutzen und Schaden der Intervention

OAT-Medikamente haben sich als sicher und wirksam für die Anwendung in der Schwangerschaft erwiesen [264]. In den WHO-Leitlinien wird außerdem empfohlen, OAT-Medikamente als Erhaltungstherapie für Opioidkonsumstörungen bei Schwangeren einzusetzen [265]. Die Behandlung mit OAT-Medikamenten trägt dazu bei, den Opioidkonsum zu reduzieren und den Verbleib in der Behandlung zu verbessern [266]. Der Einsatz von OAT-Medikamenten kann darüber hinaus mit einer verbesserten Einhaltung der Schwangerschaftsvorsorge und damit verbunden geringeren Raten von Frühgeburten und niedrigem Geburtsgewicht sowie geringerer Raten von Rückfällen und Überdosierungen bei werdenden Müttern einhergehen [267]. Gleichzeitig lässt sich jedoch festhalten, dass eine Entzugsbehandlung nicht grundsätzlich einer Behandlung mit OAT-Medikamenten unterlegen ist. Der putative Nachteil einer Entzugsbehandlung basiert auf dem indirekten Effekt, dass mit dieser Behandlungsstrategie ein höheres Risiko für erneuten Konsum und ein höheres Risiko für begleitenden Konsum von zusätzlichen Substanzen bestehen [267]. Die Annahme, dass der mit der Entzugsbehandlung vermeintlich verbundene höhere Stress während der Schwangerschaft zu mehr Komplikationen führe, konnte nicht nachgewiesen werden [267].

Weitere Gründe für den Empfehlungsgrad und/oder Wiedergabe wichtiger Diskussionspunkte

Die Expert:innengruppe hat sich dafür ausgesprochen, weder ein bestimmtes OAT-Medikament noch eine bestimmte Behandlungsstrategie bevorzugt zu empfehlen. Die aus der Literatur und der praktischen Erfahrung gewonnen Erkenntnisse legen nahe, Schwangeren, Gebärenden oder Stillenden mit opioidbezogenen Störungen ausführlich über Risiken, Nebenwirkungen und Nutzen der verschieden OAT-Medikamente und Behandlungsstrategien (OAT/Entgiftung) aufzuklären und im Sinne des „Shared decision making" gemeinsam mit der betroffenen Person die Behandlungsstrategie festzulegen.

Die existierende Literatur empfiehlt, dass Schwangere mit opioidbezogenen Störungen nach begleitendem Konsum von anderen illegalen Substanzen, Alkohol, Cannabis und Nikotin befragt und hinsichtlich deren konkreten Risiken für ihr Kind aufgeklärt werden. Studien empfehlen außerdem, dass Kinder, die pränatal Opioiden (mit oder ohne begleitenden Konsum von anderen Substanzen inkl. Alkohol) ausgesetzt waren, im gesamten Kindes- und Jugendalter entwicklungsdiagnostisch betreut werden (je nach klinischer Symptomatik pädiatrisch, neuropädiatrisch und/oder kinder- und jugendpsychiatrisch) [268–274]. Hinsichtlich der Versorgung (zusätzlich) pränatal alkoholexponierter Kinder, verweist die Leitliniengruppe auf die S. 3 Leitlinie „Fetale Alkoholspektrumstörungen (FASD) bei Kindern und Jugendlichen – Diagnostik & Intervention" [275].

Nennen von Personengruppen, auf die die Empfehlung nicht zutrifft/Alternativen

Die die Empfehlungen zur Eindosierung und gegebenenfalls Anpassung von Opioid-Agonisten sowie zur ausführlichen Aufklärung über Behandlungsoptionen, Risiken und begleitender Konsum von zusätzlichen Substanzen bei Schwangeren, Gebärenden oder Stillenden mit opioidbezogenen Störungen treffen nicht auf alle Personengruppen gleichermaßen zu. Beispielsweise können Frauen in hochakuten Krisensituationen, etwa bei psychischen Notfällen, extremer körperlicher Instabilität oder akutem begleitenden Konsum von potenziell lebensbedrohlichen Substanzen, vorübergehend nicht in der Lage sein, die Aufklärung oder die Eindosierung adäquat wahrzunehmen. Bei ihnen ist zunächst eine Stabilisierung der akuten Lage erforderlich, bevor die Empfehlungen umgesetzt werden können.

Darüber hinaus kann die Empfehlung zur Aufklärung und Mitentscheidung eingeschränkt sein, wenn Frauen aufgrund von kognitiven Einschränkungen, Sprachbarrieren oder psychischen Erkrankungen nicht in der Lage sind, die bereitgestellten Informationen vollständig zu verstehen oder eigenständig eine informierte Entscheidung zu treffen. In solchen Fällen sind spezifische Unterstützungsangebote erforderlich, um die Verständlichkeit der Aufklärung zu verbessern und gegebenenfalls rechtliche Vertreter:innen oder Übersetzer:innen einzubinden.

Angaben zur qualitativ guten Durchführung

Die Eindosierung und gegebenenfalls Anpassung von Opioid-Agonisten bei Schwangeren, Gebärenden oder Stillenden mit opioidbezogenen Störungen erfordert ein sorgfältiges, multidisziplinäres Vorgehen, das sowohl die medizinischen Bedürfnisse der werdenden Mutter als auch die Gesundheit des ungeborenen oder neugeborenen Kindes berücksichtigt. Ziel ist es, eine stabile Versorgung sicherzustellen und die Risiken für Mutter und Kind zu minimieren, und dabei die partizipative Entscheidungsfindung einzuhalten.

Die Eindosierung erfolgt unter engmaschiger ärztlicher Überwachung in einer spezialisierten Einrichtung. Hierbei ist besonders auf die Stabilisierung der Mutter zu achten, um Entzugssymptome zu vermeiden, die sowohl für die Schwangere als auch für das ungeborene Kind erhebliche Risiken bergen können. Gleichzeitig wird die Dosis so angepasst, dass das Risiko einer Überdosierung minimiert und eine optimale Wirksamkeit erzielt wird. Regelmäßige Kontrollen der Vitalparameter und gegebenenfalls die Anpassung der Dosis an den sich verändernden Stoffwechsel während der Schwangerschaft sind essenziell.

Während der Geburt ist eine eng abgestimmte Betreuung zwischen Geburtshelfer:innen, Anästhesist:innen und Suchtmediziner:innen notwendig. Schmerzmanagement und OAT müssen dabei sorgfältig aufeinander abgestimmt werden, um einerseits eine effektive Schmerzlinderung zu gewährleisten und andererseits Entzugssymptome zu vermeiden. Zudem sollte das medizinische Team auf mögliche Komplikationen vorbereitet sein, wie etwa das Neonatale Abstinenzsyndrom beim Neugeborenen, das durch die pränatale Exposition gegenüber Opioiden entstehen kann.

Für stillende Mütter ist die Fortsetzung der OAT in der Stillzeit möglich und oft sinnvoll, da die Menge der in die Muttermilch übergehenden Opioid-Agonisten gering ist und das Stillen positive Auswirkungen auf die Bindung zwischen Mutter und Kind sowie die Reduktion von NAS-Symptomen hat. Die genaue Dosierung sollte jedoch unter ärztlicher Aufsicht festgelegt und regelmäßig überprüft werden.

Zusätzlich zur medizinischen Betreuung ist die psychosoziale Unterstützung ein zentraler Bestandteil der Behandlung. Dazu gehören die Vermittlung von Beratungs- und Unterstützungsangeboten, die Förderung eines stabilen Umfelds für Mutter und Kind sowie die enge Zusammenarbeit mit Jugendhilfediensten, falls notwendig. Psychoedukative Maßnahmen zur Aufklärung über die Auswirkungen von OAT und Stillen sowie zur Förderung eines verantwortungsvollen Umgangs mit der Substanz sind ebenfalls essenziell.

Abschließend ist eine langfristige Betreuung zu gewährleisten, die eine nahtlose Überleitung in weiterführende Behandlungs- und Unterstützungsangebote einschließt. Regelmäßige Evaluationen der Behandlungsergebnisse und die flexible Anpassung des Behandlungsplans tragen dazu bei, die Gesundheit und Stabilität von Mutter und Kind nachhaltig zu sichern.

2.11.4.2 Hintergrundtext zur Empfehlung 11.3

Darlegung der Evidenzgrundlage

In mehreren Studien wurde untersucht, wie sich eine opioidgestützte Behandlung für Eltern auf ihre Kinder auswirkt. Opioidgebrauch der Eltern kann negative Folgen für die Eltern-Kind-Beziehung, die entwicklungs- und verhaltensbezogene sowie die psychosoziale Gesundheit der Kinder haben [276–278]. Gleichzeitig hat sich die OAT als wirksam erwiesen, um den elterlichen illegalen Substanzgebrauch zu reduzieren sowie die psychische, somatische und soziale Verfassung zu verbessern und damit die negativen Auswirkungen des Konsums auf die Kinder zu reduzieren [279]. Bullinger konnte in seiner Studie zeigen, dass sich der Zugang der Eltern zu medikamentengestützten Opioidbehandlungsprogrammen positive Effekte für das Wohlbefinden ihrer Kinder hat [280]. Um das Wohlbefinden von Eltern und Kindern zu verbessern, ist es wichtig, ein Screening zu psychosozialen Faktoren und familienorientierte Ansätze zur Behandlung der Opioidabhängigkeit anzubieten [267, 281, 282]. Es gibt jedoch immer noch erhebliche Lücken in der Forschung zu den Auswirkungen von Opioidkonsumstörungen auf die Entwicklungsergebnisse von Kindern, deren Eltern an opioidbezogenen Störungen leiden [282]. Dabei ist auch der direkte toxische Effekt der pränatalen Opioidexposition auf die Gehirnentwicklung für den langfristigen neuropsychologischen Outcome der Kinder noch nicht ausreichend geklärt [283].

Begründung des Empfehlungsgrades mit Darlegung der Abwägung von Nutzen und Schaden der Intervention

Zur dritten klinischen Fragestellung konnten durch die Primärdatenrecherche sowie die Suche nach aggregierter Evidenz keine Studieneinschlüsse erfolgen, so dass sie auf der Basis eines Expert:innenkonsens formuliert wurde. Aus der Literatur sowie aus praktischen Erfahrungen lässt sich ableiteten, erziehungsberechtigte Personen/ Eltern mit opioidbezogenen Störungen ausführlich über Risiken, Nebenwirkungen und Nutzen der verschieden Behandlungsoptionen (OAT/Entwöhnung) aufzuklären. Auch hier gilt es im Rahmen des „Shared Decision Making"-Ansatzes die Entscheidung über die Wahl der Behandlungsstrategie gemeinsam mit den betroffenen Personen zu treffen.

Weitere Gründe für den Empfehlungsgrad und/oder Wiedergabe wichtiger Diskussionspunkte

Bei Eltern oder Erziehungsberechtigten mit opioidbezogenen Störungen spielt das Wohlergehen von Eltern und Kindern eine zentrale Rolle in der Behandlung. Wirksame Maßnahmen umfassen OAT, die Förderung elterlicher Kompetenzen und familientherapeutische Ansätze. Kinderschutzdienste müssen dabei ein Gleichgewicht zwischen Sicherheit der Kinder und Unterstützung der elterlichen Stabilisierung wahren, um unnötige Trennungen von Familien zu vermeiden. Das Kindeswohl hat jedoch stets Vorrang vor elterlichen Rechten. Daher sollte im Behandlungsprozess systematisch die Situation der Kinder im Haushalt erfasst und berücksichtigt werden.

Angaben zur qualitativ guten Durchführung

Erziehungsberechtigten Personen oder Eltern mit opioidbezogenen Störungen eine OAT neben alternativen Behandlungsoptionen wie der Entwöhnungstherapie anzubieten, erfordert ein patient:innenzentriertes und familienorientiertes Vorgehen. Ziel ist es, sowohl die gesundheitliche Stabilisierung der betroffenen Eltern als auch das Wohl des Kindes sicherzustellen, welches ggf. einen individuellen Behandlungsbedarf beinhaltet.

Die Durchführung der OAT sollte durch regelmäßige ärztliche Überwachung begleitet werden, um eine optimale Dosierung sicherzustellen, Entzugssymptome zu vermeiden und mögliche Nebenwirkungen frühzeitig zu erkennen. Parallel dazu ist die psychosoziale Unterstützung ein essenzieller Bestandteil der Behandlung. Diese umfasst Beratungsangebote zur Erziehungsunterstützung, den Aufbau stabiler Lebensumstände und die Förderung eines sicheren und unterstützenden Umfelds für das Kind. Die enge Zusammenarbeit mit Jugendhilfediensten, pädiatrischen Fachkräften und anderen sozialen Unterstützungsdiensten ist hierbei zentral, um eine ganzheitliche Versorgung zu gewährleisten.

2.11.4.3 Hintergrundtext zur Empfehlung 11.4

Darlegung der Evidenzgrundlage

Im Bereich OAT bei Kindern, Jugendlichen und jungen Erwachsenen mit opioidbezogenen Störungen sind wissenschaftliche Veröffentlichungen begrenzt. Die österreichische Leitlinie beinhaltet eine Passage mit Empfehlung zur Behandlung der genannten Altersgruppe [284]. Im Rahmen der Opioidkrise in Nordamerika wurden zudem wenige Studien und Leitlinienempfehlungen aus USA und Kanada veröffentlicht [282, 285, 286]. OAT und abstinenzorientierte Behandlungsansätze sind bei diesen Altersgruppen nach Müller und Trabi „als unterschiedliche, diversifizierte und individuelle patientengerechte Angebote zu verstehen“, „schließen einander nicht aus“ und können aufeinanderfolgen [252]. Dazu ist ein rascher, erleichterter (niedrigschwelliger) Zugang zu Beratung, Diagnostik und OAT von besonderer Bedeutung. Eine Vielfalt an unterschiedlichen Angeboten ist anzustreben: ambulante Suchthilfeeinrichtungen mit Spezialambulanzen, kinder- und jugendpsychiatrische Einrichtungen mit niedrig-, aber auch höherschwelligen Angeboten sowie (teil-)stationäre Spezialeinrichtungen [279].

Begründung des Empfehlungsgrades mit Darlegung der Abwägung von Nutzen und Schaden der Intervention

Auch zur vierten klinischen Fragestellung konnten durch die Primärdatenrecherche sowie die Suche nach aggregierter Evidenz keine Studieneinschlüsse erfolgen, so dass sie auf der Basis eines Expert:innenkonsens formuliert wurde, basierend auch auf den Erfahrungen der Überdosiskrise in Nordamerika sowie aus aktuellen wissenschaftlichen Erkenntnissen und praktischen Erfahrungen.

Weitere Gründe für den Empfehlungsgrad und/oder Wiedergabe wichtiger Diskussionspunkte

Kinder, Jugendliche und junge Erwachsene mit opioidbezogenen Störungen erfordern alters- und entwicklungsgerechte Behandlungsansätze, die ihre spezifischen Bedürfnisse berücksichtigen. Eine frühzeitige Diagnostik und Intervention sind entscheidend, um langfristige Folgen zu reduzieren. Die Therapie kombiniert Pharmakotherapie mit psychosozialen Maßnahmen, die individuell an Alter und Entwicklungsstand angepasst werden. Zentral ist dabei die Einbindung der Familie sowie die Nutzung schulischer und psychosozialer Unterstützungssysteme, um die komplexen Anforderungen junger Patient:innen zu bewältigen und nachhaltige Therapieerfolge zu erzielen. Junge Erwachsene im Übergang ins Erwachsenenalter stehen häufig unter erhöhtem sozialem und emotionalem Druck, der den Substanzkonsum begünstigen kann. Für diese Gruppe sind Behandlungsansätze besonders wirksam, wenn sie altersgerechte Interventionen mit Peer-Support, beruflicher Qualifizierung und pädagogischer Förderung verknüpfen. Im Falle einer OAT ist eine umfassende Aufklärung dieser Patient:innengruppe über die Risiken, Nebenwirkungen und den Nutzen der unterschiedlichen Behandlungsansätze (OAT/Entwöhnung) notwendig. Im Sinne des „Shared Decision Making“-Prinzips soll die Wahl der Behandlungsstrategie in enger Abstimmung mit den Betroffenen sowie gegebenenfalls ihren Eltern oder Erziehungsberechtigten erfolgen.

Nennen von Personengruppen, auf die die Empfehlung nicht zutrifft/Alternativen

Die genannte Empfehlung trifft nicht auf alle Personengruppen gleichermaßen zu. Insbesondere junge Menschen, deren Opioidgebrauch episodisch oder nicht regelmäßig erfolgt und die keine physische Abhängigkeit entwickelt haben, benötigen in der Regel keine medikamentöse OAT oder eine Entwöhnungsbehandlung. Für sie können psychosoziale Interventionen und Präventionsprogramme ausreichend sein, um den Substanzgebrauch zu adressieren und eine Stabilisierung zu fördern.

Angaben zur qualitativ guten Durchführung

Die qualitativ hochwertige Umsetzung der Empfehlung erfordert ein alters- und entwicklungsorientiertes Vorgehen. Ziel ist es, sowohl die akute als auch die langfristige Stabilisierung zu fördern, indem die Therapie individuell an die Bedürfnisse und Lebensumstände der Betroffenen angepasst wird. Zu Beginn steht eine umfassende diagnostische Abklärung, die neben dem Ausmaß der opioidbezogenen Störung auch psychische, soziale und körperliche Begleitfaktoren erfasst. Besonders wichtig ist die Berücksichtigung des Entwicklungsstandes der Betroffenen, da Jugendliche und junge Erwachsene spezifische Herausforderungen, wie schulische Anforderungen, den Übergang ins Berufsleben und soziale Identitätsfindung, bewältigen müssen. Diese Faktoren beeinflussen die Therapieziele und -maßnahmen maßgeblich.

Neben der engmaschigen ärztlichen Begleitung und sorgfältigen Dosisanpassung ist bei der OAT von Kindern, Jugendlichen und jungen Erwachsenen eine enge Verknüpfung mit psychosozialen Interventionen wichtig. Psychotherapie, sozialpädagogische Unterstützung und Angebote zur Förderung von Lebenskompetenzen tragen zusätzlich dazu bei, die Resilienz der Betroffenen zu stärken. Alternativ zur OAT ist auch eine abstinenzorientierte Entwöhnungstherapie anzubieten. Die Entscheidung für einen Behandlungsansatz sollte stets in enger Abstimmung mit den Betroffenen und gegebenenfalls deren Familien getroffen werden, um eine tragfähige Behandlungsstrategie zu entwickeln. Dabei ist eine umfassende Aufklärung über die Vor- und Nachteile der verschiedenen Ansätze, einschließlich der potenziellen Risiken, Nebenwirkungen und Erfolgsaussichten, unerlässlich.

Zusätzlich ist die Einbindung des sozialen Umfelds, insbesondere der Familie, ein wichtiger Bestandteil der Therapie. Familienbasierte Ansätze können die Behandlung unterstützen, indem sie das Verständnis der Angehörigen fördern und die soziale Stabilität der Betroffenen stärken. Bei Bedarf sollten auch schulische und berufliche Fördermaßnahmen sowie Peer-Support einbezogen werden, um die Wiedereingliederung in den Alltag zu erleichtern.

2.11.4.4 Hintergrundtext zur Empfehlung 11.5

Darlegung der Evidenzgrundlage

Es gibt kaum deutsche und wenig internationale Therapiestudien und auch kaum Katamnesen zur Effizienz spezifischer Therapien bei straffällig gewordenen Opioidabhängigen bzw. solchen in Haft. In Deutschland sind etwa 20 % der Inhaftierten opioidabhängig [287]. Ein systematischer Review von Malta et al. [288] schloss immerhin 22 randomisierte klinische Studien, drei nichtrandomisiere und 21 Beobachtungsstudien ein. Im Wesentlichen konnte nur eine gewisse Effizienz der OAT nachgewiesen werden. Eine Übersicht von Hedrich et al. [289] über die Effizienz der OAT in „prison settings“ (sechs experimentelle, 15 Beobachtungsstudien) zeigte die prinzipielle Wirksamkeit der OAT. Generell wurde gezeigt, dass OAT unter Haftbedingungen möglich ist und die Prognose eher verbessert [290]. Retrospektive Auswertungen belegen z. B. eine niedrigere Rate an Überdosierungen bei (ehemaligen) Häftlingen, die in OAT waren [291, 292]. Die einzige randomisierte

Studie stammt von Brinkley-Rubinstein et al. [293]. Insgesamt ist die Datenbasis aber dürftig [294]. In Deutschland existiert einige Literatur zur Wirksamkeit des Maßregelvollzugs bei Opioidabhängigen. Die einzige größere und relevante Erhebung zur Frage der Effizienz im Maßregelvollzug stammt von Schalast et al. [295]. 16 Kliniken beteiligten sich. Kontrollierte Studien zur Wirksamkeit der OAT im Maßregelvollzug liegen nicht vor.

Begründung des Empfehlungsgrades mit Darlegung der Abwägung von Nutzen und Schaden der Intervention
Therapiestudien bei Inhaftierten sind aus verschiedenen klinischen und ethischen Gründen ausgesprochen schwierig, insofern überrascht das Fehlen kontrollierter klinischer Studien nicht unbedingt. Verschiedene vor allem retrospektive Auswertungen haben aber gezeigt, dass OAT unter Haftbedingungen im Prinzip genauso wirksam sind wie außerhalb des Gefängnisses. Geringerer Substanzkonsum, eine niedrigere Rate z. B. an HIV und vor allem weniger tödliche Opiatintoxikationen auch nach Entlassung sind Hauptargumente für eine OAT [293].

Weitere Gründe für den Empfehlungsgrad und/oder Wiedergabe wichtiger Diskussionspunkte
Besonderes Augenmerk ist bei Opioidabhängigen in Haft auf den Zeitraum nach Haftentlassung zu legen, da hier die Rate an tödlichen Intoxikationen besonders hoch ist.

2.11.4.5 Hintergrundtext zur Empfehlung 11.6

Darlegung der Evidenzgrundlage
In Bezug auf Geflüchtete mit opioidbezogenen Störungen ist die aktuelle Evidenz auf qualitative Studien und Befragungen von Expert:innen beschränkt (z. B. [257, 259]). Diese kommen übereinstimmend zu dem Ergebnis, dass Angebote für Geflüchtete Patient:innen strukturelle Barrieren, wie fehlende Sprachmittlung berücksichtigen müssen, und aufgrund der großen Häufigkeit traumatischer Erfahrungen bei dieser Gruppe Screenings auf entsprechende Komorbiditäten indiziert sind.

Begründung des Empfehlungsgrades mit Darlegung der Abwägung von Nutzen und Schaden der Intervention
Für andere Gruppen von opioidabhängigen Personen (z. B. [183, 240]) und Geflüchtete allgemein (z. B. [296]) wurden hohe Prävalenzen posttraumatischer Störungen berichtet. Allerdings liegen zu geflüchteten Personen mit opioidbezogenen Störungen bislang keine methodisch hochwertigen Studien vor, so dass die Empfehlung als Expertenkonsens formuliert wurde. Aufgrund der besonderen klinischen Relevanz (u. a. im Sinne einer Selbstmedikation posttraumatischer Störungen mit Opioiden) wurde der Empfehlungsgrad B gewählt.

2.11.5 Empfehlungen für zukünftige Forschung

- Behandlungsansätze und -anforderungen sowie Risiken bei Schwangeren, Gebärenden oder Stillenden mit opioidbezogenen Störungen inkl. der biologischen Auswirkungen pränataler Opioidexposition und ggf. Entzugs- und Entwöhnungsbehandlung auf die langfristige Entwicklung des Kindes.
- Behandlungsansätze und -anforderungen sowie Risiken bei Erziehungsberechtigten Personen/Eltern mit opioidbezogenen Störungen und deren Kindern unter besonderer Berücksichtigung der möglichen Gefährdung des Kindes, dessen psychischen und körperlichen Gesundheit sowie dessen Entwicklung.
- Behandlungs ansätze und -anforderungen sowie Risiken bei Kindern, Jugendlichen, jungen Erwachsenen sowie Personen in höherem Alter und Personen mit chronischen Mehrfacherkrankungen mit opioidbezogenen Störungen und deren Therapieoutcomes bezogen auf die Abstinenzraten illegaler Opioide, die soziale Teilhabe, die psychische und körperliche Gesundheit sowie die Retention und Mortalität.
- Rechtliche und strukturelle Zugänge für geflüchtete Personen mit opioidbezogenen Störungen zu relevanten Versorgungsangeboten einschließlich der Behandlung komorbider psychischer Störungen.
- Behandlungsansätze und -anforderungen sowie Risiken bei Personen in staatlicher Freiheitsentziehung/Haft mit opioidbezogenen Störungen.
- Bei straffällige Personen mit opioidbezogenen Störungen sollte überprüft werden, ob die Initiierung oder Fortführung einer OAT bei Inhaftierten im Vergleich zu keiner OAT mit einer niedrigeren Mortalität während und nach der Haft, geringerem Opioidkonsum, einer niedrigeren Infektionsrate und besseren sozialen Integration einhergeht.
- Bei straffälligen Personen mit OUD sollten mögliche Vorteile einer Behandlung mit Depotpräparaten im Vergleich zu oraler OAT-Medikation hinsichtlich Retention, Opioidkonsum, Mortalität und Weitergabe von OAT-Medikamenten geprüft werden.

2.12 Schadensminimierung

Uwe Verthein, Olaf Ostermann und Oliver Pogarell

2.12.1 Einleitung

Unter schadensminimierenden Maßnahmen (gleichbedeutend mit dem international gebräuchlichen Begriff der Harm Reduction) werden nach einer Definition der Europäischen Beobachtungsstelle für Drogen und Drogensucht [297] alle Unterstützungsangebote, Interventionen und Hilfeleistungen verstanden, die das Überleben von drogenkonsumierenden Menschen sichern sowie die mit dem Konsum zusammenhängenden somatischen, psychischen, sozialen oder ökonomischen Folgen für die Betroffenen oder die Gesellschaft verringern oder vermeiden helfen. Dabei gilt folgendes Paradigma: Der Harm Reduction Ansatz zielt auf die Reduktion der (kurz- und langfristigen) negativen Folgen des Substanzkonsums (individuell und gesellschaftlich). Er ist nicht gerichtet auf die Reduktion des Konsums oder die Verringerung der Anzahl der Drogenkonsumierenden [298, 299].

Unterschiedliche Interventionen für Opioide konsumierende sowie illegale Drogen gebrauchende Menschen sind entwickelt worden und kommen mittlerweile, wenn auch nicht flächendeckend, in Deutschland zum Einsatz [300]. Zu den relevantesten und am stärksten verbreiteten Interventionen und Maßnahmen zählen:

- Versorgungs- und Beratungsangebote in niedrigschwelligen (szenenahen) Einrichtungen, sogenannte Kontaktläden,
- die Informationsvermittlung und Kampagnen zum Safer Use,
- die bedarfsgerechte Konsumutensilien-Vergabe und Spritzentauschprogramme,
- Drogenkonsumräume sowie
- die niedrigschwellige OAT.

Ferner gibt es eine Reihe weiterer Interventionen und Maßnahmen/Angebote wie z. B. die ambulante medizinische Betreuung und Notfallversorgung (Screening auf Infektionen, Testung, ggf. Impfung), aufsuchende Straßen-Sozialarbeit (Prostituierende, Obdachlose, Migrant:innen), Ruheräume, Notschlafstellen oder die Naloxon-Vergabe (Opioid-Antagonist) zur Vermeidung von Überdosierungen. Auch das nach einem Beschluss des Deutschen Bundestags im Juni 2023 jetzt prinzipiell mögliche Drug-Checking ist den schadensminimierenden Maßnahmen zuzurechnen.

In den 2017 überarbeiteten klinischen Leitlinien zu Drogenmissbrauch und Abhängigkeit des Britischen Gesundheitsministeriums werden Harm Reduction-Maßnahmen explizit als Bestandteil des Angebots an Interventionen für Drogenkonsumierende aufgeführt [301]. Auch die Leitlinien der Amerikanischen Gesellschaft für Suchtmedizin (ASAM) erwähnen die Möglichkeit, Harm Reduction Interventionen als Elemente der psychosozialen (Begleit-)Behandlung von Menschen mit opioidbezogenen Störungen anzubieten [302]. Besonders ausführlich werden Harm Reduction-Maßnahmen in den Leitlinien des British Columbia Centre on Substance Use und dem B.C. Gesundheitsministerium behandelt. In der Übersicht der Empfehlungen wird betont, dass z. B. die Take-Home-Naloxon-Vergabe oder andere Harm Reduction-Interventionen routinemäßig als Teil der Standardversorgung bei opioidbezogenen Störungen angeboten werden sollten, um konsumbezogenes Risikoverhalten zu minimieren, Infektionen (HIV, Hepatitis C) zu verringern sowie Überdosisrisiken zu reduzieren. Ferner können Harm Reduction Angebote dazu beitragen, die Aufnahme von Suchtbehandlungen zu fördern. Insgesamt handelt es sich dabei um einen starken Empfehlungsgrad („strong“) bei nach GRADE als moderat bewerteter Evidenz [303].

2.12.2 Klinische Fragestellungen

1. Führen bedarfsgerechte Konsumutensilienvergabe und/oder Spritzentauschprogramme für intravenös konsumierende opioidabhängige Personen zu einer verbesserten körperlichen Gesundheit im Vergleich zu keiner bedarfsgerechten Konsumutensilienvergabe und/oder keinen Spritzentauschprogrammen?
2. Führt die Nutzung von Drogenkonsumräumen durch opioidabhängige Personen zu einer höheren Reduktion von lebensbedrohlichen Überdosierungen, höheren Inanspruchnahme von suchttherapeutischen Interventionen oder Behandlungen oder verbesserten körperlichen Gesundheit im Vergleich zu keiner Nutzung von Drogenkonsumräumen?
3. Führen Take-Home Naloxon-Programme bei opioidabhängigen Personen zu geringeren drogenbedingten Todesfällen im Vergleich zu keinen Take-Home Naloxon-Programmen?
4. Führt Straßen-Sozialarbeit für opioidabhängige Personen zu einer höheren Vermittlungsquote an Betreuungs- und Behandlungseinrichtungen der Suchthilfe im Vergleich zu keiner Straßen-Sozialarbeit?
5. Führen niedrigschwellige Versorgungs- und Beratungsangebote (Kontaktläden) für opioidabhängige Personen zu einer höheren Anbindung in das weitere Suchthilfesystem im Vergleich zu keinen niedrigschwelligen Versorgungs- und Beratungsangeboten (Kontaktläden)?

2.12.3 Empfehlungen

12.1	Empfehlung	Neu (2025)
Empfehlungsgrad B ⇑	Bedarfsgerechte Konsumutensilienvergabe und Spritzentauschprogramme sollten intravenös konsumierenden opioidabhängigen Personen zur Verbesserung der Gesundheit angeboten werden.	
Platt et al. 2018, Puzhko et al. 2022, Palmateer et al. 2022		
Qualität der Evidenz		
Körperliche Gesundheit: Sehr niedrig ⊕⊖⊖⊖	AMSTAR 2: niedrige – moderate Qualität	
	Konsensstärke: 100 % (Starker Konsens)	

12.2	Empfehlung	Neu (2025)
Empfehlungsgrad B ⇑	Drogenkonsumräume sollten opioidabhängigen Personen zur Reduktion von lebensbedrohlichen Überdosierungen zur Verfügung stehen.	
Levengood et al. 2021		
Qualität der Evidenz		
AMSTAR 2: Niedrige Qualität		
	Konsensstärke: 90,5 % (Konsens)	

12.3	Empfehlung	Neu (2025)
Empfehlungsgrad B ⇑	Drogenkonsumräume sollten bereitgestellt werden, um die Inanspruchnahme von suchttherapeutischen Interventionen oder Behandlungen durch opioidabhängige Personen zu verbessern.	
Levengood et al. 2021		
Qualität der Evidenz		
AMSTAR 2: Niedrige Qualität		
	Konsensstärke: 100 % (Starker Konsens)	

12.4	Statement	Neu (2025)
Empfehlungsgrad 0 ⇔	Es gibt Hinweise darauf, dass die Nutzung von Drogenkonsumräumen bei opioidabhängigen Personen zu einer Verbesserung des Gesundheitszustands führen kann.	
Levengood et al. 2021		
Qualität der Evidenz		
AMSTAR 2: Niedrige Qualität		
	Konsensstärke: 100 % (Starker Konsens)	

12.5	Empfehlung	Neu (2025)
	Take-Home Naloxon soll opioidabhängigen Personen zur Verringerung drogenbedingter Todesfälle zur Verfügung gestellt werden.	
EK	Lewis et al. 2017, Chimbar & Moleta 2018, Behar et al. 2018	
	Konsensstärke: 94,4 % (Konsens)	

12.6	Empfehlung	Neu (2025)
	Straßen-Sozialarbeit sollte für opioidabhängige Personen zur Vermittlung an Betreuungs- und Behandlungseinrichtungen der Suchthilfe angeboten werden.	
EK	keine Primärstudien im 5-Jahres-Zeitraum	
	Konsensstärke: 95,7 % (Starker Konsens)	

12.7	Empfehlung	Neu (2025)
	Niedrigschwellige Versorgungs- und Beratungsangebote (Kontaktläden) sollten angeboten werden, um für opioidabhängige Personen den Zugang zum Suchthilfesystem zu verbessern.	
EK	keine Primärstudien im 5-Jahres-Zeitraum	
	Konsensstärke: 100 % (Starker Konsens)	

2.12.4 Hintergrund der Evidenz

Dem Bereich der Schadensminimierung bzw. Harm Reduction ist eine Vielzahl von unterschiedlichen Interventionen und Maßnahmen zuzuordnen, deren Bedeutsamkeit in verschiedenen Leitlinien hervorgehoben wird (z. B. [301–303]). Auch die Europäische Beobachtungsstelle für Drogen und Drogensucht hat bereits vor 14 Jahren eine Monographie zu Hintergrund, Entwicklung, Wirkungen und zukünftigen Herausforderungen des Harm Reduction Ansatzes publiziert [297]. In den hier vorgelegten Empfehlungen wird der Schwerpunkt auf jene Maßnahmen gelegt, die für die bundesdeutsche Versorgungsrealität (zum gegenwärtigen Zeitpunkt) bedeutsam sind und bei denen eine wissenschaftliche Evidenz vermutet wird. Aus diesem Grund werden zu dem seit Juni 2023 in Deutschland rechtlich erlaubten Drug-Checking noch keine Empfehlungen abgegeben, da es erst in wenigen Pilotprojekten (Thüringen, Berlin) umgesetzt wird. Die hier formulierten Empfehlungen beziehen sich auf fünf Maßnahmen und Interventionen: 1. Konsumutensilien-Vergabe und Spritzentauschprogramme, 2. Drogenkonsumräume, 3. Take-Home Naloxon-Programme, 4. Straßen-Sozialarbeit und 5. niedrigschwellige Versorgungs- und Beratungsangebote (Kontaktläden). Die wissenschaftliche Evidenz bezieht sich vorwiegend auf eine Metaanalyse [304] und zwei systematische Reviews [305, 306] für die Konsumutensilien-Vergabe und Spritzentauschprogramme und auf ein systematisches Review [307] für die Wirkungen von Drogenkonsumräumen. Für die Empfehlungen zu den übrigen drei Maßnahmen und Interventionen muss auf ältere Literatur sowie klinische Erfahrungen zurückgegriffen werden.

2.12.4.1 Hintergrundtext zur Empfehlung 12.1

Darlegung der Evidenzgrundlage

Der Empfehlung, bedarfsgerechte Konsumutensilien-Vergabe und Spritzentauschprogramme zur Verbesserung des Gesundheitszustands anzubieten, liegen drei systematische Reviews aus den letzten fünf Jahren zugrunde [304–306], von denen eines zugleich als quantitative Metaanalyse durchgeführt wurde [304] und es sich [305] um eine Übersicht von systematischen Reviews handelt. Wenngleich die Qualitätsbewertung nach AMSTAR 2 für die beiden erstgenannten Studien eine moderate und für die letztgenannte Studie [306] nur eine niedrige Gesamteinschätzung in das Vertrauen der Ergebnisse ergeben hat, kann aufgrund der zahlreichen Originalstudien von einer soliden Daten- und Erkenntnisbasis zu den Wirkungen der bedarfsgerechten Konsumutensilien-Vergabe und Spritzentauschprogramme gesprochen werden. Die Metaanalyse von Platt et al. [304] beinhaltet 28 Studien (Gesamt-N = 6,279), die überwiegend in Nordamerika und Europa durchgeführt wurden (keine in Deutschland). Bezogen auf die HCV-Inzidenz kommt die Metaanalyse auf Basis von neun einbezogenen Originalstudien für den Spritzentausch auf ein relatives Risiko von 0,77 (95 %-KI: 0,38–1,54), was somit auf eine Verringerung der Inzidenz hindeutet, insgesamt aber die statistische Signifikanzgrenze verfehlt. Im Einklang mit der GRADE-Bewertung einer sehr niedrigen Vertrauensbewertung der Evidenz, kann somit keine empirisch überzeugende Wirksamkeitsaussage getroffen werden. Wird zwischen nordamerikanischen und europäischen Studien unterschieden, lässt sich für Letztere jedoch ein signifikanter und zudem stärker ausgeprägter Effekt mit einem relativen Risiko von 0,44 (95 %-KI: 0,24–0,80) nachweisen [304]. In dem Review von Puzhko et al. [305] wurden zwölf systematische Reviews einbezogen, von denen nach AMSTAR 2 durch die Autor:innen vier mit einer hohen Qualität bewertet wurden (worunter sich auch die hier separat behandelte Metaanalyse von Platt et al. 2018 befindet), fünf als moderat und die übrigen drei als niedrig bzw. sehr niedrig eingestuft wurden. Die Studie von

Palmateer et al. [306] schloss 13 Reviews und 61 Originalarbeiten in ihre Analysen ein und kommt zu dem Schluss, dass das Evidenzniveau mittlerweile als ausreichend für den Nachweis der positiven Wirkungen von Konsumutensilien-Vergabe und Spritzentauschprogrammen betrachtet werden kann.

Das Kriterium der Verbesserung der Gesundheit wird in den herangezogenen Studien in der Regel auf körperliche Störungen und Symptome bezogen, hier vor allem die Inzidenz von HIV- und HCV-Infektionen. Zu psychischen Störungen oder Symptomen liegen keine vergleichbaren wissenschaftlichen Erkenntnisse vor. Zudem wird das Konsum- und Risikoverhalten bezogen auf injizierenden Gebrauch und der Weitergabe oder gemeinsamen Verwendung von Nadeln und Spritzutensilien untersucht. Auch bezüglich dieses Kriteriums lassen sich positive Effekte nachweisen, die sich insgesamt auf eine Verbesserung des Gesundheitszustands und Stabilisierung des Allgemeinzustands auswirken dürften [306].

Hervorzuheben ist zudem, dass alle drei systematischen Übersichtarbeiten auch die Kombination von OAT und Konsumutensilien-Vergabe bzw. Spritzentauschprogrammen untersuchten und für diesen umfassenden interventionellen Ansatz ebenfalls positive, teilweise über jene der Einzelmaßnahmen hinausgehende Wirkungen bezogen auf die Vermeidung von Infektionen und Verringerung des Risikoverhaltens festgestellt haben.

Begründung des Empfehlungsgrades mit Darlegung der Abwägung von Nutzen und Schaden der Intervention

Der Empfehlungsgrad B wird nicht zuletzt dadurch untermauert, dass es sich bei den untersuchten Infektionen und entsprechenden chronischen Folgeerkrankungen um somatische Komplikationen handelt, die mit langfristigen Einschränkungen verbunden sind. Die Risiken der bedarfsgerechten Konsumutensilien-Vergabe sind insbesondere bei intravenös Opioide konsumierenden Personen gering im Vergleich zu ggf. nicht-sterilen oder nicht sachgemäß oder mehrfach verwendeten Utensilien, die die Ausbreitung von Infektionen und Folgeerkrankungen begünstigen.

Weitere Gründe für den Empfehlungsgrad und/oder Wiedergabe wichtiger Diskussionspunkte

Bei der institutionell ohne größeren Aufwand in bereits vorhandene Angebote der Suchthilfe zu integrierenden Maßnahme sind bedeutsame Effekte zu erzielen, die helfen, nicht nur die Gesundheit der Opioide (und andere Drogen) gebrauchenden Menschen selbst zu stabilisieren, sondern auch weitere Personengruppen vor einer möglichen Ausbreitung übertragbarer Krankheiten zu schützen.

Die Autor:innen aller drei in die Empfehlung einbezogenen Literaturübersichten stimmen aber darin überein, dass noch erheblicher Forschungsbedarf hinsichtlich der Wirkungen von Konsumutensilien-Vergabe und Spritzentauschprogrammen (sowie weiteren Maßnahmen der Schadensminimierung) für Drogenkonsumierende besteht.

2.12.4.2 Hintergrundtext zur Empfehlung 12.2, 12.3 und 12.4

Drogenkonsumräume sollten zur Verfügung stehen, um lebensbedrohliche Überdosierungen zu verringern bzw. zu vermeiden und die Inanspruchnahme weiterer Interventionen der Suchtkrankenhilfe zu verbessern. Trotz vergleichbar niedriger Evidenz – mit Levengood et al. [307] liegt nur eine systematische Übersichtsarbeit aus den letzten fünf Jahren vor – wird eine Sollte-Empfehlung ausgesprochen, da es sich bei den Wirkungen dieses Angebots um die Vermeidung lebensbedrohlicher Komplikationen handelt. Der Übersichtsarbeit liegen 22 Originalstudien zugrunde, wobei sich mit 16 Studien die Mehrheit auf einen Konsumraum in Vancouver bezieht. Aus Europa sind drei Studien dabei, zwei spanische und eine aus Norwegen. In dem zu Empfehlung 12.1 erwähnten Review von Palmateer et al. [306] werden zwar ebenfalls die Wirkungen von Drogenkonsumräumen ausgewertet und eine noch unzureichende bzw. vorläufige Evidenz festgestellt; die maßgebliche Literaturarbeit von Levengood et al. [307] sowie der Großteil der zugrunde liegenden Originalarbeiten wurden dort aber nicht berücksichtigt. Auch in der Übersichtsarbeit von Levengood et al. [307] werden psychische Störungen oder Symptome nicht separat analysiert, womit zu diesem Gesundheitsaspekt keine weiteren wissenschaftlichen Erkenntnisse vorliegen (lediglich in zwei untersuchten Studien wurde auf das Vorhandensein von psychischen Störungen unter Drogenkonsumierenden hingewiesen).

Seit Einführung von Drogenkonsumraumangeboten in Deutschland gibt es nur wenige Untersuchungen. Die Studie von Zurhold et al. [308], in der drei von sieben Hamburger Drogenkonsumräume einbezogen wurden, kommt zu dem Schluss, dass die Zielgruppe der vorwiegend intravenös und riskant Konsumierenden gut erreicht und die Drogenkonsumräume häufig genutzt wurden. Zudem zeigte sich, dass Konsumraumangebote zu einem gesundheitsbewussteren Konsumverhalten sowie zur Nutzung weiterführender Hilfsangebote beitragen. Eine umfassendere Untersuchung (unter 19 Konsumräumen), die sich u. a. ausführlich den unterschiedlichen rechtlichen Rahmenbedingungen (Rechtsverordnungen) in den deutschen Bundesländern widmet, wurde von Poschadel et al. [309] durchgeführt. Aus den Befragungen der Nutzer:innen ergab sich eine hohe Inanspruchnahme der Einrichtungsangebote. Bei über der Hälfte der Fälle konnte der Kontakt zu weiterführenden Hilfeeinrichtungen hergestellt werden. Zudem ging in mehreren Städten die Zahl der Drogentoten nach der Eröffnung der Drogenkonsumräume signifikant zurück.

Eine internationale systematische Literaturübersicht aus 2014 fasst die Effekte der Drogenkonsumraumnutzung anhand von 75 Publikationen zusammen, wobei die oben genannten bundesdeutschen Studien nicht berücksichtigt wurden [310]. Wenngleich sich die Mehrzahl der Drogenkonsumräume in Europa befindet, dort aber keine oder kaum qualitativ hochwertige Evaluationsstudien durchgeführt wurden, fußt die Literaturübersicht bis auf zwei Ausnahmen (Schweiz, Spanien) ausschließlich auf Ergebnissen von Studien aus Vancouver und Sydney. Die Studie kommt zu dem Ergebnis, dass Konsumräume u. a. die Zielgruppe der riskanten Drogenkonsumierenden erreichen, Überdosierungen reduzieren, zu hygienischem, weniger gesundheitsgefährdendem Konsum beitragen und den Zugang zur medizinischen Versorgung verbessern.

Begründung des Empfehlungsgrades mit Darlegung der Abwägung von Nutzen und Schaden der Intervention
Es wird eine Sollte-Empfehlung (B) ausgesprochen, da die Vermeidung lebensbedrohlicher Komplikationen (Überdosis, unerwartete Nebenwirkungen), die mit der Nutzung von Drogenkonsumräumen verbunden ist, gegenüber den sonstigen konsumbedingten Risiken einen bedeutenden Nutzen darstellt. Das Versorgungsangebot kann mit entsprechender räumlicher Planung in niedrigschwellige Versorgungs- und Beratungsangebote (Kontaktläden) integriert werden (siehe auch Empfehlung 12.7).

2.12.4.3 Hintergrundtext zur Empfehlung 12.5

Bei der Mehrzahl der Überdosierungen sind opioidhaltige Substanzen maßgeblich beteiligt. Nach Kraus et al. [311] liegen bei bis zu 15 % der Überdosierungen Hinweise auf die Anwesenheit Dritter vor, und in etwa 20 % der Fälle wurden Rettungsversuche unternommen. Auf dieser Grundlage sei als schadensreduzierende Maßnahme zur Vermeidung von akuten Überdosierungen die Vergabe von Naloxon an Personen mit opioidbezogenen Störungen oder deren Angehörige sowie die Schulung der Betroffenen im Umgang mit Naloxon in Betracht zu ziehen.

In Deutschland steht (Stand 2024) das Präparat Nyxoid® Naloxon Nasenspray für die sofortige Anwendung als Notfalltherapie bei bekannter oder vermuteter Opioid-Überdosierung für eine ärztliche Verordnung zur Verfügung. Eine Patient:innen-Informationskarte ist verpflichtender Bestandteil der Zulassung und wurde als zusätzliche risikominimierende Maßnahme beauflagt [312]. Bei Verordnung gilt u. a. der Hinweis der Fachinformation, dass Nyxoid® erst ausgehändigt werden sollte, nachdem die Eignung und Kompetenz der betreffenden Person festgestellt wurde. Patient:innen oder andere Personen, die Nyxoid® eventuell verabreichen müssen, seien in seiner ordnungsgemäßen Anwendung zu unterweisen und darin, dass es wichtig sei, den Rettungsdienst zu rufen [313].

Zur Evidenz der Wirksamkeit der Naloxon-Vergabe konnten keine als qualitativ ausreichend bewerteten, aktuellen systematischen Reviews oder Metaanalysen herangezogen werden. Es wurden in der Nachrecherche ältere Reviews identifiziert, die eine Beurteilung zu den Wirkungen der Naloxon-Vergabe erlaubten und auf denen der klinische Konsens dieser Empfehlung beruht [314–316].

Lewis et al. [314] stellten fest, dass mit der intranasalen Verabreichung von Naloxon auch medizinische Laien eine sichere und effektive Behandlungsmaßnahme bei überdosisbedingter Atemdepression durchführen können. Chimbar & Moleta [315] konnten ebenfalls aufzeigen, dass der Einsatz von Naloxon in Take-Home-Kits mit einer Reduzierung der Opioid-Überdosismortalität verbunden war. Naloxon-Take-Home-(NTH) Programme seien trotz der methodischen Limitationen als effektiv einzuschätzen, Take-Home-Kits sollten breit verfügbar sein. Behar et al. [316] untersuchten Akzeptanz und Durchführbarkeit von Naloxon-Verordnungen im Rahmen der medizinischen Grundversorgung. Die Autor:innen kamen zu der Einschätzung, dass der Einsatz von Naloxon und dessen Verordnung nach Schulung von Ärzt:innen, Apotheker:innen und Pflegekräften auch in diesem Setting durchführbar sei.

In einem systematischen Review zur Wirksamkeit von NTH-Programmen von McDonald & Strang [317] mit 22 Beobachtungsstudien, zeigte sich nach 2336 Naloxonanwendungen eine gepoolte Überlebensrate von 96 % (Konfidenzintervall: 95,5 %–97,1 %). Dabei lag die Rate des Einsatzes der ausgegebenen Kits zwischen 4 % und 58 %. Eine vergleichbar hohe Überlebensrate konnte in einem Review von Clark et al. [318], das auf 14 Originalarbeiten mit 1949 Naloxonanwendungen beruhte, festgestellt werden. In den von Chimbar et al. [315] referierten Studien wurden Überlebensraten von 89 % [319] und 98 % [320] berichtet.

McDonald & Strang [317] führten zur Nutzen-Risiko-Bewertung aus, dass NTH-Programme bei nur geringen Nebenwirkungsraten geeignet seien, die Mortalität von Überdosierungen zu reduzieren. Zu den Nebenwirkungen gehörten plötzliches Eintreten von Entzugssymptomen, Erbrechen, Agitiertheit und epileptische Anfälle. Die Häufigkeit dieser unerwünschten Wirkungen lag bei 2336 Naloxon-Anwendungen unter 3 %.

Zur Durchführbarkeit von NTH-Schulungsprogrammen für die Naloxon-Vergabe an medizinische Laien lagen Ergebnisse des prospektiven und multizentrischen Modellprojekts „BayTHN" vor. Es konnte gezeigt werden, dass Personen mit opioidbezogenen Störungen von spezifischen Drogennotfallschulungen profitierten. Die Schulungsprogramme führten zu Wissenserwerb und Fertigkeitszuwachs, die die Betroffenen in einem Drogennotfall kompetenter und effektiver handeln ließen. Eine Implementierung sei möglich und effektiv, NTH-Programme sollten fester Bestandteil der Drogenhilfe sein [116]. Katzman et al. [114] legten eine prospektive Kohortenstudie mit 244 Personen mit opioidbezogenen Störungen in New Mexico, USA, vor. Es wurde ein Naloxon Einsatz von 13 % der Studienteilnehmenden berichtet, der in 38 Fällen eine Überdosis bei Angehörigen, Bekannten oder fremden Personen durchbrechen konnte. Die Autoren schlussfolgerten, dass die Bereitschaft zum Einsatz von Naloxon durch geschulte Personen hoch sei und Naloxon Programme auch sekundäre Zielpersonen schützen könnten.

Fleißner et al. [321] kamen in einer Übersicht zu der Bewertung, dass NTH-Programme angesichts steigender Drogentodeszahlen als Maßnahme der öffentlichen Gesundheitsfürsorge ausgebaut werden sollten und auch in Deutschland zu einer Reduktion der Mortalität führen könnten. 2021 wurde das vom Bundesministerium für Gesundheit geförderte, auf drei Jahre angelegte Bundesmodellprojekt NALtrain (https://www.naloxontraining.de/naltrain) begonnen.

Begründung des Empfehlungsgrades mit Darlegung der Abwägung von Nutzen und Schaden der Intervention

Es konnten durch Primärdatenrecherche und Suche nach aggregierter Evidenz keine Studieneinschlüsse erfolgen, so dass die Empfehlung auf Basis eines Expert:innenkonsens formuliert wurde. In der Gesamtbewertung ist der Einsatz von Naloxon in der besonders gefährdeten Gruppe von Menschen mit opioidbezogenen

Störungen auch trotz der methodischen Einschränkungen als effektiv und sicher einzuschätzen. Die Durchführung von NTH-Programmen und die damit verbundenen Schulungsmaßnahmen sind einfach umzusetzen und akzeptiert. Dabei ist die Einstufung als Soll-Empfehlung (A) mit der hohen Mortalität der opioidbezogenen Störung und der positiven Risiko-Nutzen-Bewertung von Naloxon zu begründen. Die potenziellen (geringen) Risiken von Naloxon bzw. NTH-Programmen werden durch den Nutzen der potenziellen Überlebenssicherung mehr als aufgewogen.

Weitere Gründe für den Empfehlungsgrad und/oder Wiedergabe wichtiger Diskussionspunkte

Eine der Befürchtungen bezüglich negativer Auswirkungen von NTH-Programmen ist die Sorge, die Vergabe von Naloxon könnte kompensatorisch das Risikoverhalten von Personen mit opioidbezogenen Störungen erhöhen und zu einer Zunahme riskanten Konsums führen. Eine Analyse von Jones et al. [322] fand hierzu keine Belege.

2.12.4.4 Hintergrundtext zur Empfehlung 12.6

Straßen-Sozialarbeit versteht sich als ein Handlungsfeld, welches primär durch Fachkräfte der Sozialen Arbeit ausgefüllt wird, aber über das Handlungsfeld und die Profession hinaus vernetzt und kooperativ wirksam ist. Aufsuchende Arbeit schafft direkte Zugangsformen, agiert in den jeweiligen Lebenswelten, und ist von Akzeptanz der jeweiligen Lebensweisen sowie durch eine Bereitschaft, sich parteilich für die Adressat:innen in gesellschaftspolitische Prozesse einzubringen, geprägt. Partnerschaften und Kooperationen in die medizinischen, sozialen und ordnungspolitischen Instanzen werden aktiv gesucht, um im Interesse der aufzusuchenden Menschen Ansatzpunkte zur Unterstützung zu finden. Gleichwohl nimmt Straßen-Sozialarbeit die Quartiersentwicklung und die Gemeinwesenarbeit, gerade auch im Sinne einer gesundheitsfördernden Gemeinwesenarbeit [323], in den Blick. Sie engagiert sich intersektional, partizipativ und ausgleichend. Straßen-Sozialarbeit ist aufgefordert, Schutz, Zuflucht und Entlastung zu organisieren und zu gestalten [324].

Auch wenn keine (aktuellen) aussagekräftigen wissenschaftlichen Untersuchungen vorliegen, spielt Straßen-Sozialarbeit (Streetwork) eine wichtige Rolle bei der Vermittlung von Menschen mit opioidbezogenen Störungen in weiterführende Betreuungs- und Behandlungsangebote. Praxiserfahrungen zeigen, dass die Vermittlungsarbeit ein zentraler Baustein von Straßen-Sozialarbeit ist und diese erfolgreich umgesetzt werden kann [325–327].

Die Gruppe der Menschen mit opioidbezogenen Störungen, die sich hauptsächlich im öffentlichen Raum aufhalten, ist für Hilfsangebote überwiegend schwer erreichbar. Der lebensweltorientierte Ansatz von Straßen-Sozialarbeit bietet hier Möglichkeiten, Beziehungen aufzubauen und Barrieren ins Suchthilfesystem abzubauen. Über die Kooperation mit dem Suchthilfesystem hinaus vermittelt Straßen-Sozialarbeit auch in andere Versorgungsbereiche wie z. B. Ambulanzen, Arztpraxen, Behörden (Jobcenter, Jugendamt usw.), soziale Dienste und Unterkünfte.

Außerdem kann auch Begleitung zu Terminen in den entsprechenden Einrichtungen durch die Streetworker:innen angeboten werden.

Opioidbezogene Störungen erfordern oft eine kontinuierliche, langfristige Betreuung. Durch Vermittlung der betroffenen Personen an Betreuungs- und Behandlungseinrichtungen der Suchthilfe, kann eine fortlaufende Unterstützung gewährleistet werden. Dies gelingt besonders gut, wenn Straßen-Sozialarbeit an niedrigschwellige Einrichtungen wie z. B. Kontaktläden oder offene Beratungsstellen angegliedert ist. Hier ist es zum einen möglich, die Betreuungskontinuität aufrechtzuerhalten und zum anderen kann das Vertrauen, das den Streetworker:innen entgegengebracht wird, auf die niedrigschwellige Einrichtung übertragen werden.

Begründung des Empfehlungsgrades mit Darlegung der Abwägung von Nutzen und Schaden der Intervention

Es konnten durch Primärdatenrecherche und Suche nach aggregierter Evidenz keine Studieneinschlüsse erfolgen, so dass die Empfehlung auf Basis eines Expert:innenkonsens formuliert wurde. Bei der Straßen-Sozialarbeit handelt es sich um eine zwar in Teilen aufwändige, aber prinzipiell einfach zu implementierende Praxismaßnahme mit gutem Nutzen-Schaden-Verhältnis, in dem es den Zugang zur Versorgung erleichtert und zugleich die Akzeptanz im Umgang mit drogenkonsumierenden Personen im jeweiligen Umfeld oder Stadtteil verbessern dürfte. Besondere Risiken oder Schäden im Zusammenhang mit der Durchführung von Straßen-Sozialarbeit sind nicht bekannt.

Angaben zur qualitativ guten Durchführung

Qualitativ gute Straßen-Sozialarbeit zeichnet sich aus durch Vertrauensaufbau und Beziehungspflege, individuelle Ansprache und Flexibilität, Niedrigschwelligkeit und Zugänglichkeit, Ressourcenorientierung, multidisziplinäre Zusammenarbeit, Kontinuität und Verlässlichkeit, Empowerment und Partizipation sowie Kompetenz und Weiterbildung. Dabei sind die Einhaltung ethischer Standards, Respekt vor der Würde der Klient:innen und professionelle Distanz unerlässlich.

2.12.4.5 Hintergrundtext zur Empfehlung 12.7

Auch für die Empfehlung zu Kontaktläden ließen sich keine aktuellen wissenschaftlichen Primärstudien finden. Allerdings gibt es Studien, die die Arbeit der Mitarbeitenden beschreiben und untersuchen [328–330], sowie statistische Daten aus verschiedenen Jahres- und Sachberichten. Aus Letzteren wird deutlich, dass niedrigschwellige Einrichtungen einen großen Beitrag bei der Vermittlung von Personen mit opioidbezogenen Störungen in die weiterführende Suchthilfe leisten. So zeigen zum Beispiel Daten aus der Suchthilfe in Hamburg, dass 29,5 % der Personen mit opioidbezogenen Störungen, die 2022 eine weiterführende Betreuung in Anspruch nahmen, vorher niedrigschwellige Hilfsangebote wahrgenommen hatten [331]. Ebenso können aus Sachberichten von Kontaktläden hohe Zahlen an Vermittlungen in weiterführende Suchthilfeeinrichtungen entnommen werden [332].

Kontaktläden als ein niedrigschwelliges Versorgungs- und Beratungsangebot bieten Personen mit opioidbezogenen Störungen einen einfachen, anonymen Einstieg ins Suchthilfesystem ohne größere Hürden. Sie bieten meistens ein Drei-Säulen-Angebot aus Versorgung, Betreuung/Begleitung sowie Beratung und Vermittlung an. Zum Teil sind zusätzlich auch niedrigschwellige Beschäftigungsangebote angegliedert. Die Mitarbeiter:innen des Kontaktladens sind jederzeit vor Ort und bieten sich als Ansprechpartner:innen nicht nur bei Problemlagen an. Durch das Da-sein ohne Vorbedingungen werden vertrauensvolle Beziehungen möglich, die eine wichtige Rolle bei der Inanspruchnahme weiterer professioneller Hilfe und Unterstützung spielen.

Kontaktläden fungieren – neben der häufig angegliederten Straßen-Sozialarbeit – mit ihrem niedrigschwelligen, akzeptierenden Ansatz und den konkreten Hilfen zum Überleben und zur Verbesserung der Lebensverhältnisse als erster Kontakt ins Hilfesystem und als Lotsen bei der Wahrnehmung von weiterführenden Hilfsangeboten. Dafür ist eine Vernetzung mit allen relevanten Angeboten der Suchthilfe wichtig. Mit ihrem Versorgungs- und Beratungsangebot bieten sie eine umfassende, bedarfsorientierte Unterstützung an, bauen vertrauensvolle Beziehungen zu den Betroffenen auf und senken die Hemmschwelle für den Zugang zum Suchthilfesystem.

Begründung des Empfehlungsgrades mit Darlegung der Abwägung von Nutzen und Schaden der Intervention

Es konnten durch Primärdatenrecherche und Suche nach aggregierter Evidenz keine Studieneinschlüsse erfolgen, so dass die Empfehlung auf Basis eines Expert:innenkonsens formuliert wurde. Bei der Abwägung zwischen Nutzen und Schaden des Angebots von Kontaktläden lassen sich keine besonderen Risiken für die Betroffenen ausmachen. Im Rahmen der Implementierung sollte bei der Wahl des Standorts eine integrierte und akzeptierte Lösung ins jeweilige regionale Umfeld angestrebt werden.

2.12.5 Empfehlungen für zukünftige Forschung

Die Wirkungen von Konsumutensilien-Vergabe bzw. Spritzentausch-Programmen sind international nachgewiesen, beruhen aber auf Studien mit höchstens moderater, überwiegend niedriger methodischer Qualität. Letzteres trifft auch für die Evaluationsstudien zu Drogenkonsumräumen zu. Hierzu ist anzumerken, dass methodisch hochwertige Studien z. B. als randomisierte Kontrollgruppenstudie (RCT) im Bereich der Harm Reduction Interventionen nicht ohne weiteres möglich sind (Verblindung der Maßnahmen oder Placebo-Intervention sind in der Regel nicht durchführbar).

Es lassen sich folgende Empfehlungen für zukünftige Forschungsaktivitäten ableiten:

- Psychische Störungen oder Beeinträchtigungen von Personen mit opioidbezogenen Störungen sind häufig und werden nur seltenen professionell psychiatrisch nachhaltig behandelt. Der Stellenwert und die Wirkungen von Harm Reduction-Maßnahmen, sei es direkt oder im Rahmen vermittelter psychiatrischer Versorgung, in Bezug auf psychische Symptomverbesserungen sowie eine verbesserte Lebensqualität und Teilhabe sind bisher nicht wissenschaftlich untersucht.
- Mit über 30 Drogenkonsumräumen besteht in Deutschland ein im internationalen Vergleich sehr großes Angebot. Aber abgesehen von zwei Studien zu Beginn der 2000er Jahre und der regelmäßigen Dokumentationsberichte der Frankfurter Einrichtungen [333] ist keine umfassende wissenschaftliche Studie zu Akzeptanz und Wirkungen von Drogenkonsumräumen durchgeführt und publiziert worden.
- Eine bedeutende Rolle spielen Harm Reduction-Maßnahmen für die Vermittlung oder Anbindung an weiterführende Hilfen und Behandlungen. Dies gilt im Besonderen für Drogenkonsumräume, in denen sich die Konsumierenden eine bestimmte Zeit und meistens wiederkehrend aufhalten. Es besteht intensiver Forschungsbedarf, inwieweit Harm Reduction-Maßnahmen als „Eintrittspforte" für weitergehende Unterstützungs- und Behandlungsmaßnahmen dienen.
- Die Naloxon-Vergabe, sei es über Gesundheitsdienste, Apotheken oder Suchthilfeeinrichtungen, ist hinsichtlich ihrer Implementierung, Zielgruppenerreichung und (mittel- und unmittelbarer) Effekte wenig erforscht, insbesondere hinsichtlich der differenziellen Wirkungen bei unterschiedlichen Zielgruppen wie Personen in einer OAT, Konsumierende ohne Behandlungsanbindung oder Personen mit bevorstehender Haftentlassung.
- Bezüglich einer möglichst breiten Implementierung von NTH-Programmen ist zu untersuchen, welche Faktoren die flächendeckende Ausrollung solcher Angebote behindern und wie mögliche strukturelle Barrieren überwunden werden können.
- Der Mangel an aussagekräftigen wissenschaftlichen Untersuchungen zur Straßen-Sozialarbeit für Drogenkonsumierende ist u. a. damit zu begründen, dass diese Personengruppen für die Mitarbeit in Studien schwer erreichbar sind. Es wäre wichtig, hier einen Zugang zu entwickeln und systematisch zu untersuchen, wie Vermittlung durch Straßen-Sozialarbeit am besten gelingt und wie nachhaltig dies zur Verbesserung der Lebenssituationen von Personen mit opioidbezogenen Störungen beiträgt.
- Ebenso fehlt es an aktuellen wissenschaftlichen Untersuchungen zur Rolle/Funktion und zu den Effekten der niedrigschwelligen Kontaktläden für drogenkonsumierende Personen. Auch prozessorientierte Fragen einer optimalen Einbindung und Vernetzung in regionale Versorgungsstrukturen solcher niedrigschwelligen Kontakteinrichtungen innerhalb der Suchthilfe und darüber hinaus sind hier zu benennen.

2.13 Selbsthilfe

Dirk Schäffer, Dirk Gastauer und Norbert Wittmann

2.13.1 Einleitung

Dieses Kapitel behandelt die Effekte der Selbsthilfe bei opioidbezogenen Störungen bzw. bei Menschen, die sich in einer OAT befinden. Die Wirkung von Suchtselbsthilfe ist wissenschaftlich erforscht. Die Suchtselbsthilfe stellt für viele Betroffene eine wesentliche Stütze dar. Sie ist ein unverzichtbarer und eigenständiger Bestandteil der Hilfen für Personen, die von einer Abhängigkeit bedroht sind sowie Personen, die an einer Abhängigkeit leiden. Insbesondere auch in der Integrations- und Nachsorgephase stellt sie eine wichtige Suchthilfestruktur dar. Sie kann entscheidend dazu beitragen, dass die persönlichen Ressourcen zur Überwindung einer Suchtgefährdung bzw. einer Suchterkrankung gestärkt und gefördert werden. Zudem können Selbsthilfen auch unterstützende Funktionen bei einem Leben mit legalen und illegalen psychoaktiven Substanzen (kontrollierter Konsum) haben. Selbsthilfe bedeutet, die eigenen Probleme anzugehen und mit anderen Betroffenen Lösungen zu finden. Die Mitglieder unterstützen sich beim Bewältigen ihrer Krankheit oder besonderen sozialen Lage, informieren und motivieren sich gegenseitig.

2.13.2 Klinische Fragestellung

1. Führt die Teilnahme an einer Form der Selbsthilfe bei Personen mit opioidbezogenen Störungen in einer OAT zu einer verbesserten psychischen Gesundheit, einem geringeren Substanzkonsum, einer höheren Retention, einer verbesserten familiären Situation, Arbeitssituation sowie zu geringerer krimineller Aktivität im Vergleich zu keiner Teilnahme an einer Form der Selbsthilfe?

2.13.3 Empfehlungen

13.1	Empfehlung	Neu (2025)
	Personen mit opioidbezogenen Störungen in Opioid-Agonisten-Therapie sollen auf die Möglichkeiten der Selbsthilfe sowie auf regionale Selbsthilfegruppen hingewiesen werden.	
EK	Fredersdorf 2002	
	Konsensstärke: 100 % (Starker Konsens)	

13.2	Empfehlung	Neu (2025)
	Personen mit opioidbezogenen Störungen in Opioid-Agonisten-Therapie können auf onlinebasierte Selbsthilfeangebote aufmerksam gemacht werden, wenn diese Angebote der Datenschutz-Grundverordnung (DSGVO) entsprechen und anerkannte Qualitätskriterien wissenschaftlicher Fachgesellschaften erfüllen sowie von regionalen Drogenberatungsstellen empfohlen werden.	
EK	Pasdzior et al. 2024	
	Konsensstärke: 100 % (Starker Konsens)	

13.3	Empfehlung	Neu (2025)
	Personen mit opioidbezogenen Störungen in Opioid-Agonisten-Therapie sollten im Umgang mit konsumreduzierenden Angeboten im Rahmen von Selbsthilfe vertraut gemacht und im Umgang mit Onlineangeboten bzw. zur Rückfallprävention, Konsumkontrolle und/oder -reduktion geschult werden.	
EK	Becker et al. 2009, Verthein 2010	
	Konsensstärke: 92,3 % (Konsens)	

2.13.4 Hintergrund der Evidenz

2.13.4.1 Hintergrundtext zur Empfehlung 13.1

Darlegung der Evidenzgrundlage
In der zur Verfügung stehenden Literatur [334] wird die Wirkung von Selbsthilfegruppen und Selbstorganisationen als überaus positiv beschrieben. Neben den Hilfen, durch professionelle Strukturen in der Suchthilfe, Drogenhilfe und Aidshilfe, stellt die Suchtselbsthilfe für viele Betroffene eine wesentliche Stütze dar und ist daher ein unverzichtbarer und eigenständiger Bestandteil der Hilfen für Personen, die von einer Abhängigkeit bedroht sind sowie Personen, die an einer Abhängigkeit leiden. Fredersdorf [334] weist diese positiven Effekte in sozialer und gesundheitlicher Hinsicht aus.

Die ambulante Drogenselbsthilfe als Ganzes hat positive psychosoziale Effekte, wie die Verbesserung des körperlichen und des seelischen Zustands. Die Mitwirkung in Selbsthilfen kann eine signifikante Verringerung des Substanzkonsums bewirken. Diese Informationen lassen sich aus der Studie von Fredersdorf [334] ableiten. Hier wurden sowohl abstinenzorientierte als auch akzeptierend arbeitende Selbsthilfen einbezogen. Die positiven psychosozialen Effekte wie die Verbesserung des körperlichen und des seelischen Zustands waren signifikant und trafen auf 70 % bis 86 % der befragten Personen zu.

Die ambulante Drogenselbsthilfe als Ganzes hat positive psychosoziale Effekte. Die Studie ergab, dass sowohl auf Abstinenz zielende als auch akzeptierende Selbsthilfen eine signifikante Verringerung des Drogenkonsums bewirken. In den zwölf Monaten vor der Befragung wurden neun Substanzen seltener eingenommen als im Halbjahr vor dem ersten Besuch einer Gruppe. Die hier beschriebenen Effekte werden durch Praxisbeobachtungen und Gespräche mit Mitgliedern von Drogenselbsthilfen bestätigt. Selbsthilfeaktivitäten im Rahmen einer OAT werden zur Erreichung und Unterstützung der individuellen Behandlungsziele einer OAT als besonders wichtig erachtet. Die PSB OAT-gestützter Patient:innen informiert über und verweist gezielt auf entsprechende formalisierte, organisierte wie alternative Selbsthilfeangebote im Umfeld der Betroffenen hin und bereitet Betroffene dafür vor, bzw. schult sie in der Anwendung von Selbsthilfemodulen.

Begründung des Empfehlungsgrades mit Darlegung der Abwägung von Nutzen und Schaden der Intervention
Es konnten durch die Primärdatenrecherche sowie die Suche nach aggregierter Evidenz keine Studieneinschlüsse erfolgen, so dass sie auf der Basis eines Expert:innenkonsens formuliert wurde. Grundlage für den Empfehlungsgrad war insbesondere die Studie von Fredersdorf [334], der die ambulante Drogenselbsthilfe unterschiedlicher Ausrichtung (abstinenzorientiert und akzeptierend) in Deutschland, untersuchte. Zudem liegen viele Praxiserfahrungen von in der Selbsthilfe engagierten Menschen vor, die die positiven Effekte bestätigen.

2.13.4.2 Hintergrundtext zur Empfehlung 13.2

Darlegung der Evidenzgrundlage
Es bestehen nur wenige Erfahrungen mit onlinebasierten Angeboten der Selbsthilfe. Während der COVID-19-Pandemie haben digitale Angebote der Selbsthilfe für Menschen mit Suchterkrankungen allerdings an Bedeutung gewonnen. Dies wird auch durch die Studie „Digitalisierung im Zuge der COVID-19-Pandemie: Chancen und Risiken digitaler Angebote der Sucht-Selbsthilfe" [335] verdeutlicht. Die Ergebnisse zeigen, dass digitale Selbsthilfeangebote ergänzend zu ambulanten Angeboten genutzt werden können, um auch jüngere Mitglieder zu gewinnen und Personengruppen zu erreichen, die allein durch ambulante Angebote weniger gut erreichbar sind. Die Stellungnahme der Arbeitsgemeinschaft der Wissenschaftlichen Medizinischen Fachgesellschaften (AWMF) zu Qualitätsprinzipien für Gesundheits-Apps empfiehlt neun Qualitätsprinzipien. Zusammengestellt wurden diese auf der Basis internationaler ISO-Normen und Recherchen in wissenschaftlichen Literaturdatenbanken (u. a. PubMed) Der Grad der Qualität einer Gesundheits-App hängt davon ab, inwieweit die Prinzipien nachvollziehbar umgesetzt werden. Dies kann entsprechend operationalisiert bzw. kriteriengestützt ausdifferenziert werden [336]. Bei Betroffenen mit fehlenden technischen Voraussetzungen oder unzureichenden Computererfahrungen erscheint die Bereitstellung digitaler Endgeräte sowie die Unterstützung im Umgang mit den Geräten zielführend. Aufgrund der zu geringen Studienlage, die u. a. Aussagen zur Qualität der durchgeführten Angebote machen, werden nur Angebote empfohlen werden, die der Datenschutz-Grundverordnung (DSGVO) entsprechen, anerkannte Qualitätskriterien wissenschaftlicher Fachgesellschaften erfüllen sowie von regionalen Drogenberatungsstellen empfohlen werden.

Begründung des Empfehlungsgrades mit Darlegung der Abwägung von Nutzen und Schaden der Intervention

Durch die Primärdatenrecherche sowie die Suche nach aggregierter Evidenz konnten keine Studieneinschlüsse erfolgen, so dass sie auf der Basis eines Expert:innenkonsens formuliert wurde. Der Empfehlungsgrad spiegelt damit die grundsätzliche Offenheit aber die fehlende wissenschaftliche Evidenz für digitale Selbsthilfeangebote wider.

Weitere Gründe für den Empfehlungsgrad und/oder Wiedergabe wichtiger Diskussionspunkte

Neben der Inanspruchnahme regionaler Selbsthilfegruppen gewinnen onlinebasierte Angebote zunehmend an Bedeutung, nicht zuletzt deswegen, weil nicht alle Selbsthilfegruppen Menschen in OAT einen Zugang bieten. Im Rahmen der Pandemie, aber auch bereits zuvor, haben onlinebasierte Angebote, auch im Bereich der Selbsthilfe an Bedeutung gewonnen. Onlinebasierte Angebote können niedrige Zugangshürden bieten und lassen sich in den Alltag integrieren und können dort eine Alternative darstellen, wo keine regionalen Selbsthilfeangebote verfügbar sind, bzw. diese aus Gründen der Anonymität nicht genutzt werden.

Nennen von Personengruppen, auf die die Empfehlung nicht zutrifft/Alternativen

Auf Betroffene mit nicht vorhandenen technischen Voraussetzungen oder unzureichenden Computererfahrungen trifft die Empfehlung für onlinebasierter Selbsthilfeangebote nicht zu. Alternativ wären Angebote der terrestrischen (präsenzbasierten) Möglichkeiten der Selbsthilfe und/oder der regionalen Selbsthilfegruppen vorzustellen.

Angaben zur qualitativ guten Durchführung

Ein gelungenes Beispiel für app- und onlinebasierte Interventionen ist z. B. Checkpoint-S. Das Ergebnis eines von 2019 bis 2022 durchgeführten Forschungsprojekts ist eine Smartphone-App, um Patient:innen mit opioidbezogenen Störungen in OAT bei der Bewältigung ihrer Erkrankung zu unterstützen und die Wirksamkeit der Behandlungen zu verbessern. Die App eignet sich zudem unabhängig von einer OAT dazu, chronisch kranke Patient:innen bei einer langgezogenen Behandlung zu begleiten und bietet Konsument:innen verschiedener Substanzen eine Möglichkeit zur Konsumreflexion. Die App ist in Form unterschiedlicher Tagebücher aufgebaut, mit denen Menschen in OAT wichtige Aspekte ihres Alltagslebens dokumentieren können. Bezüglich der Aktivierung und Förderung von Selbsthilfe im Rahmen einer OAT können entsprechende unterstützende onlinebasierte Angebote beispielsweise zur Rückfallprävention, Konsumstabilisierung und -reduktion angeboten und angeleitet werden. Insbesondere das hohe Maß an Datensicherheit ist positiv zu bewerten [337, 338].

2.13.4.3 Hintergrundtext zur Empfehlung 13.3

Darlegung der Evidenzgrundlage
Im Gegensatz zu Programmen kontrollierten Trinkens liegen wissenschaftliche Erkenntnisse zum kontrollierten Konsum von illegalen Drogen und darauf aufbauender Reduktionsprogramme kaum vor. Die vorhandenen Studien von Verthein [339] und Becker et al. [340] zeigen allerdings, dass die Teilnahme am KISS (Kontrolle im selbstbestimmten Substanzkonsum)-Programm sich auch auf das subjektive Befinden und psychische Symptome auswirken. Hier lässt sich eine signifikante Verbesserung mit mittelgroßer Effektstärke nachweisen. Dabei fällt auf, dass sowohl Beender:innen als auch Abbrecher:innen profitieren. Der Effekt ist unter den Klient:innen, die KISS regulär abschließen, aber deutlich stärker ausgeprägt. Das Programm KISS richtet sich vornehmlich an Konsument:innen illegaler Drogen, die ihren Substanzgebrauch reduzieren wollen.

Begründung des Empfehlungsgrades mit Darlegung der Abwägung von Nutzen und Schaden der Intervention
Es konnten durch die Primärdatenrecherche sowie die Suche nach aggregierter Evidenz keine Studieneinschlüsse erfolgen, so dass sie auf der Basis eines Expert:innenkonsens formuliert wurde. Es wurde eine Sollte-Empfehlung gewählt, wobei vor allem Studien zu ambulanten Programmen der Konsumkontrolle vorliegen [339, 340]. Konsumkontrollprogramme, die onlinebasiert sind, können in ihrer Qualität nicht ausreichend bewertet werden.

Angaben zur qualitativ guten Durchführung
Das in Deutschland etablierteste Programm KISS untergliedert sich in zwölf Einheiten, die im Rahmen eines Gruppenangebots sukzessiv durchgeführt werden. Darüber hinaus kann KISS auch als Einzelintervention angeboten werden. Die KISS-Trainer:innen sind sowohl in der Durchführung des Selbstmanagementprogramms als auch in der motivierenden Gesprächsführung geschult. Grundlage und Arbeitsinstrumente von KISS sind ein ausführliches Manual für die Trainer:innen bzw. Gruppenleiter:innen [341], ein Handbuch für die teilnehmenden Klient:innen sowie zwei Konsumtagebücher: eines zur Bestandsaufnahme bis Woche vier und eines zur Dokumentation (und Zielüberprüfung) der beabsichtigten Konsumreduktion in den Wochen fünf bis zwölf. Bestandteil von KISS ist ferner ein ausführliches Vorgespräch, in dem das Programm erläutert wird und bereits eine Bestandsaufnahme des eigenen Drogenkonsums erfolgt („KISS-Diagnostik").

2.13.5 Empfehlungen für zukünftige Forschung

- Grundlegende weitere Forschung, um zukünftig mehr Kenntnisse und Handlungssicherheit zum Vorkommen und zur Wirksamkeit von appbasierten und onlinegestützten Angeboten im Rahmen von opioidbezogenen Störungen zu erhalten.

2.14 Versorgungsfragen

Maurice Cabanis, Wilma Funke, Rita Hansjürgens, Timo Harfst, Nadja Nestler, Peter Raiser, Dirk Schäffer und Martin Strahl

2.14.1 Einleitung

Die Behandlung von opioidbezogenen Störungen erfordert einen umfassenden und multidimensionalen Ansatz, der nicht nur die somatischen und psychischen Aspekte der Abhängigkeit, sondern auch die komplexen Versorgungsprobleme berücksichtigt. Trotz der großen Bedeutung des Themas gibt es kaum Forschung zu den wesentlichen Fragen der Versorgung von opioidbezogenen Störungen. Ein Teil der wesentlichen Fragen in diesem Bereich sollen in diesem Kapitel diskutiert werden.

Ein möglichst einfacher und schneller Zugang zu einer umfassenden, wirksamen und evidenzbasierten Behandlung von Personen mit opioidbezogenen Störungen ist für die Betroffenen entscheidend [342]. Aktuell ist jedoch sowohl der Zugang zu entsprechenden Behandlungsangeboten mit erheblichen Hindernissen verbunden, als auch die Qualität sowie der Umfang der Behandlung nicht ausreichend [343]. Dazu gehören die begrenzte Verfügbarkeit, die fehlende Zielgruppen- und Bedarfsorientierung, die geringe Attraktivität sowie Spezifität von Angeboten [343]. Die Behandlung von opioidbezogenen Störungen erfordert einen multidisziplinären Ansatz, der Gesundheitsdienstleister, psychosoziale Fachkräfte, Sozialdienste, gemeinschaftliche Unterstützungsnetzwerke und Betroffene einbezieht [344]. Neben dem Bereitstellen der genannten Angebote stellt die Koordination der Versorgung eine zentrale Rolle dar – insbesondere vor dem Hintergrund eines fragmentierten Gesundheitssystems [345]. Koordinierende Versorgungsmodelle, die eine klare Kommunikation und Zusammenarbeit zwischen verschiedenen Anbietern und Einrichtungen beinhalten, können helfen, den Behandlungserfolg zu verbessern. Zudem könnten die Einführung onlinebasierter Angebote und die Integration von verschiedene Fachdisziplinen in die Primärversorgung nahtlose Versorgungsübergänge erleichtern und holistische Behandlungsangebote ermöglichen.

Darüber hinaus ist die Eindämmung der Gefahr von Überdosierungen ein relevanter Bestandteil der Betreuung von Personen mit opioidbezogenen Störungen. Der Zugang zu Naloxon ist dabei ein wichtiger Aspekt für gefährdete Personen, deren Bezugspersonen und Ersthelfer:innen [318]. Strategien zur Schadensminimierung wie Spritzentauschprogramme und Drogenkonsumräume können eine entscheidende Rolle bei der Verhinderung der Ausbreitung von Infektionskrankheiten und der Reduzierung von Todesfällen durch Überdosierung spielen [346]. Diese Strategien sind neben den Verbesserungen von Behandlungsangeboten bedeutsam, um die unmittelbaren Risiken im Zusammenhang mit opioidbezogenen Störungen zu reduzieren [347].

Viele Menschen mit opioidbezogenen Störungen leiden gleichzeitig an psychischen und somatischen Erkrankungen sowie sozialen Problemen. Eine wirksame

Behandlung setzt daher voraus, dass diese zugrunde liegenden Probleme angegangen werden. Integrierte Behandlungsmodelle, sind ein wichtiger Ansatz, um den komplexen Bedürfnissen von Personen mit opioidbezogenen Störungen gerecht zu werden [344, 348].

Integrierte Versorgungsmodelle, die die Kluft zwischen substanzspezifischer Behandlung sowie psychiatrischer, somatischer und sozialer Versorgung überbrücken, können die miteinander verknüpften physischen, psychologischen und sozialen Aspekte der opioidbezogenen Störungen berücksichtigen und so zu besseren Behandlungsergebnissen führen [349]. Dieser Ansatz beinhaltet daher die Zusammenarbeit zwischen Anbietern verschiedener Fachdisziplinen und gewährleistet eine ganzheitliche Behandlungsplanung, welche die körperlichen, psychologischen und sozialen Aspekte von opioidbezogenen Störungen berücksichtigt. Integrierte Versorgungsmodelle haben sich als wirksam erwiesen, wenn es darum geht, den Substanzkonsum zu reduzieren, die psychische und körperliche Gesundheit sowie die soziale Situation zu verbessern und die allgemeine Zufriedenheit und das Wohlbefinden der Personen mit opioidbezogenen Störungen zu steigern [350].

Schließlich tragen altersspezifische Behandlungsmodule dem Umstand Rechnung, dass verschiedene Altersgruppen unterschiedliche entwicklungsbezogene, körperliche, soziale und psychologische Anforderungen aufweisen können, die sich auf ihre Situation und ihre Behandlung auswirken. So können Jugendliche und junge Erwachsene beispielsweise von Maßnahmen profitieren, die sich auf psychiatrische Störungen, Bildung, den Aufbau von Fertigkeiten und die Einbeziehung der Familie konzentrieren, um den Übergang ins Erwachsenenalter zu unterstützen [351]. Ältere Erwachsene hingegen benötigen möglicherweise spezielle Ansätze, die altersbedingte Erkrankungen, Polypharmazie und soziale Isolation berücksichtigen [352, 353]. Die Einführung altersspezifischer Behandlungsmodule kann die Attraktivität, die Retention und die Behandlungsqualität verbessern, indem evidenzbasierte Verfahren an die Bedürfnisse von Menschen in bestimmten Altersgruppen angepasst werden [282, 352].

Die Bewältigung von Versorgungsproblemen bei der Behandlung von opioidbezogenen Störungen erfordert zusammenfassend einen holistischen Ansatz. Durch die Bekämpfung von Stigmatisierung, die Verbesserung des Zugangs zu evidenzbasierten Behandlungen, die Verbesserung der Koordinierung von Versorgungsangeboten, die Umsetzung von Maßnahmen zur Prävention von Überdosierungen, die Integration der psychiatrischen, somatischen und sozialen Versorgung und die Bereitstellung altersspezifischer und langfristiger Unterstützung können erheblich zur Verbesserungen der Behandlungsqualität beitragen.

2.14.2 Klinische Fragestellungen

1. Führen Familientherapie und/oder systemische Therapie bei erziehungsberechtigten Personen mit opioidbezogenen Störungen zu einer höheren Retention, verbesserten Teilhabe, Lebensqualität oder geringeren Rückfällen in den Gebrauch illegaler Opioide im Vergleich zu keiner Familientherapie oder systemischen Therapie?

2. Führt eine zentrale, unabhängige Fallkoordination/ein zentrales, unabhängiges Casemanagement bei opioidabhängigen Personen zu einer höheren Retention, verbesserten Teilhabe oder geringeren Rückfällen in den Gebrauch illegaler Opioide im Vergleich zu keiner Fallkoordination/keinem Casemanagement?
3. Führt eine Integrierte Versorgung bei opioidabhängigen Personen zu einer höheren Retention, verbesserten psychischen oder körperlichen Gesundheit, Lebensqualität, Teilhabe oder geringeren Rückfällen in den Gebrauch illegaler Opioide im Vergleich zu keiner Integrierten Versorgung?
4. Führen altersspezifische Angebote bei opioidabhängigen Personen im Alter bis einschließlich 24 Jahren oder ab einem Alter von 40 Jahren zu einer höheren Retention, besseren körperlichen oder psychischen Gesundheit, besseren Teilhabe, stärkeren Reduktion des illegalen Opioidkonsums oder einer höheren Aufnahmequote einer Suchtbehandlung oder OAT im Vergleich zu altersunspezifischen Angeboten?

2.14.3 Empfehlungen

14.1	Empfehlung	Neu (2025)
	Therapieangebote, die familiäre Bedingungen und Systeme adressieren, sollten erziehungsberechtigten Personen mit opioidbezogenen Störungen angeboten werden.	
EK	Liddle et al. 2018, Kumar et al. 2021	
	Konsensstärke: 95,5 % (Starker Konsens)	

14.2	Empfehlung	Neu (2025)
	Hilfen und Beratungsangebote, die familiäre Herausforderungen adressieren, sollten erziehungsberechtigten Personen mit opioidbezogenen Störungen angeboten werden.	
EK	Liddle et al. 2018, Kumar et al. 2021	
	Konsensstärke: 100 % (Starker Konsens)	

14.3	Empfehlung	Neu (2025)
	Personen mit opioidbezogenen Störungen sollten Zugang zu einer zentralen, unabhängigen Fallkoordination erhalten.	
EK	Schippers et al. 2002, Schippers et al. 2009	
	Konsensstärke: 95,2 % (Starker Konsens)	

14.4	Empfehlung	Neu (2025)
	Eine Integrierte Versorgung sollte Personen mit opioidbezogenen Störungen angeboten werden.	
EK	Bahorik et al. 2017, Chang et al. 2020	
	Konsensstärke: 100 % (Starker Konsens)	

14.5	Empfehlung	Neu (2025)
	Personen mit opioidbezogenen Störungen sollten Zugang zu altersspezifischen Angeboten erhalten.	
EK	Pilarinos et al. 2022, Han 2022	
	Konsensstärke: 100 % (Starker Konsens)	

2.14.4 Hintergrund der Evidenz

Die Formulierung der klinischen Fragestellungen beschränkt sich auf wenige Bereiche, da Evidenz bzw. Veröffentlichungen in diesem Bereich kaum vorhanden sind. Übersichtsarbeiten sowie Metaanalysen sind ebenfalls nicht vorhanden. Gleichzeitig liegt die Wirksamkeit oben genannter Versorgungsaspekte nahe und wird durch Praxisbeispiele, Modellprojekte und Konferenzbeiträge sowie Stellungnahmen von Fachverbänden belegt.

Für alle genannten Versorgungsformen lässt sich festhalten, dass ein zentral koordiniertes und unabhängiges Fallmanagement mit einer Integrierten Versorgung, familien- und systemtherapeutischen Ansätzen und altersspezifischen Angeboten wesentliche Komponenten bei der Behandlung von opioidbezogenen Störungen sind. Onlinebasierte und personalisierte Therapieangebote können dabei zusätzlich wichtige Ergänzungen der Versorgung darstellen [354]. Die Einbeziehung sämtlicher für die Behandlung relevanter Fachdisziplinen und Fachdienste ist für eine umfassende Versorgung von Personen mit opioidbezogenen Störungen entscheidend, um ein optimale Behandlungsqualität sicherzustellen.

2.14.4.1 Hintergrundtext zur Empfehlung 14.1 und 14.2

Da die klinische Fragestellung eins sowie die dazugehörigen Empfehlungen 14.1 und 14.2 eng aneinander gekoppelt sind, werden beide Punkte im Folgenden gemeinsam diskutiert.

Darlegung der Evidenzgrundlage

Familien- und systemtherapeutische Verfahren sind psychosoziale Interventionen, die die intrafamiliäre Kommunikation von Personen mit opioidbezogenen Störungen verbessern, Konflikte reduzieren sowie funktionale Bewältigungsstrategien fördern und damit Behandlungsergebnisse und Behandlungsretention steigern können [355–357].

Begründung des Empfehlungsgrades mit Darlegung der Abwägung von Nutzen und Schaden der Intervention

Es konnten durch die Primärdatenrecherche sowie die Suche nach aggregierter Evidenz keine Studieneinschlüsse erfolgen, so dass sie auf der Basis eines Expert:innenkonsens formuliert wurde. Es wurde eine Sollte-Empfehlung gewählt, da die Einbeziehung familientherapeutischer und systemischer Ansätze sich generell in der Behandlung von Personen mit opioidbezogenen Störungen als klinisch hilfreich erwiesen hat und sich daher auch bei erziehungsberechtigten Personen mit einer opioidbezogenen Störung nach Risiko-Nutzen-Abwägung in der Behandlung anbietet [355–357].

Weitere Gründe für den Empfehlungsgrad und/oder Wiedergabe wichtiger Diskussionspunkte

Durch die ganzheitliche Berücksichtigung der familiären Dynamiken und die enge Einbindung des sozialen Umfelds können familientherapeutische und systemtherapeutische Ansätze eine nachhaltige Veränderung bewirken. Sie tragen dazu bei, nicht nur den individuellen Genesungsprozess zu fördern, sondern auch das familiäre System zu stabilisieren, wodurch langfristige Erfolge bei der Behandlung von opioidbezogenen Störungen ermöglicht werden.

Nennen von Personengruppen, auf die die Empfehlung nicht zutrifft/Alternativen

Familien- und systemtherapeutische Ansätze sind nicht für alle Personengruppen gleichermaßen geeignet, da sie von der Mitwirkung eines unterstützenden sozialen Umfelds abhängen und bestimmte Voraussetzungen erfordern. Personen, die ohne stabile familiäre oder soziale Beziehungen leben, können beispielsweise nicht von solchen Ansätzen profitieren, da es kein Netzwerk gibt, das in die Therapie einbezogen werden könnte.

In Fällen von dysfunktionalen oder destruktiven Familienstrukturen, wie etwa bei Gewalt, Missbrauch oder wenn Familienmitglieder selbst substanzbezogene Störungen haben, kann die Einbeziehung der Familie schädlich sein, da sie dem Genesungsprozess eher entgegenstehen als fördern könnte. Ähnlich verhält es sich bei Personen, deren Hauptproblematik in individuellen traumatischen Erfahrungen wie Gewalt oder Missbrauch liegt. Hier sind traumafokussierte Interventionen häufig zielführender, da die Einbindung der Familie, insbesondere wenn sie Teil des Traumas war, retraumatisierend wirken könnte.

Darüber hinaus können Menschen mit stark individualisierten Lebensstilen, die bewusst unabhängig von familiären Strukturen leben, von individuell ausgerichteten Therapieformen besser profitieren, da systemische Interventionen für sie möglicherweise weniger relevant sind.

Schließlich gibt es Menschen, die aufgrund negativer Erfahrungen ein starkes Misstrauen gegenüber familiären oder sozialen Bindungen entwickelt haben. In solchen Fällen kann die systemische Therapie auf Widerstand stoßen und ineffektiv sein. Für all diese Personengruppen sind alternative Ansätze, wie individuell ausgerichtete Therapien, traumafokussierte Interventionen oder sozial-integrative Maßnahmen, meist zielführender, um ihren spezifischen Bedürfnissen gerecht zu werden.

Angaben zur qualitativ guten Durchführung

Familientherapeutische und systemtherapeutische Ansätze in der Behandlung von opioidbezogenen Störungen erfordert ein strukturiertes und sensibles Vorgehen, das die Dynamiken innerhalb der Familie sowie die Wechselwirkungen zwischen den Betroffenen und ihrem sozialen Umfeld berücksichtigt. Ein zentraler Ansatzpunkt ist die systemische Perspektive, die den Opioidgebrauch als Symptom eines größeren familiären oder sozialen Kontextes betrachtet. Dabei wird auf eine ressourcenorientierte Herangehensweise gesetzt, die die vorhandenen Stärken und Bewältigungsmechanismen innerhalb des Familiensystems stärkt. Besonders wichtig ist die aktive Partizipation relevanter Familienmitglieder, um gemeinsam therapeutische Ziele zu erarbeiten und die Behandlung langfristig erfolgreich zu gestalten.

2.14.4.2 Hintergrundtext zur Empfehlung 14.3

Darlegung der Evidenzgrundlage

Opioidbezogene Störungen erfordern einen koordinierten, patientenzentrierten und interdisziplinären Versorgungsansatz [358, 359]. Die Koordination der Versorgung von Personen mit opioidbezogenen Störungen sollte ein kontinuierlicher Prozess sein und die komplexen Wechselwirkungen zwischen psychischer Gesundheit, Substanzkonsumstörung, sozialen Faktoren und körperlicher Gesundheit berücksichtigen [348]. Eine Fallkoordination soll sicherstellen, dass Personen mit opioidbezogenen Störungen Zugang zu allen erforderlichen und ihren Anforderungen passenden Behandlungsangeboten haben, z. B. zu Untersuchungen der körperlichen und psychischen Gesundheit, opioidgestützter Behandlung, Beratung und sozialen Diensten ohne dabei von einzelnen Institutionen abhängig zu sein [358]. Einen Überblick über die Angebotsstruktur in der Versorgung von Menschen mit Suchtproblemen zeigt die Deutsche Hauptstelle für Suchtfragen (DHS) in ihrer Analyse „Update zur Analyse der Versorgungssituation Suchtkranker in Deutschland 2019". Der Verband schlägt in den Schlussfolgerungen eine Weiterentwicklung des Suchthilfesystems im Sinne einer gestuften und koordinierten Versorgung vor. Im Rahmen des vom Gemeinsamen Bundesausschuss (G-BA) geförderten Projekts „ASSIST", konnte gezeigt werden, dass sich ein entsprechendes regionales Kompetenzzentrum in die kommunalen Angebotsstrukturen des deutschen Gesundheits- und Sozialwesens integrieren lässt [24, 25, 345].

Begründung des Empfehlungsgrades mit Darlegung der Abwägung von Nutzen und Schaden der Intervention

Es konnten durch die Primärdatenrecherche sowie die Suche nach aggregierter Evidenz keine Studieneinschlüsse erfolgen, so dass sie auf der Basis eines Expert:innenkonsens formuliert wurde. Es wurde eine Sollte-Empfehlung gewählt, da eine zentrale, unabhängige Koordination der Versorgung sich als erfolgreicher Ansatz für die Behandlung komplexer Gesundheitszustände gezeigt [345] und nachweislich erhebliche Auswirkungen auf die Verbesserung der Gesundheitsergebnisse, die Verringerung der Krankenhausaufenthalte und die Minimierung der Versorgungskosten hat [354, 360].

Weitere Gründe für den Empfehlungsgrad und/oder Wiedergabe wichtiger Diskussionspunkte

Aufgrund der nach wie vor bestehenden Fragmentierung und Versäulung sowie unzureichenden Standardisierung und Qualitätssicherung des Hilfesystems ist eine unabhängige, sektorenübergreifende Fallkoordination dringend erforderlich. In Ihren Berichten „International standards for the treatment of drug use disorders" der Weltgesundheitsorganisation (World Health Organization – WHO) [359] und „Update zur Analyse der Versorgungssituation Suchtkranker in Deutschland 2019" der DHS [19] kommen daher zur übereinstimmenden Empfehlung eines entsprechenden Versorgungsangebots.

Nennen von Personengruppen, auf die die Empfehlung nicht zutrifft/Alternativen

Die Empfehlung einer zentralen, unabhängigen Fallkoordination für Menschen mit opioidbezogenen Störungen ist nicht für alle Personengruppen gleichermaßen geeignet. Besonders für Menschen, die gut in bestehende Versorgungsstrukturen integriert sind und eigenständig Zugang zu spezialisierten Behandlungsangeboten finden, ist eine zusätzliche Fallkoordination häufig nicht erforderlich. Dazu gehören beispielsweise Personen, die sich bereits in einer stabilen OAT befinden und über ein gut funktionierendes soziales oder medizinisches Netzwerk verfügen, das sie bei der Navigation durch das Suchthilfesystem unterstützt.

Auch Menschen, die in einem fortgeschrittenen Stadium der Genesung sind und keine intensivere Betreuung mehr benötigen, profitieren möglicherweise nicht von einer zentralen Koordination, da ihre Bedürfnisse eher durch eigenverantwortliche Nachsorgeprogramme oder Peer-Support-Angebote gedeckt werden können. Zudem kann die Empfehlung für Menschen mit stark ausgeprägter Ablehnung gegenüber institutionalisierten Hilfesystemen oder tiefem Misstrauen gegenüber zentralisierten Angeboten problematisch sein. Diese Personengruppen könnten eine zentrale Fallkoordination als kontrollierend wahrnehmen und sich deshalb der Inanspruchnahme solcher Dienste entziehen, was die Effektivität der Koordination erheblich einschränkt.

Darüber hinaus ist die Wirksamkeit einer zentralen Koordination bei stark sozial isolierten Menschen oder bei solchen, die keine Bereitschaft zur Zusammenarbeit zeigen, eingeschränkt. In solchen Fällen sind niedrigschwellige Angebote oder aufsuchende Hilfen oft zielführender, da sie einen direkteren Zugang zu den Betroffenen ermöglichen und zunächst Vertrauen aufbauen können. Insgesamt hängt die Relevanz einer zentralen, unabhängigen Fallkoordination stark von den individuellen Umständen und der bestehenden Einbindung der Betroffenen in vorhandene Hilfestrukturen ab

Angaben zur qualitativ guten Durchführung

Die qualitativ hochwertige Durchführung einer zentralen, unabhängigen Fallkoordination für Menschen mit opioidbezogenen Störungen erfordert eine strukturierte, patientenorientierte und interdisziplinär ausgerichtete Vorgehensweise. Eine zentrale Koordinationsstelle sollte als neutrale Anlaufstelle fungieren, die den Zugang zu den verschiedenen Angeboten des Suchthilfesystems erleichtert und gleichzeitig die individuellen Bedürfnisse und Ziele der Betroffenen in den Mittelpunkt stellt. Regelmäßige Evaluationen und Feedbackgespräche sind essenziell, um sicherzustellen, dass die gesetzten Therapieziele erreicht oder angepasst werden und die Betroffenen aktiv in den Prozess eingebunden bleiben. Die Fallkoordination sollte unabhängig und neutral agieren, um sicherzustellen, dass die Bedürfnisse der Betroffenen im Vordergrund stehen und keine Interessenskonflikte entstehen. Sie sollte zudem barrierefreie Zugänge zu ihren Dienstleistungen gewährleisten, sodass alle Menschen, unabhängig von ihrem sozialen oder ökonomischen Hintergrund, diese Unterstützung in Anspruch nehmen können.

2.14.4.3 Hintergrundtext zur Empfehlung 14.4

Darlegung der Evidenzgrundlage

Die Integrierte Versorgung für Personen mit opioidbezogenen Störungen bedeutet die Bereitstellung und Koordination eines ganzheitlichen, fachdisziplinen- und sektorenübergreifenden Behandlungsangebots [361]. Die Stärke Integrierter Versorgungsangebote besteht darin, körperliche und psychiatrische Zusatzdiagnosen sowie soziale Bedürfnisse umfassend in die Behandlung einzubeziehen [349]. Brooner et al. [350] konnte zeigen, dass die Integrierte Versorgung von opioidbezogenen und psychiatrischen Störungen zu besseren Ergebnissen der betroffenen Patient:innengruppe führt. Behandlungsangebote für chronische Schmerzen und Infektionskrankheiten, die häufig mit opioidbezogenen Störungen einhergehen, können ebenfalls wichtige Elemente für Integrierte Versorgungsmodelle sein [362, 363]. Die Erfassung von Behandlungswegen („journey mapping") ist dabei eine wichtige Strategie, um die Versorgungsbedürfnisse von Personen mit opioidbezogenen Störungen zu verstehen, die Koordinierung der Versorgung zu erleichtern, die Umsetzung von Stepped-, Modular- und Personalized-Care-Ansätzen zu ermöglichen und Hindernisse des Zugangs zu und der Implementierung von entsprechenden Versorgungsform abzubauen [354, 358].

Konzepte der Integrierten Versorgung stammen meist aus dem nordamerikanischen Raum. Bei einer Übertragung in das spezifische Versorgungssystem in Deutschland müssen die Eigenheiten der Angebotsstruktur für Menschen mit substanzbezogenen Störungen im gesamten Gesundheits- und Sozialwesen bedacht und dafür angepasst werden, die in dieser Form in den Ursprungsländern von Konzepten Integrierter Versorgung nicht vorliegen.

Begründung des Empfehlungsgrades mit Darlegung der Abwägung von Nutzen und Schaden der Intervention

Es konnten durch die Primärdatenrecherche sowie die Suche nach aggregierter Evidenz keine Studieneinschlüsse erfolgen, so dass sie auf der Basis eines Expert:innenkonsens formuliert wurde. Es wurde eine Sollte-Empfehlung gewählt, da sich in der Zusammenschau zeigt, dass Integrierte Versorgungsmodelle für Personen mit opioidbezogenen Störungen von entscheidender Bedeutung sind, den komplexen Anforderungen an die Behandlung gerecht zu werden.

Weitere Gründe für den Empfehlungsgrad und/oder Wiedergabe wichtiger Diskussionspunkte

In den Diskussionen der Expert:innen herrschte ein breiter Konsens darüber, dass insbesondere für opioidbezogene Störungen, aber auch für Substanzgebrauchsstörungen und abhängiges Verhalten im Allgemeinen, ein dringender Bedarf an integrierten Versorgungsangeboten besteht. Diese sollen dazu beitragen, die vielfältigen körperlichen, psychischen und sozialen Begleitfaktoren adäquat zu erfassen und fachgerecht zu adressieren, um eine umfassende und wirksame Versorgung sicherzustellen. Allerdings bestehen nach wie vor Hindernisse, ein entsprechendes Behandlungsangebot bereitstellen zu können. Dies betrifft insbesondere finanzielle und personelle Ressourcen für ein entsprechendes Angebot [354]. Die Umsetzung und Ausweitung von Initiativen zur Integrierten Versorgung kann daher einen wichtigen Beitrag zur umfassenden Versorgung von Personen mit opioidbezogenen Störungen leisten.

Nennen von Personengruppen, auf die die Empfehlung nicht zutrifft/Alternativen

Die Empfehlung einer Integrierten Versorgung für Menschen mit opioidbezogenen Störungen trifft nicht auf alle Personengruppen gleichermaßen zu, da sie bestimmte Voraussetzungen und Rahmenbedingungen erfordert. Personen, die nur sporadisch oder in sehr geringem Ausmaß Opioide konsumieren und keine deutlichen sozialen, psychischen oder körperlichen Folgeprobleme zeigen, benötigen in der Regel keine umfassende Integrierte Versorgung. Für sie können niedrigschwellige Beratungs- oder Präventionsangebote ausreichend sein.

Auch Menschen, die bereits gut in bestehende, spezialisierte Versorgungsstrukturen eingebunden sind und deren Behandlung stabil verläuft, profitieren möglicherweise nicht von einem zusätzlichen integrierten Versorgungsansatz. Dazu zählen beispielsweise Personen in einer erfolgreichen OAT, die keine weiteren psychosozialen oder medizinischen Unterstützungsbedarfe aufweisen. Hier könnten zusätzliche integrative Maßnahmen überflüssig oder ressourcenintensiv sein, ohne einen klaren Mehrwert zu bieten.

Darüber hinaus ist die Integrierte Versorgung für Menschen, die akute Krisenintervention benötigen oder sich in einem frühen Stadium der Therapie befinden und noch keine Bereitschaft zur langfristigen Behandlung zeigen, zunächst nicht geeignet. Für diese Gruppen können kurzfristige, fokussierte Ansätze oder aufsuchende Hilfen sinnvoller sein, um zunächst Stabilität zu erreichen und die Voraussetzungen für eine spätere Integration in umfassendere Versorgungsstrukturen zu schaffen.

Insgesamt hängt die Relevanz der Integrierten Versorgung stark von den individuellen Bedürfnissen, der Motivation und den Lebensumständen der Betroffenen ab. Sie ist vor allem für Menschen mit komplexen, multidimensionalen Problemlagen von großem Nutzen, während sie für weniger belastete oder stabil versorgte Personengruppen oft nicht erforderlich ist.

Angaben zur qualitativ guten Durchführung

Modelle zur Integrierten Versorgung für Menschen mit opioidbezogenen Störungen erfordern ein umfassendes, patient:innenzentriertes Konzept, das medizinische, psychologische und soziale Komponenten miteinander verbindet. Ziel ist es, eine nahtlose und koordinierte Betreuung sicherzustellen, die auf die individuellen Bedürfnisse der Betroffenen abgestimmt ist und bestehende Versorgungslücken schließt. Ein zentraler Aspekt ist die enge Zusammenarbeit zwischen verschiedenen Berufsgruppen und Einrichtungen, um die Komplexität der Problemlagen umfassend adressieren zu können.Die Integration der verschiedenen Versorgungsbereiche erfordert eine klare Definition von Zuständigkeiten und Kommunikationswegen. Regelmäßige Fallkonferenzen und interdisziplinäre Teams können dazu beitragen, den Informationsfluss zu verbessern und sicherzustellen, dass alle Beteiligten auf dem gleichen Stand sind. Wichtig ist zudem die Einbindung der Betroffenen in den Behandlungsprozess. Durch partizipative Ansätze und die Berücksichtigung individueller Behandlungsziele wird die Motivation der Patient:innen gestärkt und die Therapieadhärenz gefördert. Ein weiterer zentraler Baustein der Integrierten Versorgung ist die Kontinuität der Betreuung. Die Integrierte Versorgung sollte zudem barrierefrei gestaltet sein, um den Zugang für alle Betroffenen zu erleichtern. Niedrigschwellige Angebote und aufsuchende Hilfen können dazu beitragen, besonders vulnerablen Gruppen den Zugang zur Versorgung zu erleichtern. Durch die Kombination von interdisziplinärer Zusammenarbeit, patientenzentrierter Planung, nahtloser Betreuung und barrierefreiem Zugang bietet die Integrierte Versorgung ein ganzheitliches und effektives Modell, das den vielfältigen Anforderungen von Menschen mit opioidbezogenen Störungen gerecht wird.

2.14.4.4 Hintergrundtext zur Empfehlung 14.5

Darlegung der Evidenzgrundlage
Opioidbezogenen Störungen stellen an die Behandlung bestimmter Altersgruppen besondere Anforderungen. Bei Personen im Alter von 15 bis 25 Jahren nimmt die Prävalenz von riskantem Opioidkonsum und opioidbezogenen Störungen allgemein zu, was auf einen dringenden Bedarf an der Ausweitung evidenzbasierter opioidgestützter Therapien in dieser Altersgruppe hinweist [252, 282, 364]. Durch verbesserte Behandlungsstrukturen nimmt ebenso die Zahl älterer Personen mit opioidbezogenen Störungen zu, so dass speziell geriatrische Erkrankungen und Multimorbidität in den Behandlungsangeboten zu berücksichtigen sind [352, 353].

Begründung des Empfehlungsgrades mit Darlegung der Abwägung von Nutzen und Schaden der Intervention
Es konnten durch die Primärdatenrecherche sowie die Suche nach aggregierter Evidenz keine Studieneinschlüsse erfolgen, so dass sie auf der Basis eines Expert:innenkonsens formuliert wurde. Es wurde eine Sollte-Empfehlung gewählt, da besondere Anforderungen bei der Behandlung opioidbezogener Störungen in unterschiedlichen Altersgruppen bestehen. Eine Erweiterung des therapeutischen Portfolios um altersspezifische Angebote kann den Nutzen erhöhen, indem sie die Behandlungsergebnisse verbessert und das Risiko schwerwiegender gesundheitlicher Komplikationen, einschließlich Überdosierungen, senkt. Gleichzeitig ist der Schaden durch den kontrollierten Einsatz solcher Therapien begrenzt. Der Nutzen überwiegt klar, da eine angepasste Behandlung zu einer verbesserten Lebensqualität und Reduktion gesundheitlicher Risiken führen kann.

Weitere Gründe für den Empfehlungsgrad und/oder Wiedergabe wichtiger Diskussionspunkte
Altersspezifische Behandlungsmodule berücksichtigen, dass verschiedene Altersgruppen aufgrund ihrer entwicklungsbezogenen, körperlichen, sozialen und psychologischen Gegebenheiten unterschiedliche Anforderungen an therapeutische Interventionen stellen. Jugendliche und junge Erwachsene profitieren häufig von Ansätzen, die auf psychiatrische Komorbiditäten, Bildung, den Erwerb von Lebenskompetenzen und die Einbindung familiärer Strukturen abzielen, um den Übergang ins Erwachsenenalter zu erleichtern [351]. Im Gegensatz dazu erfordern ältere Erwachsene häufig spezialisierte Interventionen, die altersassoziierte Erkrankungen, den Umgang mit Polypharmazie sowie die Reduktion sozialer Isolation in den Fokus rücken [352, 353]. Durch die Anpassung evidenzbasierter Verfahren an die spezifischen Bedürfnisse verschiedener Altersgruppen können sowohl die Attraktivität als auch die Wirksamkeit und langfristige Bindung an die Behandlung gesteigert werden [282, 352].

Nennen von Personengruppen, auf die die Empfehlung nicht zutrifft/Alternativen
Die Empfehlung für altersspezifische Angebote trifft ggf. nicht auf Personengruppen zu, deren Bedürfnisse und Behandlungserfordernisse weniger stark vom Lebensalter beeinflusst werden oder bei denen andere Faktoren stärker im Vordergrund stehen.

Angaben zur qualitativ guten Durchführung
Altersspezifische Angebote in der Behandlung von opioidbezogenen Störungen erfordern eine sorgfältige Anpassung an die spezifischen Bedürfnisse und Herausforderungen der jeweiligen Altersgruppen und müssen für diese attraktiv sein. Jugendliche und junge Erwachsene benötigen Interventionen, die auf ihre Entwicklungsaufgaben abgestimmt sind, wie den Aufbau von Resilienz und Lebenskompetenzen, die Förderung der Autonomie sowie die Unterstützung bei Ausbildung und Berufseinstieg. Besonders wirksam sind familienbasierte Ansätze, beispielsweise durch Familientherapie oder elternzentrierte Beratung, um das soziale Umfeld einzubeziehen. Zudem ist es essenziell, komorbide psychiatrische Störungen wie Angst, Depression oder ADHS gezielt zu behandeln, da diese in dieser Altersgruppe häufig auftreten.

Ältere Erwachsene hingegen stehen vor anderen Herausforderungen, die in der Behandlung berücksichtigt werden müssen. So erfordern altersbedingte Erkrankungen wie chronische Schmerzen oder kardiovaskuläre Probleme spezifische Ansätze, ebenso wie das Management von Polypharmazie zur Vermeidung unerwünschter Wechselwirkungen. Darüber hinaus spielen soziale Faktoren wie Einsamkeit, Isolation und der Verlust von Angehörigen eine zentrale Rolle, weshalb unterstützende Maßnahmen in diesen Bereichen essenziell sind.

Die Nutzung evidenzbasierter Behandlungsstrategien ist hierbei entscheidend. Pharmakologische Ansätze, wie medikamentengestützte Therapien, müssen an die altersbedingten Unterschiede in Pharmakokinetik und -dynamik angepasst werden.

Ergänzend sind psychotherapeutische Verfahren, wie die kognitive Verhaltenstherapie oder achtsamkeitsbasierte Interventionen, wirksame Methoden, die individuell auf die jeweilige Altersgruppe zugeschnitten werden sollten.

Soziale und strukturelle Unterstützung stellt einen weiteren zentralen Baustein dar. Jugendliche und junge Erwachsene profitieren von Maßnahmen zur sozialen Reintegration, beispielsweise durch den Wiedereinstieg ins Bildungssystem oder den Arbeitsmarkt sowie den Aufbau positiver sozialer Netzwerke. Ältere Erwachsene benötigen hingegen Angebote, die soziale Isolation reduzieren, wie etwa Gruppenaktivitäten oder betreutes Wohnen. Barrierefreie Zugangswege zu diesen Angeboten sowie Maßnahmen zur Reduktion von Stigmatisierung sind in allen Altersgruppen essenziell, um eine effektive Versorgung zu gewährleisten.

Abschließend sind die kontinuierliche Überprüfung und Anpassung der Behandlungspläne von großer Bedeutung. Regelmäßige Evaluierungen mithilfe standardisierter Instrumente ermöglichen es, die Therapieziele an die sich verändernden Bedürfnisse der Betroffenen anzupassen und die Wirksamkeit der Interventionen sicherzustellen. Durch die Kombination dieser Ansätze kann eine umfassende und nachhaltige Behandlung von opioidbezogenen Störungen gewährleistet werden, die den medizinischen und psychosozialen Anforderungen der Betroffenen gerecht wird.

2.14.5 Empfehlungen für zukünftige Forschung

- Effekte auf Retention, gesellschaftliche Teilhabe, Lebensqualität, Reduktion weiteren Substanzkonsums sowie Morbidität und Mortalität bei Patienten mit opioidbezogenen Störungen von zentraler, unabhängiger Fallkoordination/zentralem, unabhängigen Casemanagement,
- Effekte auf Retention, gesellschaftliche Teilhabe, Lebensqualität, Reduktion weiteren Substanzkonsums sowie Morbidität und Mortalität bei Patienten mit opioidbezogenen Störungen von Integrierter Versorgung,
- Effekte auf Retention, gesellschaftliche Teilhabe, Lebensqualität, Reduktion weiteren Substanzkonsums sowie Morbidität und Mortalität bei Patienten mit opioidbezogenen Störungen von therapeutischen Angeboten wie Familientherapie oder systemische Therapie,
- Effekte auf Retention, gesellschaftliche Teilhabe, Lebensqualität, Reduktion weiteren Substanzkonsums sowie Morbidität und Mortalität bei Patienten mit opioidbezogenen Störungen von altersspezifischen Angeboten.

Wichtige Forschungsfragen

3

Markus Backmund, Christopher Baethge, Frank Bannasch, Anil Batra, Maurice Cabanis, Maren Dix, Katharina Eidenmüller, Wilma Funke, Dirk Gastauer, Philip Gerber, Hans Haltmayer, Rita Hansjürgens, Timo Harfst, Ursula Havemann-Reinecke, Sarah Huff, Anne Koopmann, Mirjam N. Landgraf, Nikolaus Lange, Marc Lehmann, Tobias Link, Christel Lüdecke, Mathias Luderer, Elisabeth Müller, Christian Muhl, Tina Nagel, Nadja Nestler, Olaf Ostermann, Henrike Paternoga, Denis Paul, Diana Plörer, Patrick Plötzke, Oliver Pogarell, Ulrich W. Preuß, Peter Raiser, Jens Reimer, Michael Rinecker, Ingo Schäfer, Dirk Schaeffer, Norbert Scherbaum, Denis Schinner, Barbara Schneider, Jan-Peter Siedentopf, Stefan Sondermann, Michael Soyka, Martin Strahl, Markus Stuppe, Uwe Verthein, Steffen Wendeln, Sebastian Winkelnkemper, Norbert Wittmann, Norbert Wodarz, Nadine Wussow-Rothhaar und Ulrich Zimmermann

Diagnostik

Welche einfachen neu entwickelten Tests und Fragebögen zum spezifischen Screening und zur Diagnosestellung einer opioidbezogenen Störung (schädlicher Gebrauch und Abhängigkeit) und der Komorbidität mit psychischen Störungsbildern erweisen sich als valide und reliabel?

Der Autor, Suchtmedizinexperte und geschätzte Kollege Hans Haltmayer ist leider am 22. April 2024 verstorben.

M. Backmund
Deutsche Suchtgesellschaft – Dachverband der Suchtfachgesellschaften (DSG) GbR, Tübingen, Deutschland
E-Mail: markus.backmund@p-i-t.info

C. Baethge
Arzneimittelkommission der deutschen Ärzteschaft (AkdÄ), Berlin, Deutschland
E-Mail: baethge@aerzteblatt.de

F. Bannasch
Hagen, Deutschland
E-Mail: frank.bannasch@diakonie-mark-ruhr.de

I. Schäfer et al. (Hrsg.), *S3-Leitlinie Opioidbezogene Störungen*,
https://doi.org/10.1007/978-3-662-72668-6_3

Therapieplanung
Welche Formen/Ansätze/Methoden der Therapieplanung sind für Patient:innen mit und ohne OAT am effektivsten, um die empirische Evidenz für Maßnahmen und Interventionen der Therapieplanung aufzubauen?

Opioid-Agonisten-Therapie
Welche unterschiedlichen OAT-Medikamente einschließlich der unterschiedlichen Applikationsformen zeigen welche Wirkungen und Nebenwirkungen?

A. Batra · U. Havemann-Reinecke
Deutsche Gesellschaft für Psychiatrie, Psychosomatik und Nervenheilkunde e. V. (DGPPN), Berlin, Deutschland
E-Mail: anil.batra@med.uni-tuebingen.de

U. Havemann-Reinecke
E-Mail: u.havemann-reinecke@med.uni-goettingen.de

M. Cabanis · U. W. Preuß
Deutsche Gesellschaft für Suchtmedizin e. V. (DGS), Stuttgart, Deutschland
E-Mail: m.cabanis@klinikum-stuttgart.de

U. W. Preuß
E-Mail: ulrich.preuss@medizin.uni-halle.de

M. Dix · M. Lehmann
Ministerium der Justiz des Landes Nordrhein-Westfalen für die Landesjustizverwaltungen, Düsseldorf, Deutschland

M. Lehmann
E-Mail: marc.lehmann@jvapls.berlin.de

K. Eidenmüller · A. Koopmann
Mannheim, Deutschland
E-Mail: katharina.eidenmueller@zi-mannheim.de

A. Koopmann
E-Mail: anne.koopmann@zi-mannheim.de

W. Funke · N. Lange
Deutsche Gesellschaft für Suchtpsychologie e. V. (DGSPS), Zentrum für Integrative Psychiatrie ZIP gGmbH, Lübeck, Deutschland
E-Mail: wifu@wilmafunke.de

N. Lange
E-Mail: nikolaus.lange@agj-freiburg.de

D. Gastauer · O. Ostermann
Fachverband Drogen- und Suchthilfe e. V. (fdr), Erfurt, Deutschland

O. Ostermann
E-Mail: olaf.ostermann@condrobs.de

P. Gerber · N. Wittmann Der Paritätische Gesamtverband, Berlin, Deutschland
E-Mail: gerber@drogenverein.de

Entzug
Erhöht die spezifisch im deutschen Hilfesystem zur Verfügung stehende Qualifizierte Opioid-Entzugsbehandlung (ambulant, (teil-)stationär) im Vergleich zur reinen Opioidentgiftung signifikant die Opioidabstinenz oder die Inanspruchnahme weiterführender suchtmedizinischer Hilfsangebote bei Opioidabhängigen in den folgenden 12 Monaten?

Rückfallprophylaxe
Welche begleitenden Psychotherapieangebote (z. B. Motivational Interviewing, kognitive Verhaltenstherapie) erhöhen bei opioidabhängigen Personen die Therapieadhärenz oder Rückfallprophylaxe, gemessen an der Rate des Rückfalls in den Konsum illegaler Opioide?

N. Wittmann
E-Mail: norbert.wittmann@mudra-online.de

H. Haltmayer
Österreichische Gesellschaft für arzneimittelgestützte Behandlung von Suchtkrankheit (ÖGABS), c/o Wiener, Medizinische Akademie, Wien, Deutschland

R. Hansjürgens
Deutsche Gesellschaft für Soziale Arbeit in der Suchthilfe e. V. (DG-SAS), c/o Sozialdienst katholischer Frauen und Männer Düsseldorf e. V., Hilfezentrum, Düsseldorf, Deutschland
E-Mail: hansjuergens@ash-berlin.eu

T. Harfst
Bundespsychotherapeutenkammer (BPtK), Berlin, Deutschland
E-Mail: harfst@bptk.de

S. Huff · P. Plötzke
BAG Caritas Suchthilfe (CaSu), Berlin, Deutschland
E-Mail: s.huff@caritas-rhn.de

P. Plötzke
E-Mail: ploetzke.patrick@skfm-duesseldorf.de

M. N. Landgraf
Gesellschaft für Neuropädiatrie (GNP) e. V., LMU Klinikum der Universität München, Neuropädiatrie, Entwicklungsneurowissenschaften und Sozialpädiatrie, München, Deutschland
E-Mail: mirjam.landgraf@med.uni-muenchen.de

T. Link
Wiesloch, Deutschland
E-Mail: tobias.link@pzn-wiesloch.de

C. Lüdecke · M. Stuppe
Bundesdirektorenkonferenz – Verband leitender Ärztinnen und Ärzte der Kliniken für Psychiatrie und Psychotherapie (BDK) e. V., Pfalzklinikum, Klinik für Psychiatrie, Psychosomatik und Psychotherapie, Klingenmünster, Deutschland
E-Mail: c.luedecke@asklepios.com

Psychotherapie
Welches psychotherapeutische Verfahren und welche Rahmenbedingungen einer psychotherapeutischen Behandlung (Setting, Dauer, Frequenz, Dosis) bei Personen mit opioidbezogenen Störungen sind hinsichtlich einer effektiven Behandlung der Abhängigkeitserkrankung zu empfehlen?

Psychosoziale Betreuung
Welche Instrumente und Leistungen der psychosozialen Betreuung erweisen sich hinsichtlich einer höheren Retention, einer Verbesserung der psychischen Gesundheit sowie allgemein einer Verbesserung der psychosozialen Lebenslage bei Personen mit opioidbezogenen Störungen als besonders wirkungsvoll?

M. Stuppe
E-Mail: markus.stuppe@helios-kliniken.de

M. Luderer
Frankfurt, Deutschland
E-Mail: luderer@med.uni-frankfurt.de

E. Müller · O. Pogarell
Bayerische Akademie für Suchtfragen in Forschung und Praxis (BAS) e. V. gGmbH, München, Deutschland
E-Mail: Elisabeth.Mueller@klinikum-nuernberg.de

O. Pogarell
E-Mail: oliver.pogarell@med.uni-muenchen.de

C. Muhl · N. Wussow-Rothhaar
Fachverband Sucht+ e. V., Fachverband für Sucht plus Psychosomatik (FVS+), Bonn, Deutschland
E-Mail: c.muhl@salus-friedberg.de

N. Wussow-Rothhaar
E-Mail: nadine.wussow-rothhaar@median-kliniken.de

T. Nagel
Duisburg, Deutschland

N. Nestler
Deutsche Gesellschaft für Pflegewissenschaft e. V. (DGP), Duisburg, Deutschland
E-Mail: nadja.nestler@pmu.ac.at

H. Paternoga
Deutsche Gesellschaft für Rehabilitationswissenschaften e. V. (DGRW), Institut für Rehabilitationsmedizin, Profilzentrum Gesundheits¬wissenschaften, Medizinische Fakultät der Martin-Luther-Universität Halle-Wittenberg, Halle (Saale), Deutschland
E-Mail: henrike-paternoga@therapiehilfe.de

D. Paul
Esslingen, Deutschland

D. Plörer
Arbeitsgruppe Diamorphin-gestützte Behandlung (AG Diamorphin), Stuttgart (S-West), Deutschland

Rehabilitation
Welche Unterschiede hinsichtlich der Effektivität bestehen für einzelnen Formen der Reha-Behandlung (ambulant, ganztägig-ambulant, stationär) bei Patient:innen mit opioidbezogenen Störungen mit Einzeldiagnose und im Rahmen der Polytoxikomanie?

Somatische Komorbiditäten
Wie beeinflusst eine Opioid-Agonisten-Therapie die Compliance, die Wirksamkeit der somatischen Therapie und die Verbesserung somatischer Symptome bei opioidabhängigen Personen mit komorbiden Infektionserkrankungen gegenüber Personen ohne diese Therapie?

P. Raiser · D. Schinner
Deutsche Hauptstelle für Suchtfragen e. V. (DHS), Hamm, Deutschland
E-Mail: raiser@dhs.de

D. Schinner
E-Mail: dschinner@netzwerk-suchthilfe.org

J. Reimer · N. Wodarz
Deutsche Suchtstiftung, c/o Förderstiftung MHH plus, Hannover, Deutschland
E-Mail: reimer@uke.de

N. Wodarz
E-Mail: norbert.wodarz@medbo.de

M. Rinecker
Deutsche Gesellschaft für Allgemeinmedizin und Familienmedizin (DEGAM) e. V., Berlin, Deutschland

I. Schäfer (✉)
Klinik und Poliklinik für Psychiatrie und Psychotherapie, Zentrum für Interdisziplinäre Suchtforschung der Universität Hamburg, Universitätsklinikum Hamburg-Eppendorf, Hamburg, Deutschland
E-Mail: i.schaefer@uke.de

D. Schaeffer
Deutsche Aidshilfe e. V. (DAH), Berlin, Deutschland
E-Mail: dirk.schaeffer@dah.aidshilfe.de

N. Scherbaum
Bundesärztekammer (BÄK), Arbeitsgemeinschaft der deutschen Ärztekammern, Berlin, Deutschland
E-Mail: norbert.scherbaum@lvr.de

B. Schneider
Deutsche Gesellschaft für Suizidprävention (DGS) e. V., Universität Jena, Klinik für Psychiatrie und Psychotherapie, Jena, Deutschland
E-Mail: b.schneider@lvr.de

J.-P. Siedentopf
Deutsche Gesellschaft für Gynäkologie und Geburtshilfe (DGGG) e. V., Repräsentanz der DGGG und Fachgesellschaften, Berlin, Deutschland
E-Mail: jan-peter.siedentopf@charite.de

Psychische Komorbiditäten
Wie wirksam sind integrierte Behandlungsprogramme (IBP) im Vergleich zu Standardbehandlungen (sequentielle Behandlung, TAU) bei der Behandlung von Patient:innen mit opioidbezogenen Störungen und verschiedenen psychischen Komorbiditäten? Gibt es differentielle Effekte auf die opioidbezogenen Störungen und verschiedenen psychischen Komorbiditäten zu beobachten?

Besondere Populationen
Welche Behandlungsansätze und -anforderungen sowie Risiken bestehen bei Schwangeren, Gebärenden oder Stillenden mit opioidbezogenen Störungen inkl. der biologischen Auswirkungen pränataler Opioidexposition auf die langfristige Entwicklung des Kindes?

Schadensminimierung
Führen Take-Home Naloxon-Programme, sei es über Gesundheitsdienste, Apotheken oder Suchthilfeeinrichtungen, bei Personen mit opioidbezogenen Störungen, unterschieden nach Personen in einer Opioid-Agonisten-Therapie, Konsumierende ohne Behandlungsanbindung oder Personen mit bevorstehender Haftentlassung, zu weniger drogenbedingten Todesfällen im Vergleich zu keinen Take-Home Naloxon-Programmen?

S. Sondermann
Moers, Deutschland
E-Mail: s.sondermann@grafschafter-diakonie.de

M. Soyka
Bayern, Tutzingen, Deutschland

M. Strahl
Deutsche Fachgesellschaft psychiatrische Pflege (DFPP) e. V., Ulm, Deutschland
E-Mail: martin.strahl@ukbonn.de

U. Verthein
Bundesverband für akzeptierende Drogenarbeit und humane Drogenpolitik (akzept e. V.), Berlin, Deutschland
E-Mail: u.verthein@uke.de

S. Wendeln
Niedersachsen, Hannover, Deutschland
E-Mail: steffen.wendeln@step-niedersachsen.de

S. Winkelnkemper
Bundesverband für stationäre Suchtkrankenhilfe e. V. (BUSS), Kassel, Deutschland

U. Zimmermann
Sächsische Wissenschaftliche Gesellschaft für Nervenheilkunde (SWGN) e. V., c/o Universitätsklinikum Dresden, Klinik und Poliklinik für Psychiatrie und Psychotherapie, Dresden, Deutschland
E-Mail: ulrich.zimmermann@kbo.de

Selbsthilfe

Welche Wirksamkeit haben appbasierte und onlinegestützte Angebote im Rahmen der Behandlung von Personen mit opioidbezogenen Störungen?

Versorgungsfragen

Welche Effekte auf Retention, gesellschaftliche Teilhabe, Lebensqualität, Reduktion weiteren Substanzkonsums sowie Morbidität und Mortalität hat eine zentrale, unabhängige Fallkoordination (unabhängiges Casemanagement) bei Patient:innen mit opioidbezogenen Störungen?

4 Zusammensetzung der Leitliniengruppe

Britta Jacobsen, Kirsten Lehmann und Ingo Schäfer

4.1 Leitlinienkoordinator und Ansprechpartnerinnen

Leitlinienkoordinator

Prof. Dr. med. Ingo Schäfer, MPH
Zentrum für Interdisziplinäre Suchtforschung (ZIS) der Universität Hamburg
Universitätsklinikum Hamburg-Eppendorf
Klinik für Psychiatrie und Psychotherapie
Martinistr. 52
D-20246 Hamburg
i.schaefer@uke.de

Leitliniensekretariat

Britta Jacobsen
Zentrum für Interdisziplinäre Suchtforschung (ZIS) der Universität Hamburg
Universitätsklinikum Hamburg-Eppendorf
Klinik für Psychiatrie und Psychotherapie
Martinistr. 52

B. Jacobsen · K. Lehmann · I. Schäfer (✉)
Klinik und Poliklinik für Psychiatrie und Psychotherapie,
Zentrum für Interdisziplinäre Suchtforschung der Universität Hamburg,
Universitätsklinikum Hamburg-Eppendorf, Hamburg, Deutschland
E-Mail: i.schaefer@uke.de

I. Schäfer et al. (Hrsg.), *S3-Leitlinie Opioidbezogene Störungen*,
https://doi.org/10.1007/978-3-662-72668-6_4

D-20246 Hamburg
jacobsen@zis-hamburg.de
Kirsten Lehmann
Zentrum für Interdisziplinäre Suchtforschung (ZIS) der Universität Hamburg
Universitätsklinikum Hamburg-Eppendorf
Klinik für Psychiatrie und Psychotherapie
Martinistr. 52
D-20246 Hamburg
k.lehmann@uke.de

Steuergruppe

- Prof. Dr. Markus Backmund (Deutsche Suchtgesellschaft – Dachverband der Suchtfachgesellschaften, DSG)
- Prof. Dr. Anil Batra (Deutsche Gesellschaft für Suchtforschung und Suchttherapie e. V., DG-Sucht/ Deutsche Gesellschaft für Psychiatrie, Psychosomatik und Nervenheilkunde e. V., DGPPN)
- Dr. Maurice Cabanis (Deutsche Gesellschaft für Suchtmedizin e. V., DGS)
- Prof. Dr. Wilma Funke (Deutsche Gesellschaft für Suchtpsychologie e. V., DGSPS)
- Prof. Dr. Ursula Havemann-Reinecke (Deutsche Gesellschaft für Psychiatrie, Psychosomatik und Nervenheilkunde e.V., DGPPN)
- Prof. Dr. Falk Kiefer (Deutsche Gesellschaft für Suchtforschung und Suchttherapie e. V., DG-Sucht)
- Nikolaus Lange (Deutsche Gesellschaft für Suchtpsychologie e. V., DGSPS)
- Prof. Dr. Ulrich W. Preuss (Deutsche Gesellschaft für Suchtmedizin e. V., DGS) Stephan Walcher (Deutsche Gesellschaft für Suchtmedizin e. V., DGS)

Britta Jacobsen
jacobsen@zis-hamburg.de

Kirsten Lehmann
k.lehmann@uke.de

4.2 Beteiligte Fachgesellschaften und Organisationen

(Siehe Tab. 4.1)

Tab. 4.1 Mitglieder der Leitliniengruppe

Mandatstragende (Haupt- oder Stellvertretung)	Fachgesellschaft/Organisation	Zeitraum
Christel Lüdecke	Bundesdirektorenkonferenz – Verband leitender Ärztinnen und Ärzte der Kliniken für Psychiatrie und Psychotherapie (BDK) e. V.	01.01.2022 bis Projektende
Christian Muhl	Fachverband Sucht + e. V., Fachverband für Sucht plus Psychosomatik (FVS+)	01.01.2022 bis Projektende
Denis Schinner	Deutsche Hauptstelle für Suchtfragen e. V. (DHS)	01.01.2022 bis Projektende
Dirk Schäffer	Deutsche Aidshilfe e. V. (DAH)	01.01.2022 bis Projektende
Dr. Andreas Zsolnai	Arbeitsgruppe Diamorphin-gestützte Behandlung (AG Diamorphin)	01.01.2022 bis Projektende
Dr. Diana Plörer	Arbeitsgruppe Diamorphin-gestützte Behandlung (AG Diamorphin)	01.01.2022 bis Projektende
Dr. Dirk Gastauer	Fachverband Drogen- und Suchthilfe e. V. (fdr)	01.01.2022 bis Projektende
Dr. Hans Haltmayer†	Österreichische Gesellschaft für arzneimittelgestützte Behandlung von Suchtkrankheit (ÖGABS)	01.01.2022 bis 22.04.2024
Dr. Jan-Peter Siedentopf	Deutsche Gesellschaft für Gynäkologie und Geburtshilfe (DGGG) e. V.	01.01.2022 bis Projektende
Dr. Katharina Schmalstieg-Bahr	Deutsche Gesellschaft für Allgemeinmedizin und Familienmedizin (DEGAM) e. V.	25.11.2023 bis Projektende
Dr. Marc Lehmann	Ministerium der Justiz des Landes Nordrhein-Westfalen für die Landesjustizverwaltungen (Gefängnismedizin)	01.01.2022 bis Projektende
Dr. Markus Stuppe	Bundesdirektorenkonferenz – Verband leitender Ärztinnen und Ärzte der Kliniken für Psychiatrie und Psychotherapie (BDK) e. V.	01.01.2022 bis Projektende
Dr. Maurice Cabanis	Deutsche Gesellschaft für Suchtmedizin e. V. (DGS)	01.01.2022 bis Projektende
Dr. Michael Rinecker	Deutsche Gesellschaft für Allgemeinmedizin und Familienmedizin (DEGAM) e. V.	01.01.2022 bis Projektende
Dr. Nikolaus Melcop	Bundespsychotherapeutenkammer (BPtK)	01.01.2022 bis Projektende
Dr. Peter Raiser	Deutsche Hauptstelle für Suchtfragen e. V. (DHS)	01.01.2022 bis Projektende
Elisabeth Müller	Bayerische Akademie für Suchtfragen in Forschung und Praxis (BAS) e. V.	01.01.2022 bis Projektende
Friederike Neugebauer	Fachverband Drogen- und Suchthilfe e. V. (fdr)	01.01.2022 bis 22.04.2022

(Fortsetzung)

Tab. 4.1 (Fortsetzung)

Mandatstragende (Haupt- oder Stellvertretung)	Fachgesellschaft/Organisation	Zeitraum
Henrike Paternoga	Deutsche Gesellschaft für Rehabilitationswissenschaften e. V. (DGRW) & Bundesverband Suchthilfe e. V. (bus.)	01.01.2022 bis Projektende
Jochen Hotstegs	Bundesverband Individual- und Erlebnispädagogik e. V. (be)	01.01.2022 bis Projektende
Lioba Krüger-Rosenke	Deutsche Gesellschaft für Soziale Arbeit in der Suchthilfe e. V. (DG-SAS)	01.01.2022 bis Projektende
Maren Dix	Ministerium der Justiz des Landes Nordrhein-Westfalen für die Landesjustizverwaltungen (Gefängnismedizin)	01.01.2022 bis 2023
Martin Strahl	Deutsche Fachgesellschaft psychiatrische Pflege (DFPP) e. V.	01.01.2022 bis Projektende
Nadine Wussow-Rothhaar	Fachverband Sucht + e. V., Fachverband für Sucht plus Psychosomatik (FVS+)	01.01.2022 bis Projektende
Nikolaus Lange	Deutsche Gesellschaft für Suchtpsychologie e. V. (DGSPS)	01.01.2022 bis Projektende
Norbert Wittmann	Deutscher Paritätischer Wohlfahrtsverband – Gesamtverband e. V.	01.01.2022 bis Projektende
Olaf Ostermann	Fachverband Drogen- und Suchthilfe e. V. (fdr)	01.01.2022 bis Projektende
Patrick Plötzke	BAG Caritas Suchthilfe (CaSu)	01.01.2022 bis Projektende
PD Dr. Uwe Verthein	Bundesverband für akzeptierende Drogenarbeit und humane Drogenpolitik (akzept e. V.)	01.01.2022 bis Projektende
Philip Gerber	Deutscher Paritätischer Wohlfahrtsverband – Gesamtverband e. V.	01.01.2022 bis Projektende
Prof. Dr. Alfred Springer	Österreichische Gesellschaft für arzneimittelgestützte Behandlung von Suchtkrankheit (ÖGABS)	01.01.2022 bis Projektende
Prof. Dr. Anil Batra	Deutsche Gesellschaft für Psychiatrie, Psychosomatik und Nervenheilkunde e. V. (DGPPN)	01.01.2022 bis Projektende
Prof. Dr. Barbara Schneider	Deutsche Gesellschaft für Suizidprävention (DGS) e. V.	01.01.2022 bis Projektende
Prof. Dr. Christopher Baethge	Arzneimittelkommission der deutschen Ärzteschaft (AkdÄ)	01.01.2022 bis Projektende
Prof. Dr. Falk Kiefer	Deutsche Gesellschaft für Suchtforschung und Suchttherapie e. V. (DG-Sucht)	01.01.2022 bis Projektende
Prof. Dr. Frank Petzke	Deutsche Schmerzgesellschaft e. V.	01.01.2022 bis Projektende
Prof. Dr. Hans Udo Schneider	Norddeutscher Suchtforschungsverbund e. V. (NSF)	01.01.2022 bis Projektende

(Fortsetzung)

Tab. 4.1 (Fortsetzung)

Mandatstragende (Haupt- oder Stellvertretung)	Fachgesellschaft/Organisation	Zeitraum
Prof. Dr. Ingo Schäfer	Deutschsprachige Gesellschaft für Psychotraumatologie (DeGPT) e. V.	01.01.2022 bis Projektende
Prof. Dr. Jens Reimer	Deutsche Suchtstiftung	01.01.2022 bis Projektende
Prof. Dr. Klaus Weckbecker	Deutsche Gesellschaft für Allgemeinmedizin und Familienmedizin (DEGAM) e. V.	01.01.2022 bis 16.09.2023
Prof. Dr. Markus Backmund	Deutsche Suchtgesellschaft – Dachverband der Suchtfachgesellschaften (DSG) GbR	01.01.2022 bis Projektende
Prof. Dr. Markus Bleckwenns	Deutsche Gesellschaft für Allgemeinmedizin und Familienmedizin (DEGAM) e. V.	01.01.2022 bis 24.11.2023
Prof. Dr. Mirjam N. Landgraf	Gesellschaft für Neuropädiatrie (GNP) e. V.	01.01.2022 bis Projektende
Prof. Dr. Nadja Nestler	Deutsche Gesellschaft für Pflegewissenschaft e. V. (DGP) & Deutsche Schmerzgesellschaft e. V	01.01.2022 bis Projektende
Prof. Dr. Norbert Scherbaum	Bundesärztekammer (BÄK)	01.01.2022 bis Projektende
Prof. Dr. Norbert Wodarz	Bundesärztekammer (BÄK)	01.01.2022 bis Projektende
Prof. Dr. Oliver Pogarell	Bayerische Akademie für Suchtfragen in Forschung und Praxis (BAS) e. V.	01.01.2022 bis Projektende
Prof. Dr. Rainer Thomasius	Deutsche Gesellschaft für Kinder- und Jugend-Psychiatrie, Psychosomatik und Psychotherapie e. V. (DGKJP)	01.01.2022 bis Projektende
Prof. Dr. Rita Hansjürgens	Deutsche Gesellschaft für Soziale Arbeit in der Suchthilfe e. V. (DG-SAS)	01.01.2022 bis Projektende
Prof. Dr. Tom Bschor	Arzneimittelkommission der deutschen Ärzteschaft (AkdÄ)	01.01.2022 bis Projektende
Prof. Dr. Ulrich W. Preuss	Deutsche Gesellschaft für Suchtmedizin e. V. (DGS) & Deutsche Gesellschaft für Suizidprävention (DGS) e. V.	01.01.2022 bis Projektende
Prof. Dr. Ulrich Zimmermann	Sächsische Wissenschaftliche Gesellschaft für Nervenheilkunde (SWGN) e. V.	01.01.2022 bis Projektende
Prof. Dr. Ursula Havemann-Reinecke	Deutsche Gesellschaft für Psychiatrie, Psychosomatik und Nervenheilkunde e. V. (DGPPN)	01.01.2022 bis Projektende
Prof. Dr. Wilma Funke	Deutsche Gesellschaft für Suchtpsychologie e. V. (DGSPS)	01.01.2022 bis Projektende
Sarah Huff	BAG Caritas Suchthilfe (CaSu)	01.01.2022 bis Projektende

(Fortsetzung)

Tab. 4.1 (Fortsetzung)

Mandatstragende (Haupt- oder Stellvertretung)	Fachgesellschaft/Organisation	Zeitraum
Sebastian Winkelnkemper	Bundesverband Suchthilfe e. V. (bus.)	01.01.2022 bis Projektende
Timo Harfst	Bundespsychotherapeutenkammer (BPtK)	01.01.2022 bis Projektende
Uwe Genge	Deutsche Fachgesellschaft psychiatrische Pflege (DFPP) e. V.	01.01.2022 bis Projektende
Weitere Teilnehmende	**Funktion & Fachgesellschaft/ Organisation**	**Zeitraum**
Ilona Lojewski	AG-Mitarbeit	01.01.2022 bis Projektende
Dr. Denis Paul	AG-Mitarbeit	01.08.2022 bis Projektende
Dr. Katharina Eidenmüller	AG-Mitarbeit	25.01.2023 bis Projektende
Dr. Mathias Luderer	AG-Mitarbeit	01.01.2023 bis Projektende
Dr. Tobias Link	AG-Mitarbeit	01.12.2022 bis Projektende
Frank Bannasch	AG-Mitarbeit	01.02.2023 bis Projektende
Prof. Dr. Anne Koopmann	AG-Mitarbeit	25.01.2023 bis Projektende
Prof. Dr. Michael Soyka	Ad personam	01.01.2022 bis Projektende
Stefan Sondermann	AG-Mitarbeit	01.02.2023 bis Projektende
Steffen Wendeln	AG-Mitarbeit	01.02.2023 bis Projektende
Tina Nagel	AG-Mitarbeit	01.02.2023 bis Projektende

4.3 Patient:innen/Büger:innenbeteiligung

Die Leitlinie wurde unter direkter Beteiligung eines Patient:innenvertreters erstellt. Es handelte sich um Dirk Schäffer, Deutsche Aidshilfe e. V. (DAH), der abstimmungsberechtigt und während des gesamten Zeitraums an der Entwicklung der Leitlinie sowie eines Informationsblattes und Flyer für Betroffene (s. Anhang 7) beteiligt war.

4.4 Methodische Begleitung

Methodisch wurde der Leitlinienprozess von Dr. Susanne Blödt, Prof. Dr. Ina B. Kopp und Dr. Monika Nothacker (AWMF-IMWi) begleitet.

Informationen zu dieser Leitlinie

5

Kirsten Lehmann, Britta Jacobsen und Ingo Schäfer

5.1 Methodische Grundlagen

Die Methodik zur Erstellung dieser Leitlinie richtet sich nach dem AWMF-Regelwerk (Version 2.0 vom 19.11.2020 sowie Version 2.1 vom 05.09.2023).

5.2 Systematische Recherche und Auswahl der Evidenz

Auf der Grundlage der von den Arbeitsgruppen erstellten klinischen/PICO-Fragen wurde in verschiedenen, ausgewählten wissenschaftlichen Datenbanken systematisch nach bestehenden Leitlinien, aggregierter sowie primärer Evidenz recherchiert. Eine ausführliche Beschreibung der systematischen Recherchen und Auswahl der Evidenz ist im Leitlinienreport zu finden.

5.3 Kritische Bewertung der Evidenz

Die Qualität der Evidenz der zur Beantwortung der klinischen/PICO-Fragen eingeschlossenen Metaanalysen und Primärstudien wurde nach der GRADE-Methodik (Grading of Recommendations, Assessment, Development and Evaluation) eingestuft. Systematische Übersichtsarbeiten ohne Metaanalyse wurden aus

K. Lehmann · B. Jacobsen · I. Schäfer (✉)
Klinik und Poliklinik für Psychiatrie und Psychotherapie, Zentrum für Interdisziplinäre Suchtforschung der Universität Hamburg, Universitätsklinikum Hamburg-Eppendorf, Hamburg, Deutschland
E-Mail: i.schaefer@uke.de

I. Schäfer et al. (Hrsg.), *S3-Leitlinie Opioidbezogene Störungen*,
https://doi.org/10.1007/978-3-662-72668-6_5

methodischen Gründen nicht mit der GRADE-Methodik bewertet. Dies lag unter anderem daran, dass für das GRADE-Profile notwendige Angaben aus den entsprechenden systematischen Übersichtsarbeiten nicht hervorgingen. Dies hätte erfordert, aus den inkludierten Primärstudien der systematischen Übersichtsarbeiten die dafür notwendigen Daten zu extrahieren, um eine eigene Metaanalyse durchzuführen. Dieser Arbeitsschritt war jedoch im Rahmen der vorhandenen zeitlichen Ressourcen des Leitlinienprojekts nicht umsetzbar. Die GRADE-Profile wurden von Prof. Dr. Nicole Skoetz (Universität zu Köln, Direktorin des Instituts für Öffentliches Gesundheitswesen und Direktorin WHO Collaborating Center on Evidence Synthesis and Evaluation of Novel Cancer Therapies) erstellt. Zudem wurde die eingeschlossene Evidenz von mindestens zwei Mitarbeitenden einer methodisch kritischen Qualitätsbewertung unterzogen. Dabei wurden aggregierte Evidenz mit der AMSTAR (A MeaSurement Tool to Assess systematic Reviews) 2-Checklist, randomisiert kontrollierte Primärstudien mit dem Risk of Bias 2 (RoB 2) tool und Kohortenstudien mit der SIGN Methodology Checklist 3 bewertet. Unstimmigkeiten in Bezug auf einzelne Beurteilungen wurden vom Leitliniensekretariat durch gemeinsame Diskussionen bis zur Konsenserreichung gelöst. Die methodischen Bewertungen der Publikationen erfolgten durch mindestens eine Mitarbeitende und wurden stets durch eine zweite Mitarbeitende geprüft.

5.4 Strukturierte Konsensfindung

Die Diskussion und Verabschiedung der Empfehlungen erfolgte unter Einsatz der Strukturierten Konsensuskonferenz entsprechend dem Vorschlag des US-amerikanischen National Institutes of Health (NIH Typ, für nähere Informationen s. Leitlinienreport). In den jeweiligen Arbeitsgruppen wurden auf der Grundlage der Rechercheergebnisse Empfehlungen formuliert und deren Graduierung vorgeschlagen. In strukturierten Konsensuskonferenzen wurden die Empfehlungen finalisiert und von der Konsensusgruppe verabschiedet. Die zu konsentierten Empfehlungen wurden der Konsensusgruppe mit ausreichenden Hintergrundinformationen (inkl. Aufbereitung der Evidenz) rechtzeitig schriftlich zur Verfügung gestellt. Ausnahmen betrafen einzelne Empfehlungen, die ad hoc von der Konsensusgruppe formuliert wurden. In jede Konsensuskonferenz wurde mit der Darlegung der für die betreffende Sitzung relevante Evidenz eingeführt. Die Konferenzen wurden von in der Begleitung entsprechender Prozesse erfahrenen Leitlinienberaterinnen der AWMF neutral moderiert.

5.5 Empfehlungsgraduierung und Feststellung der Konsensstärke

Festlegung des Empfehlungsgrades

Die Graduierung der Empfehlungen basiert, wie im AWMF-Regelwerk beschrieben, auf einer Nutzen-Schaden Abwägung, dem Vertrauen in die identifizierte Evidenz, den Ansichten und Präferenzen der betroffenen Patient:innen sowie der

Tab. 5.1 Dreistufiges Schema zur Graduierung von Empfehlungen

Empfehlungsgrad	Beschreibung	Ausdrucksweise	Symbol (fakultativ)
A	Starke Empfehlung	Soll/Soll nicht	⇑⇑/⇓⇓
B	Schwache Empfehlung	Sollte/sollte nicht	⇑/⇓
0	Empfehlung offen	Kann erwogen/ verzichtet werden	⇔

Tab. 5.2 Feststellung der Konsensstärke

Klassifikation der Konsensusstärke	
Starker Konsens	> 95 % der Stimmberechtigten
Konsens	> 75–95 % der Stimmberechtigten
Mehrheitliche Zustimmung	> 50–75 % der Stimmberechtigten
Keine mehrheitliche Zustimmung	< 50 % der Stimmberechtigten

klinischen Expertise der Leitliniengruppe. Im Rahmen der Konsenuskonferenzen wurde zur Verabschiedung der Empfehlungen die methodisch aufbereitete Evidenz unter klinischen Gesichtspunkten betrachtet und die Empfehlungen auf dieser Grundlage diskutiert. Die Stärke der Empfehlungen mit Angaben der Empfehlungsgrade wurden von den Arbeitsgruppen vorgeschlagen und ggf. in der Konensuskonferenz nach gemeinsamer Diskussion in ihrer Stärke angepasst. Begründungen für die Empfehlungsgrade werden in den Hintergrundtexten adressiert. Im gesamten Leitlinienprozess wurde das dreistufige Schema zur Graduierung von Empfehlungen verwendet (siehe Tab. 5.1).

Feststellung der Konsensstärke

Die Konsensstärke (Anteil der Zustimmung der Leitliniengruppe zu einer Empfehlung) wurde gemäß des AWMF-Regelwerks klassifiziert (siehe Tab. 5.2). Ein Konsens mit Annahme der Empfehlung war bei einer Zustimmung von > 75 % der abstimmenden Mandatstragenden erzielt. Enthaltungen aufgrund von Interessenkonflikten werden von der Grundgesamtheit der abstimmenden Mandatstragenden abgezogen. Stimmenthaltungen von abstimmungsberechtigten Personen wurden nicht aus der Grundgesamtheit herausgerechnet, was bedeutet, dass alle abgegebenen Stimmen (Zustimmungen, Ablehnungen, Enthaltungen) berücksichtigt wurden, ohne die Enthaltungen bei der Berechnung der Ergebnisquote herauszurechnen. Die Konsensstärke wird für jede Empfehlung angegeben.

Redaktionelle Unabhängigkeit

6

Britta Jacobsen, Kirsten Lehmann und Ingo Schäfer

6.1 Finanzierung der Leitlinie

Die Finanzierung der Leitlinienerstellung erfolgte aus Finanzmitteln des Innovationsfonds des Innovationsausschusses des Gemeinsamen Bundesausschuss (G-BA) (Förderkennzeichen 01VSF21015, Projektlaufzeit 01.01.2022 bis 30.09.2024).

6.2 Darlegung von Interessen und Umgang mit Interessenkonflikten

Die Interessenerklärungen der gesamten Leitliniengruppe wurden webbasiert mittels der AWMF-Anwendung „Interessenerklärung Online" (https://interessenerklaerung-online.awmf.org) schriftlich eingeholt (s. Anhang 5). Die Erklärungen wurden vom Leitliniensekretariat bewertet, wobei das AWMF-Regelwerk zugrunde gelegt wurde. Zur Bewertung wurde eingeschätzt, ob Interessenkonflikte vorliegen und wenn, ob diese einen thematischen Bezug zur Leitlinie insgesamt und/oder in Bezug auf spezifische Fragestellungen, die in der Leitlinie adressiert werden, aufweisen. Eingeschätzte relevante Interessenkonflikte wurden auf einer Skala von 1 bis 3 (gering/moderat/hoch) unter Berücksichtigung von Kriterien zur Feststellung der Ausprägung der Interessen und des Ausmaßes des daraus eventuell resultierenden Konflikts bewertet. Bei geringen Interessenkonflikten wurde sichergestellt, dass keine leitenden Funktionen innerhalb der Leitliniengruppe aus-

B. Jacobsen · K. Lehmann · I. Schäfer (✉)
Klinik und Poliklinik für Psychiatrie und Psychotherapie, Zentrum für Interdisziplinäre Suchtforschung der Universität Hamburg, Universitätsklinikum Hamburg-Eppendorf, Hamburg, Deutschland
E-Mail: i.schaefer@uke.de

I. Schäfer et al. (Hrsg.), *S3-Leitlinie Opioidbezogene Störungen*,
https://doi.org/10.1007/978-3-662-72668-6_6

geübt wurden. Personen mit moderaten Interessenkonflikten haben nicht an den entsprechenden Abstimmungen teilgenommen. AWMF-Leitlinienberaterinnen standen bei Rückfragen zum Bewertungsprozess beratend zur Seite. Als protektive Faktoren, die einer Verzerrung durch Interessenkonflikte entgegenwirkten, können die pluralistische Zusammensetzung der Leitliniengruppe, die strukturierte Konsensfindung unter neutraler Moderation sowie die Diskussionen zu den Interessen und Umgang mit Interessenkonflikten zu Beginn der Konsenskonferenz gewertet werden.

Anhang

Externe Begutachtung und Verabschiedung

Eine externe Begutachtung der Leitlinie erfolgte nicht.

Die Leitlinie wurde im Zeitraum von 01.05.2025 bis 30.06.2025 von den beteiligten Fachgesellschaften gesichtet und final verabschiedet. Hierzu wurde bei Übersendung des Leitliniendokuments an die Fachgesellschaften der Vorgang zum formalen Verabschiedungsprozess eingeholt (z.B. Verabschiedung durch die Vorstände/zuständigen Personen/Leitlinienkommissionen der beteiligten Fachgesellschaften oder Verabschiedung durch die Mandatstragenden). Die Rückmeldung der Gruppe Gefängnismedizin steht nach Ablauf der Frist aus und wird bei Eingang nachgereicht.

Gültigkeitsdauer und Aktualisierungsverfahren

Die Leitlinie ist ab dem 30.06.2025 bis zur nächsten Aktualisierung voraussichtlich bis 30.06.2030 gültig. Die Gültigkeitsdauer beträgt maximal 5 Jahre und ist abhängig vom eingeschätzten Aktualisierungsbedarf. Kommentare und Hinweise für den Aktualisierungsprozess sind ausdrücklich erwünscht und können an das Leitliniensekretariat gesendet werden.

Leitliniensekretariat

Britta Jacobsen:
jacobsen@zis-hamburg.de
Kirsten Lehmann:
k.lehmann@uke.de
Geschäftsstelle des Zentrums für Interdisziplinäre Suchtforschung der Universität Hamburg:
zis-gs@uke.de

I. Schäfer et al. (Hrsg.), *S3-Leitlinie Opioidbezogene Störungen*,
https://doi.org/10.1007/978-3-662-72668-6

Verwendete Abkürzungen

ACT	Akzeptanz und Commitment Therapie
ADHS	Aufmerksamkeitsdefizit-/Hyperaktivitätsstörung
AIDS	Acquired immunodeficiency syndrome
AMSTAR	Assessing the Methodological Quality of Systematics Reviews
ART	Antiretrovirale Therapie
ASAM	American Society of Addiction Medicine
ATOS	Australian Treatment Outcome Study
AWMF	Arbeitsgemeinschaft der Wissenschaftlichen Medizinischen Fachgesellschaften
B.C.	British Columbia
BA	Bachelor of Arts
BAI	Becks Anxiety Inventory
BÄK	Bundesärztekammer
BAS	Bayrische Akademie für Suchtfragen
BayTHN	Take-Home-Naloxon in Bayern
BfArM	Bundesinstitut für Arzneimittel und Medizinprodukte
BMG	Bundesministerium für Gesundheit
BPN	Buprenorphin
BtMG	Betäubungsmittelgesetz
BtMVV	Betäubungsmittel-Verschreibungsverordnung
bus.	Bundesverband Suchthilfe
CDC	Centers for Disease Control and Prevention
CI/KI	Confidence Interval/Konfidenzintervall
CIDI	Composite International Diagnostic Interview
CIDI-SAM	Composite International Diagnostic Interview – Substance Abuse Module
CM	Contingency management
CM	Case Management
CM	Kontingenzmanagement
CMA	Chronisch mehrfach beeinträchtigenden Abhängigkeitserkrankung
CRA	Community Reinforcement Approach
DAH	Deutsche Aidshilfe e. V.
DBT	Dialektisch Behaviorale Therapie
DBT-S	Dialektisch-Behaviorale Therapie – Sucht
DeGPT	Deutschsprachige Gesellschaft für Psychotraumatologie
DFST	Dual-Focused Schema Therapy
DGKJP	Deutsche Gesellschaft für Kinder- und Jugendpsychiatrie, Psychosomatik und Psychotherapie
DGPM	Deutsche Gesellschaft für Psychosomatische Medizin und Ärztliche Psychotherapie

DGPPN	Deutsche Gesellschaft für Psychiatrie und Psychotherapie, Psychosomatik und Nervenheilkunde e. V.
DGS	Deutsche Gesellschaft für Suchtmedizin e. V.
DGSPJ	Deutsche Gesellschaft für Sozialpädiatrie und Jugendmedizin
DGSS	Deutsche Gesellschaft für Suchtforschung und Suchttherapie
DG-Sucht	Deutsche Gesellschaft für Suchtforschung und Suchttherapie
DHS	Deutsche Hauptstelle für Suchtfragen
DIMDI	Deutsches Institut für Medizinische Dokumentation und Information
DIVA-5	Diagnostic Interview for ADHD in adults (basierend auf den Kriterien für ADHS in DSM-5)
DMI	Desipramin
DRP	Drug-related Poisoning
DRV-Bund	Deutsche Rentenversicherung Bund
DSGVO	Datenschutz-Grundverordnung
DSM	Diagnostic and Statistical Manual of Mental Disorders
EK	Expert:innenkonsens
EKG	Elektrokardiogramm
EMCDDA	European Monitoring Centre for Drugs and Drug Addiction
EMDR	Eye Movement Desensitization and Reprocessing
ES	Effektstärke
EtD	Evidence-to-Decision
EuropASI	European Addiction Severity Index
EuroQol	European Quality of Life (Fragebogen zur Messung der gesundheitsbezogenen Lebensqualität)
FASD	Fetale Alkoholspektrumstörungen
FVS+	Fachverband Sucht+
GBA	Gemeinsamen Bundesausschuss
GC/MS	Gaschromatografisch/massenspektroprafisch
GKV	Gesetzlichen Krankenversicherung
GNP	Gesellschaft für Neuropsychologie
GRADE	Grading of Recommendations, Assessment, Development and Evaluation
HAMD	Hamilton Depression Skala
HBV	Hepatitis-B-Virus
HCV	Hepatitis-C-Virus
HIV	Human immunodeficieny virus
i. v.	Intravenös
IBP	Integrierte Behandlungsprogramme
ICD	International Classification of Diseases
ICF	International Classification of Functioning
IDU	Intravenous drug use

IHRA	International Harm Reduction Association
ISO	Internationalen Organisation für Normung
KBV	Kassenärztliche Bundesvereinigung
KISS	Kontrolle im selbstbestimmten Substanzkonsum
K-PTBS	Komplexe Posttraumatische Belastungsstörung
KVT	Kognitive Verhaltenstherapie
LC-TOFMS	Liquid chromatography-high-resolution time-of-flight mass spectrometry
LDX	Lisdexamfetamin
LRT	Long-term in patient rehabilitation treatment
MA	Master of Arts
MATE	Measurements in the Addictions for Triage and Evaluation
MBSR	Mindfulness-Based-Stress-Reduction
MBT	Mentalisierungsbasierte Therapie
M-CIDI	Munich - Composite International Diagnostic Interview
MI	Motivational Interviewing
MMT	Medical Management
NAS	Neonatale Abstinenzsyndrom
NICE	National Institute for Health and Care Excellence
NIH	National Institutes of Health
NLX	Naloxon
NPS	Neue psychoaktive Stoffe
NTH	Naloxone-Take-Home
OAT	Opioid-Agonisten-Therapie
OR	Odds Ratio
OROS	Osmotic Release Oral System
OUD	opioid use disorder
OWS	Opiate Withdrawl Scale
PICO	Population, Intervention, Comparison, Outcome
POMS	Profile of Mood States
PREMOS	Predictors, Moderators and Outcomes of Substitution Treatment
PSB	Psychosoziale Betreuung
PTBS	Posttraumatische Belastungsstörung
PWH	People with HIV
QALYs	Qualitätskorrigierte Lebensjahre
RCT	Randomized controlled trial
REM	random effects model
Reso-MAP	Instrument der psychosozialen Diagnostik im Resozialisierungsprozess
RNA	Ribonucleinsäure
RoB 2	Risk of Bias tool für randomisierte Trials
SCL-90	Symptom Checklist 90

SDS	Severity of Dependence Scale
SE	Standard error
SIGN	Scottish Intercollegiate Guidelines Network
SKID-I/SCID-I	Strukturiertes Klinisches Interview für DSM-IV Störungen - Version I
SSNRI	Serotonin-Noradrenalin-Wiederaufnahme-Inhibitor
SSRI	Selektiver Serotonin-Wiederaufnahme-Inhibitor
StGB	Strafgesetzbuch
SUCRA	Surface Under the Cumulative Ranking Curve
SUD	Substance Use Disorder
SURE	Substitutionsgestützte Rehabilitation in abstinenzorientierter Therapie
SVR	sustained virologic response
TAU	Treatment-As-Usual
TCA	Trizyklische Antidepressiva
tDCS	Transkranielle Gleichstromstimulation
TDM	Therapeutisches Drug Monitoring
TFP	Transference-Focused Psychotherapie
TMS	Transkranielle Magnetstimulation
UAW	Unerwünschte Arzneimittelwirkung
WHA	World Health Assembly
WHO	Weltgesundheitsorganisation
XR-NTX	Extended-release Naltrexon
ZIS	Zentrum für Interdisziplinäre Suchtforschung

Haftungsausschluss

Versionsnummer:	1.0
Erstveröffentlichung:	2025/06/30
Überarbeitung von:	–
Nächste Überprüfung geplant:	2030/06/30

Die AWMF erfasst und publiziert die Leitlinien der Fachgesellschaften mit größtmöglicher Sorgfalt – dennoch kann die AWMF für die Richtigkeit des Inhalts keine Verantwortung übernehmen. **Insbesondere bei Dosierungsangaben sind stets die Angaben der Hersteller zu beachten!**

Autorisiert für elektronische Publikation: AWMF online.

I. Schäfer et al. (Hrsg.), *S3-Leitlinie Opioidbezogene Störungen*,
https://doi.org/10.1007/978-3-662-72668-6

Literatur

1. Lexikon zur ICD-10 Klassifikation psychischer Störungen. 2 ed. Bern, Göttingen u. a.: Huber; 2009.
2. Diagnostic and Statistical Manual of Mental Disorders. 5 ed: American Psychiatric Association; 2013.
3. Beesdo-Baum K, Zaudig M, Wittchen HU. SCID-5-PD. Strukturiertes Klinisches Interview für DSM-5 - Persönlichkeitsstörungen. Deutsche Bearbeitung des Structured Clinical Interview for DSM-5 -Personality Disorders von Michael B. First, Janet B. W. Williams, Lorna Smith Benjamin, Robert L. Spitzer. 1. Auflage ed. Göttingen: Hogrefe; 2019.
4. Bundesärztekammer (BÄK), (KBV) KB, (AWMF) AdWMFeV. S3-Leitlinie Nationale VersorgungsLeitlinie Unipolare Depression. 2022.
5. (DGPPN) DGfPuP, Psychosomatik und Nervenheilkunde e. V. S3-Leitlinie Schizophrenie. 2019.
6. (DGPM) DGfPMuÄPeV. S3-Leitlinie Behandlung von Angststörungen.
7. (DG-Sucht) DGfSuSeVD-S, & (DGPPN) DGfPuP, Psychosomatik und Nervenheilkunde e. V. (DGPPN). S3-Leitlinie Screening, Diagnostik und Behandlung alkoholbezogener Störungen. 2021.
8. (DGPPN) DGfPuP, Psychosomatik und Nervenheilkunde e. V., & (DG-Sucht) DGfSuSeV. S3-Leitlinie Medikamentenbezogene Störungen. 2020.
9. (DG-Sucht) DGfSuSeV, (DGKJP) DGfK-uJ, Psychosomatik und Psychotherapie e. V., & (DGPPN) DGfPuP, Psychosomatik und Nervenheilkunde e. V. S3-Leitlinie Behandlung Cannabisbezogener Störungen.
10. Medizinprodukte BfAu. ICD-11. Internationale statistische Klassifikation der Krankheiten und verwandter Gesundheitsprobleme, 11. Revision [Available from: https://www.bfarm.de/DE/Kodiersysteme/Klassifikationen/ICD/ICD-11/_node.html.]
11. Scott TM, Arnsten J, Olsen JP, Arias F, Cunningham CO, Rivera Mindt M. Neurocognitive, psychiatric, and substance use characteristics in a diverse sample of persons with OUD who are starting methadone or buprenorphine/naloxone in opioid treatment programs. Addict Sci Clin Pract. 2021;16(1):64.
12. Grella CE, Karno MP, Warda US, Niv N, Moore AA. Gender and comorbidity among individuals with opioid use disorders in the NESARC study. Addictive Behaviors. 2009;34(6–7):498–504.
13. Darke S, Hall W. Heroin overdose: research and evidence-based intervention. Journal of Urban Health. 2003;80(2):189–200.
14. McNamara KF, Biondi BE, Hernández-Ramírez RU, Taweh N, Grimshaw AA, Springer SA. A Systematic Review and Meta-Analysis of Studies Evaluating the Effect of Medication Treatment for Opioid Use Disorder on Infectious Disease Outcomes. Open Forum Infect Dis. 2021;8(8):ofab289.

I. Schäfer et al. (Hrsg.), *S3-Leitlinie Opioidbezogene Störungen*,
https://doi.org/10.1007/978-3-662-72668-6

15. Schulz M, Schmoldt A, Andresen-Streichert H, Iwersen-Bergmann S. Revisited: Therapeutic and toxic blood concentrations of more than 1100 drugs and other xenobiotics. Crit Care. 2020;24(1):195.
16. Hiemke C, Bergemann N, Clement HW, Conca A, Deckert J, Domschke K, et al. Consensus Guidelines for Therapeutic Drug Monitoring in Neuropsychopharmacology: Update 2017. Pharmacopsychiatry. 2018;51(1–02):9–62.
17. Kemmann D, Muhl C, Funke W, Tuchtenhagen F, Bachmeier R, Klein T, et al. Effektivität der stationären abstinenz-orientierten Drogenrehabilitation – FVS-Katamnese des Entlassjahrgangs 2017 von Fachkliniken für Drogenrehabilitation. SuchtAktuell. 2020;27(1):66–71.
18. Kemmann D, Muhl C, Erben C, Tuchtenhagen F, Link S, Susemihl I, et al. Effektivität der stationären abstinenzorientierten Drogenrehabilitation – FVS-Katamnese des Entlassjahrgangs 2019 von Fachkliniken für Drogenrehabilitation. SuchtAktuell – Zeitschrift des Fachverbandes Sucht+ eV. 2022;29(1):52–9.
19. e. V. DHfSD. Die Versorgung von Menschen mit Suchtproblemen in Deutschland – Analyse der Hilfen und Angebote & Zukunftsperspektiven. Update 2019. 2019.
20. e. V. DHfSD. DHS Jahrbuch Sucht 2023. Lengerich: Pabst Science Publishers; 2023.
21. Funke W, Kuhlmann T, Backmund M, Bischof G, Lange N, Preuss U, et al. Substitutionsbehandlung opioidabhängiger Menschen in der medizinischen Rehabilitation. Positionspapier der Deutschen Suchtgesellschaft. Suchttherapie. 2020;21(1):39–42.
22. Deutsche Gesellschaft für Psychiatrie und Psychotherapie PuNeV, V. DGfSuSe. S3-Leitlinie Medikamentenbezogene Störungen. Berlin: Springer; 2020.
23. Buchholz A, Rist F, Küfner H, Kraus L. Die deutsche Version des Measurements in the Addictions for Triage und Evaluation (MATE): Reliabilität, Validität und Anwendbarkeit. Sucht. 2009;55(4):219–42.
24. Schippers GM, Nabitz UW, Buisman W. Die Innovation der niederländischen Suchthilfe. Sucht. 2009;55(4):198–208.
25. Mueller-Stierlin AS, Röhrig J, Goetzl C, Krausz M, Lehle J, Prestin E, et al. Effectiveness and cost-effectiveness of sector-independent treatment coordination for people with substance-related disorders following an online assessment (ASSIST): study protocol for a randomized controlled trial. Trials. 2022;23(1):448.
26. Zippel-Schultz B, Specka M, Stöver H, Nowak M, Cimander K, Maryschock M, et al. Ergebnisse der langjährigen Substitutionsbehandlung Opiatabhängiger – die SubsCare-Studie. Suchttherapie. 2019;20(2):76–84.
27. Specka M, Kuhlmann T, Feugmann K, Funke W, Pietras M, Post Y, et al. Outcome of patients who taper off opioid maintenance during in-patient rehabilitation treatment for opiate use disorder. A controlled multicenter study. Journal of Substance Use. 2018;23(3):318–21.
28. (BÄK) B. Richtlinie der Bundesärztekammer zur Durchführung der substitutionsgestützten Behandlung Opioidabhängiger. Berlin; 2023.
29. Mattick RP, Breen C, Kimber J, Davoli M. Methadone maintenance therapy versus no opioid replacement therapy for opioid dependence. Cochrane Database Syst Rev. 2003(2):Cd002209.
30. Bell JR, Butler B, Lawrance A, Batey R, Salmelainen P. Comparing overdose mortality associated with methadone and buprenorphine treatment. Drug and Alcohol Dependence. 2009;104(1):73–7.
31. Haasen C, Verthein U, Degkwitz P, Berger J, Krausz M, Naber D. Heroin-assisted treatment for opioid dependence: randomised controlled trial. Br J Psychiatry. 2007;191:55–62.
32. Atzendorf J, Rauschert C, Seitz NN, Lochbühler K, L K. The use of alcohol, tobacco, illegal drugs and medicines—an estimate of consumption and substance-related disorders in Germany. Dtsch Arztebl Int. 2019;116:577–84.
33. Dole VP, Nyswander M. A MEDICAL TREATMENT FOR DIACETYLMORPHINE (HEROIN) ADDICTION. A CLINICAL TRIAL WITH METHADONE HYDROCHLORIDE. JAMA. 1965;193:646–50.

34. Wittchen, H-U BG, Rehm J et al. der Verlauf und Ausgang von Substitutionspatienten unter den aktuellen Bedingungen der deutschen Substitutionsversorgung nach 6 Jahren. Suchtmedizin. 2011a;13:232–46.
35. Wittchen H-U, Rehm JT, Gölz J, Kraus MR, Schäfer M, Soyka M, et al. Schlussfolgerungen und Empfehlungen für eine bedarfs- und zielgruppengerechtere Gestaltung der langfristigen Substitution Opioidabhängiger. Suchtmedizin in Forschung und Praxis. 2011;13(5):287–93.
36. Soyka M, Strehle J, Rehm J, Bühringer G, Wittchen HU. Six-Year Outcome of Opioid Maintenance Treatment in Heroin-Dependent Patients: Results from a Naturalistic Study in a Nationally Representative Sample. Eur Addict Res. 2017;23(2):97–105.
37. Degenhardt L, Clark B, Macpherson G, Leppan O, Nielsen S, Zahra E, et al. Buprenorphine versus methadone for the treatment of opioid dependence: a systematic review and meta-analysis of randomised and observational studies. Lancet Psychiatry. 2023;10(6):386–402.
38. Mattick RP, Breen C, Kimber J, Davoli M. Methadone maintenance therapy versus no opioid replacement therapy for opioid dependence. Cochrane Database Syst Rev. 2009;2009(3):Cd002209.
39. Cousins G, Teljeur C, Motterlini N, McCowan C, Dimitrov BD, Fahey T. Risk of drug-related mortality during periods of transition in methadone maintenance treatment: a cohort study. J Subst Abuse Treat. 2011;41(3):252–60.
40. Peles E, Schreiber S, Domany Y, Sason A, Tene O, Adelson M. Achievement of take-home dose privileges is associated with better-perceived sleep and with cognitive status among methadone maintenance treatment patients. World J Biol Psychiatry. 2014;15(8):620–8.
41. Assanangkornchai S, Edwards JG. Clinical and epidemiological assessment of substance misuse and psychiatric comorbidity. Curr Opin Psychiatry. 2012;25(3):187–93.
42. Krausz M, Degkwitz P, Kühne A, Verthein U. Comorbidity of opiate dependence and mental disorders. Addict Behav. 1998;23(6):767–83.
43. Maremmani I, Pacini M, Pani PP, Perugi G, Deltito J, Akiskal H. The mental status of 1090 heroin addicts at entry into treatment: should depression be considered a 'dual diagnosis'? Ann Gen Psychiatry. 2007;6:31.
44. Backmund M, Meyer K, Von Zielonka M, Eichenlaub D. Treatment of hepatitis C infection in injection drug users. Hepatology. 2001;34(1):188–93.
45. Backmund, M, Bogner J, Rockstroh J, Gölz J, R. P-V. Leitlinien der Deutschen Gesellschaft für Suchtmedizin, der Deutschen AIDS-Gesellschaft und der Deutschen Arbeitsgemeinschaft niedergelassener Ärzte: HIV-Infektion bei intravenös Drogenabhängigen (IVDA). Suchtmedizin; 2008.
46. policy GCod. The negative impact of the war on drugs on public health. Report of the global commission on drug policy 2013 2013 [Available from: https://www.globalcommissionondrugs.org/reports/the-negative-impact-of-the-war-on-drugs-on-public-health-the-hidden-hepatitis-c-epidemic.]
47. WHO/UNODC/UNAIDS position paper Substitution maintenance therapy in the management of opioid dependence and HIV/AIDS prevention [press release]. 2004.
48. Medizinprodukte BfAu. Bericht zum Substitutionsregister. Januar 2023. 2023.
49. Krausz RM, Westenberg JN, Ziafat K. The opioid overdose crisis as a global health challenge. Current Opinion in Psychiatry. 2021;34(4):405–12.
50. Volkow ND, Blanco C. The changing opioid crisis: development, challenges and opportunities. Mol Psychiatry. 2021;26(1):218–33.
51. Bundesregierung Drd. Anzahl der Drogentoten in Deutschland in den Jahren 2000 bis 2023: Statista; 2024 [Available from: https://de.statista.com/statistik/daten/studie/403/umfrage/todesfaelle-durch-den-konsum-illegaler-drogen/].
52. Backmund M, Lüdecke C, Isernhagen K, Walcher S, Rüther T, DGS Ld. Leitlinien der Deutschen Gesellschaft für Suchtmedizin (DGS e. V.). Therapie der Opiatabhängigkeit. 2014.
53. Gesundheitsfragen BAfS-u. Leitfaden für Ärzte zur substitutionsgestützten Behandlung Opiatabhängiger. 2018.

54. Amato L, Minozzi S, Davoli M, Vecchi S. Psychosocial combined with agonist maintenance treatments versus agonist maintenance treatments alone for treatment of opioid dependence. Cochrane Database Syst Rev. 2011(10):Cd004147.
55. Mattick RP, Breen C, Kimber J, Davoli M. Buprenorphine maintenance versus placebo or methadone maintenance for opioid dependence. Cochrane Database Syst Rev. 2014;2014(2):Cd002207.
56. Sordo L, Barrio G, Bravo MJ, Indave BI, Degenhardt L, Wiessing L, et al. Mortality risk during and after opioid substitution treatment: systematic review and meta-analysis of cohort studies. BMJ. 2017;357:j1550.
57. Buresh M, Stern R, Rastegar D. Treatment of opioid use disorder in primary care. BMJ. 2021;373:n784.
58. Lim J, Farhat I, Douros A, Panagiotoglou D. Relative effectiveness of medications for opioid-related disorders: A systematic review and network meta-analysis of randomized controlled trials. PLoS One. 2022;17(3):e0266142.
59. Moazen-Zadeh E, Ziafat K, Yazdani K, Kamel MM, Wong JSH, Modabbernia A, et al. Impact of opioid agonist treatment on mental health in patients with opioid use disorder: a systematic review and network meta-analysis of randomized clinical trials. Am J Drug Alcohol Abuse. 2021;47(3):280–304.
60. Backmund M, Lüdecke C, Isernhagen K, Walcher S, Rüther T. Leitlinien der Deutschen Gesellschaft für Suchtmedizin (DGS e. V.). Therapie der Opiatabhängigkeit – Teil 1: Substitutionsbehandlung. Suchtmed. 2014;16:7–20.
61. Klimas J, Gorfinkel L, Giacomuzzi SM, Ruckes C, Socías ME, Fairbairn N, et al. Slow release oral morphine versus methadone for the treatment of opioid use disorder. BMJ Open. 2019;9(4):e025799.
62. Klimas J, Hamilton MA, Gorfinkel L, Adam A, Cullen W, Wood E. Retention in opioid agonist treatment: a rapid review and meta-analysis comparing observational studies and randomized controlled trials. Syst Rev. 2021;10(1):216.
63. Hickman M, Steer C, Tilling K, Lim AG, Marsden J, Millar T, et al. The impact of buprenorphine and methadone on mortality: a primary care cohort study in the United Kingdom. Addiction. 2018;113(8):1461–76.
64. Mitchell TB, Dyer KR, Newcombe D, Salter A, Somogyi AA, Bochner F, et al. Subjective and physiological responses among racemic-methadone maintenance patients in relation to relative (S)- vs. (R)-methadone exposure. Br J Clin Pharmacol. 2004;58(6):609–17.
65. Verthein U, Ullmann R, Lachmann A, Düring A, Koch B, Meyer-Thompson HG, et al. The effects of racemic D,L-methadone and L-methadone in substituted patients – a randomized controlled study. Drug Alcohol Depend. 2005;80(2):267–71.
66. Scherbaum N, Finkbeiner T, Leifert K, Gastpar M. The efficacy of L-methadone and racemic methadone in substitution treatment for opiate addicts – a double-blind comparison. Pharmacopsychiatry. 1996;29(6):212–5.
67. Eap CB, Crettol S, Rougier JS, Schläpfer J, Sintra Grilo L, Déglon JJ, et al. Stereoselective block of hERG channel by (S)-methadone and QT interval prolongation in CYP2B6 slow metabolizers. Clin Pharmacol Ther. 2007;81(5):719–28.
68. Thomas C. Opioid-Substitution: Levomethadon sicherer als Methadon? : arznei-telegramm; 2013 [Available from: https://www.arznei-telegramm.de/html/2013_09/1309082_01.html.]
69. Lofwall MR, Walsh SL, Nunes EV, Bailey GL, Sigmon SC, Kampman KM, et al. Weekly and Monthly Subcutaneous Buprenorphine Depot Formulations vs Daily Sublingual Buprenorphine With Naloxone for Treatment of Opioid Use Disorder: A Randomized Clinical Trial. JAMA Intern Med. 2018;178(6):764–73.
70. Lintzeris N, Dunlop AJ, Haber PS, Lubman DI, Graham R, Hutchinson S, et al. Patient-Reported Outcomes of Treatment of Opioid Dependence With Weekly and Monthly Subcutaneous Depot vs Daily Sublingual Buprenorphine: A Randomized Clinical Trial. JAMA Netw Open. 2021;4(5):e219041.

71. Vogel M, Meyer M, Westenberg JN, Kormann A, Simon O, Salim Hassan Fadlelseed R, et al. Safety and feasibility of intranasal heroin-assisted treatment: 4-week preliminary findings from a Swiss multicentre observational study. Harm Reduct J. 2023;20(1):2.
72. Farrell M, Shahbazi J, Byrne M, Grebely J, Lintzeris N, Chambers M, et al. Outcomes of a single-arm implementation trial of extended-release subcutaneous buprenorphine depot injections in people with opioid dependence. Int J Drug Policy. 2022;100:103492.
73. Shepard CJ, Drovandi AD. Sustained-release subdermal buprenorphine implants: the future of opioid use disorder management? Journal of Pharmacy Practice and Research. 2019;49(1):41–9.
74. Bentzley BS, Barth KS, Back SE, Book SW. Discontinuation of Buprenorphine Maintenance Therapy: Perspectives and Outcomes. Journal of substance abuse treatment. 2015;52:48–57.
75. Ma J, Bao YP, Wang RJ, Su MF, Liu MX, Li JQ, et al. Effects of medication-assisted treatment on mortality among opioids users: a systematic review and meta-analysis. Mol Psychiatry. 2019;24(12):1868–83.
76. Wittchen HU, Bühringer G, Rehm J. Predictors, Moderators and Outcome of Substitution Treatments – Effekte der langfristigen Substitution Opioidabhängiger: Prädiktoren, Moderatoren und Outcome. Premos Schlussbericht an das Bundesministerium für Gesundheit.: TU Dresden; 2011.
77. Richtlinie der Bundesärztekammer zur Durchführung der substitutionsgestützten Behandlung Opioidabhängiger Deutsches Ärzteblatt 40. Deutsches Ärzteblatt International. 2017: 8171.
78. Davis MP, Digwood G, Mehta Z, McPherson ML. Tapering opioids: a comprehensive qualitative review. Ann Palliat Med. 2020;9(2):586–610.
79. Zweben JE, Sorensen JL, Shingle M, Blazes CK. Discontinuing Methadone and Buprenorphine: A Review and Clinical Challenges. J Addict Med. 2021;15(6):454–60.
80. Mumba MN, Findlay LJ, Snow DE. Treatment Options for Opioid Use Disorders: A Review of the Relevant Literature. J Addict Nurs. 2018;29(3):221–5.
81. Gowing L, Farrell M, Ali R, White JM. Alpha$_2$-adrenergic agonists for the management of opioid withdrawal. Cochrane Database of Systematic Reviews. 2016(5).
82. Fishbain DA, Rosomoff HL, Cutler R. Opiate detoxification protocols. A clinical manual. Ann Clin Psychiatry. 1993;5(1):53–65.
83. Sandhu H, Underwood M, Furlan AD, Noyes J, Eldabe S. What interventions are effective to taper opioids in patients with chronic pain? BMJ. 2018;362:k2990.
84. Srivastava AB, Mariani JJ, Levin FR. New directions in the treatment of opioid withdrawal. Lancet. 2020;395(10241):1938–48.
85. Pfeifer P, Hildebrand K, Angelov A, Havemann-Reinecke U, Böttcher M, Hiemke C, et al. Levomethadone Therapeutic Drug Monitoring to Aid Opioid Withdrawal Therapy: A Short Communication. Ther Drug Monit. 2023;45(6):772–6.
86. Amato L, Davoli M, Ferri M, Ali R. Methadone at tapered doses for the management of opioid withdrawal. Cochrane Database Syst Rev. 2003(2):CD003409.
87. Gorodetzky CW, Walsh SL, Martin PR, Saxon AJ, Gullo KL, Biswas K. A phase III, randomized, multi-center, double blind, placebo controlled study of safety and efficacy of lofexidine for relief of symptoms in individuals undergoing inpatient opioid withdrawal. Drug Alcohol Depend. 2017;176:79–88.
88. Kuszmaul AK, Palmer EC, Frederick EK. Lofexidine versus clonidine for mitigation of opioid withdrawal symptoms: A systematic review. J Am Pharm Assoc (2003). 2020;60(1):145–52.
89. Hartung DM, Markwardt S, Johnston K, Geddes J, Baker R, Leichtling G, et al. Association between treatment setting and outcomes among oregon medicaid patients with opioid use disorder: a retrospective cohort study. Addict Sci Clin Pract. 2022;17(1):45.
90. Dugosh K, Abraham A, Seymour B, McLoyd K, Chalk M, Festinger D. A Systematic Review on the Use of Psychosocial Interventions in Conjunction With Medications for the Treatment of Opioid Addiction. J Addict Med. 2016;10(2):93–103.

91. Miller, WR, S. R. Motivational Interviewing: Helping People Change and Grow (Applications of Motivational Interviewing): Guilford Press; 2023.
92. Frost MC, Lampert H, Tsui JI, Iles-Shih MD, Williams EC. The impact of methamphetamine/amphetamine use on receipt and outcomes of medications for opioid use disorder: a systematic review. Addict Sci Clin Pract. 2021;16(1):62.
93. Park TW, Larochelle MR, Saitz R, Wang N, Bernson D, Walley AY. Associations between prescribed benzodiazepines, overdose death and buprenorphine discontinuation among people receiving buprenorphine. Addiction. 2020;115(5):924–32.
94. Alammehrjerdi Z, Briggs NE, Biglarian A, Mokri A, Dolan K. A Randomized Controlled Trial of Brief Cognitive Behavioral Therapy for Regular Methamphetamine Use in Methadone Treatment. J Psychoactive Drugs. 2019;51(3):280–9.
95. Bolívar HA, Klemperer EM, Coleman SRM, DeSarno M, Skelly JM, Higgins ST. Contingency Management for Patients Receiving Medication for Opioid Use Disorder: A Systematic Review and Meta-analysis. JAMA Psychiatry. 2021;78(10):1092–102.
96. Strang J, McCambridge J, Best D, Beswick T, Bearn J, Rees S, et al. Loss of tolerance and overdose mortality after inpatient opiate detoxification: follow up study. Bmj. 2003;326(7396):959–60.
97. White SR, Bird SM, Merrall EL, Hutchinson SJ. Drugs-Related Death Soon after Hospital-Discharge among Drug Treatment Clients in Scotland: Record Linkage, Validation, and Investigation of Risk-Factors. PLoS One. 2015;10(11):e0141073.
98. Santo T, Campbell G, Gisev N, Martino-Burke D, Wilson J, Colledge-Frisby S, et al. Prevalence of mental disorders among people with opioid use disorder: A systematic review and meta-analysis. Drug Alcohol Depend. 2022;238:109551.
99. Elarabi HF, Shawky M, Mustafa N, Radwan D, Elarasheed A, Yousif Ali A, et al. Effectiveness of incentivised adherence and abstinence monitoring in buprenorphine maintenance: a pragmatic, randomised controlled trial. Addiction. 2021;116(9):2398–408.
100. Laffont CM, Ngaimisi E, Gopalakrishnan M, Ivaturi V, Young M, Greenwald MK, et al. Buprenorphine exposure levels to optimize treatment outcomes in opioid use disorder. Front Pharmacol. 2022;13:1052113.
101. Zangiabadian M, Golmohammadi S, Nejadghaderi SA, Zahmatkesh MM, Nasiri MJ, Sadeghian M. The effects of naltrexone on retention in treatment and being opioid-free in opioid-dependent people: A systematic review and meta-analysis. Front Psychiatry. 2022;13:1003257.
102. Brünen S, Vincent PD, Baumann P, Hiemke C, Havemann-Reinecke U. Therapeutic drug monitoring for drugs used in the treatment of substance-related disorders: literature review using a therapeutic drug monitoring appropriateness rating scale. Ther Drug Monit. 2011;33(5):561–72.
103. Heikman PK, Muhonen LH, Ojanperä IA. Polydrug abuse among opioid maintenance treatment patients is related to inadequate dose of maintenance treatment medicine. BMC Psychiatry. 2017;17(1):245.
104. McCowan C, Kidd B, Fahey T. Factors associated with mortality in Scottish patients receiving methadone in primary care: retrospective cohort study. Bmj. 2009;338:b2225.
105. Kunkel F, Fey E, Borg D, Stripp R, Getto C. Assessment of the use of oral fluid as a matrix for drug monitoring in patients undergoing treatment for opioid addiction. J Opioid Manag. 2015;11(5):435–42.
106. Bell J, Strang J. Medication Treatment of Opioid Use Disorder. Biol Psychiatry. 2020;87(1):82–8.
107. Peng S, Jiang H, Du J, Lin S, Pan S, Yu S, et al. Methadone Dosage and Plasma Levels, SNPs of OPRM1 Gene and Age of First Drug Use Were Associated With Outcomes of Methadone Maintenance Treatment. Front Genet. 2018;9:450.
108. Ramey OL, Bonny AE, Silva Almodóvar A, Nahata MC. Gaps in Evidence-based Treatment of Concurrent Attention Deficit Hyperactivity Disorder and Opioid Use Disorder: A Scoping Review. Ann Pharmacother. 2023;57(8):978–90.

109. Rice D, Corace K, Wolfe D, Esmaeilisaraji L, Michaud A, Grima A, et al. Evaluating comparative effectiveness of psychosocial interventions adjunctive to opioid agonist therapy for opioid use disorder: A systematic review with network meta-analyses. PLoS One. 2020;15(12):e0244401.
110. Marsden J, Stillwell G, James K, Shearer J, Byford S, Hellier J, et al. Efficacy and cost-effectiveness of an adjunctive personalised psychosocial intervention in treatment-resistant maintenance opioid agonist therapy: a pragmatic, open-label, randomized controlled trial. The Lancet Psychiatry. 2019;6(5):391–402.
111. McDermott KA, Griffin ML, Connery HS, Hilario EY, Fiellin DA, Fitzmaurice GM, et al. Initial response as a predictor of 12-week buprenorphine-naloxone treatment response in a prescription opioid-dependent population. J Clin Psychiatry. 2015;76(2):189–94.
112. Eastwood B, Strang J, Marsden J. Continuous opioid substitution treatment over five years: Heroin use trajectories and outcomes. Drug Alcohol Depend. 2018;188:200–8.
113. Cousins G, Boland F, Barry J, Lyons S, Keenan E, O'Driscoll D, et al. J-shaped relationship between supervised methadone consumption and retention in methadone maintenance treatment (MMT) in primary care: National cohort study. Drug Alcohol Depend. 2017;173:126–31.
114. Katzman JG, Takeda MY, Bhatt SR, Moya Balasch M, Greenberg N, Yonas H. An Innovative Model for Naloxone Use Within an OTP Setting: A Prospective Cohort Study. J Addict Med. 2018;12(2):113–8.
115. Katzman JG, Takeda MY, Greenberg N, Moya Balasch M, Alchbli A, Katzman WG, et al. Association of Take-Home Naloxone and Opioid Overdose Reversals Performed by Patients in an Opioid Treatment Program. JAMA Netw Open. 2020;3(2):e200117.
116. Wodarz von Essen H, Pogarell O, Wolstein J, Wodarz N. Evaluation eines Schulungsprogramms für medizinische Laien zum Einsatz von nasalem Take-Home-Naloxon in Notfallsituationen bei Menschen mit Opioidabhängigkeit in Bayern (BayTHN). 2021.
117. Gregory VL, Ellis RJB. Cognitive-behavioral therapy and buprenorphine for opioid use disorder: A systematic review and meta-analysis of randomized controlled trials. Am J Drug Alcohol Abuse. 2020;46(5):520–30.
118. Wyse JJ, Morasco BJ, Dougherty J, Edwards B, Kansagara D, Gordon AJ, et al. Adjunct interventions to standard medical management of buprenorphine in outpatient settings: A systematic review of the evidence. Drug Alcohol Depend. 2021;228:108923.
119. Sokol R, LaVertu AE, Morrill D, Albanese C, Schuman-Olivier Z. Group-based treatment of opioid use disorder with buprenorphine: A systematic review. J Subst Abuse Treat. 2018;84:78–87.
120. Rezaie Z, Afshari B, Balagabri Z. Effects of Dialectical Behavior Therapy on Emotion Regulation, Distress Tolerance, Craving, and Depression in Patients with Opioid Dependence Disorder. Journal of Contemporary Psychotherapy. 2021.
121. Wild TC, Hammal F, Hancock M, Bartlett NT, Gladwin KK, Adams D, et al. Forty-eight years of research on psychosocial interventions in the treatment of opioid use disorder: A scoping review. Drug Alcohol Depend. 2021;218:108434.
122. Zhong N, Yuan Y, Chen H, Jiang H, Du J, Sun H, et al. Effects of a Randomized Comprehensive Psychosocial Intervention Based on Cognitive Behavioral Therapy Theory and Motivational Interviewing Techniques for Community Rehabilitation of Patients With Opioid Use Disorders in Shanghai, China. J Addict Med. 2015;9(4):322–30.
123. Shahzadi M, Mahmood K. Cognitive behaviour therapy as an evidence-based intervention for opioid use disorder: A systematic review. J Pak Med Assoc. 2024;74(5):946–52.
124. Barry DT, Beitel M, Cutter CJ, Fiellin DA, Kerns RD, Moore BA, et al. An evaluation of the feasibility, acceptability, and preliminary efficacy of cognitive-behavioral therapy for opioid use disorder and chronic pain. Drug Alcohol Depend. 2019;194:460–7.
125. Deimel D. Psychosozialen Behandlung in der Substitutionstherapie. Praxis Klinischer Sozialarbeit: Tectum; 2013.
126. Deimel D. Ziele und Evidenz der Psychosozialen Betreuung substituierter Opiatabhängiger. In: Sarrazin D, Westfalen-Lippe Ä, editors. Herausforderung Substitutionsbehandlung

Qualität – Kooperation – Verantwortung 34 Jahrestagung der LWL-Koordinationsstelle Sucht in Kooperation mit der Ärztekammer Westfalen-Lippe. 50. Münster: Lanschaftsverband Westfalen-Lippe, LWL-Koordinationsstelle Sucht; 2016. p. 21–36.
127. Addiction EMCfDaD. The role of psychosocial interventions in drug treatment (Perspectives on drugs). 2016.
128. Deutsche Gesellschaft für Psychiatrie und Psychotherapie PuNeV. S3-Leitlinie Psychosoziale Therapien bei schweren psychischen Erkrankungen. 2018.
129. Kuhn S, Schu M, Vogt I, Schmid M, Simmedinger R, Schlanstedt G, et al. Die psychosoziale Behandlung im bundesdeutschen Modellprojekt zur heroingestützten Behandlung Opiatabhängiger. Sucht. 2007;53(5):278–87.
130. Walter M, Dürsteler KM, Petitjean SA, Wiesbeck GA, Euler S, Sollberger D, et al. Psychosoziale Behandlungen bei Suchterkrankungen – Suchtspezifische Psychotherapieformen und ihre Wirksamkeit. Fortschritte der Neurologie – Psychiatrie. 2015;83(4):201–10.
131. Specka M, Kuhlmann T, Feugmann K, Funke W, Pietras M, Post Y, et al. Outcome of patients who taper off opioid maintenance during in-patient rehabilitation treatment for opiate use disorder. A controlled multicenter study. Journal of Substance Use. 2018;23(3):318–21.
132. Schönthal J, Wollinger A, Rosenau E, Vonderschmitt J, Rapp A, Batra A, et al. SURE: Substitutionsgestützte Rehabilitation in abstinenzorientierter Therapie. 2013. Contract No.: 2.
133. V. BSe. Auswertung der indikationsbezogenen Basisdaten zum Entlassungsjahrgang 2021 – Alle Indikationen ohne Adaptionsbehandlung. 2022.
134. e. V FS. Basisdokumentation 2021 – Ausgewählte Daten zur Entwöhnungsbehandlung im Fachverband Sucht+ e. V. 2022.
135. Sucht+ F. Effektivität der stationären abstinenz-orientierten Drogenrehabilitation – FVS-Katamnese des Entlassjahrgangs 2019 von Fachkliniken für Drogenrehabilitation. 2022.
136. Becker A, Bick-Dresen S, Schneider B, Bachmeier R, Bingel-Schmitz D, Funke W, et al. Effektivität der ambulanten Suchtrehabilitation – FVS-Katamnese des Entlassjahrgangs 2019 von Ambulanzen für Alkohol- und Medikamentenabhängige. SuchtAktuell – Zeitschrift des Fachverbandes Sucht+ eV. 2022;29(1):60–9.
137. Bund DR. Sozialmedizinischer Verlauf im 1. und 2. Jahr nach medizinischer Rehabilitation (SMV) – Bericht 2022. Berlin; 2022.
138. V. BSe. Auswertung der Katamnesedaten des Entlassungsjahres 2020. 2021.
139. Strathdee SA, Kuo I, El-Bassel N, Hodder S, Smith LR, Springer SA. Preventing HIV outbreaks among people who inject drugs in the United States: plus ça change, plus ça meme chose. AIDS. 2020;34(14):1997–2005.
140. Springer SA, Korthuis PT, Del Rio C. Integrating Treatment at the Intersection of Opioid Use Disorder and Infectious Disease Epidemics in Medical Settings: A Call for Action After a National Academies of Sciences, Engineering, and Medicine Workshop. Ann Intern Med. 2018;169(5):335–6.
141. Prevention CfDCa. Injection Drug Use and HIV Rise [Available from: https://www.cdc.gov/hiv/pdf/risk/cdc-hiv-idu-fact-sheet.pdf.]
142. Prevention CfDCa. Persons Who Inject Drugs [Available from: https://www.cdc.gov/pwid/index.html.]
143. Hartnett KP, Jackson KA, Felsen C, McDonald R, Bardossy AC, Gokhale RH, et al. Bacterial and fungal infections in persons who inject drugs – western New York, 2017. Morbidity and Mortality Weekly Report. 2019;68(26):583–6.
144. Gonsalves GS, Crawford FW. Dynamics of the HIV outbreak and response in Scott County, IN, USA, 2011–15: a modelling study. Lancet HIV. 2018;5(10):e569–e577.
145. Reddon H, Milloy MJ, Simo A, Montaner J, Wood E, Kerr T. Methadone maintenance therapy decreases the rate of antiretroviral therapy discontinuation among HIV-positive illicit drug users. AIDS Behav. 2014;18(4):740–6.
146. Roux P, Carrieri MP, Cohen J, Ravaux I, Poizot-Martin I, Dellamonica P, et al. Retention in opioid substitution treatment: a major predictor of long-term virological success

for HIV-infected injection drug users receiving antiretroviral treatment. Clin Infect Dis. 2009;49(9):1433–40.
147. Socías ME, Wood E, Small W, Dong H, Shoveller J, Kerr T, et al. Methadone maintenance therapy and viral suppression among HIV-infected opioid users: The impacts of crack and injection cocaine use. Drug Alcohol Depend. 2016;168:211–8.
148. Springer SA, Qiu J, Saber-Tehrani AS, Altice FL. Retention on buprenorphine is associated with high levels of maximal viral suppression among HIV-infected opioid dependent released prisoners. PLoS One. 2012;7(5):e38335.
149. Mazhnaya A, Marcus R, Bojko MJ, Zelenev A, Makarenko I, Pykalo I, et al. Opioid Agonist Treatment and Improved Outcomes at Each Stage of the HIV Treatment Cascade in People Who Inject Drugs in Ukraine. J Acquir Immune Defic Syndr. 2018;79(3):288–95.
150. Uhlmann S, Milloy MJ, Kerr T, Zhang R, Guillemi S, Marsh D, et al. Methadone maintenance therapy promotes initiation of antiretroviral therapy among injection drug users. Addiction. 2010;105(5):907–13.
151. Rosenthal ES, Silk R, Mathur P, Gross C, Eyasu R, Nussdorf L, et al. Concurrent Initiation of Hepatitis C and Opioid Use Disorder Treatment in People Who Inject Drugs. Clin Infect Dis. 2020;71(7):1715–22.
152. Suzuki J, Johnson JA, Montgomery MW, Hayden MC, Price CN, Solomon DA, et al. Long-term Outcomes of Injection Drug-related Infective Endocarditis Among People Who Inject Drugs. J Addict Med. 2020;14(4):282–6.
153. Brooner RK, King VL, Kidorf M, Schmidt CW, Jr., Bigelow GE. Psychiatric and substance use comorbidity among treatment-seeking opioid abusers. Arch Gen Psychiatry. 1997;54(1):71–80.
154. Kidorf M, Solazzo S, Yan H, Brooner RK. Psychiatric and Substance Use Comorbidity in Treatment-Seeking Injection Opioid Users Referred From Syringe Exchange. J Dual Diagn. 2018;14(4):193–200.
155. Chambers RA. Animal Modeling and Neurocircuitry of Dual Diagnosis. J Dual Diagn. 2007;3(2):19–29.
156. Krystal JH, D'Souza DC, Gallinat J, Driesen N, Abi-Dargham A, Petrakis I, et al. The vulnerability to alcohol and substance abuse in individuals diagnosed with schizophrenia. Neurotox Res. 2006;10(3–4):235–52.
157. Khantzian EJ. The self-medication hypothesis of addictive disorders: focus on heroin and cocaine dependence. Am J Psychiatry. 1985;142(11):1259–64.
158. Kidorf M, Disney ER, King VL, Neufeld K, Beilenson PL, Brooner RK. Prevalence of psychiatric and substance use disorders in opioid abusers in a community syringe exchange program. Drug Alcohol Depend. 2004;74(2):115–22.
159. Brooner RK, Greenfield L, Schmidt CW, Jr., Bigelow GE. Antisocial personality disorder and HIV infection among intravenous drug abusers. American Journal of Psychiatry. 1993;150(1):53–8.
160. King VL, Brooner RK, Kidorf MS, Stoller KB, Mirsky AF. Attention deficit hyperactivity disorder and treatment outcome in opioid abusers entering treatment. J Nerv Ment Dis. 1999;187(8):487–95.
161. Kidorf M, King VL, Peirce J, Gandotra N, Ghazarian S, Brooner RK. Substance use and response to psychiatric treatment in methadone-treated outpatients with comorbid psychiatric disorder. J Subst Abuse Treat. 2015;51:64–9.
162. Deutsche Gesellschaft für Kinder- und Jugendpsychiatrie PuPeV, Deutsche Gesellschaft für Psychiatrie und Psychotherapie PuNeV, V. DGfSuJe. S3-Leitlinie ADHS bei Kindern, Jugendlichen und Erwachsenen. 2017.
163. Deutsche Gesellschaft für Psychiatrie und Psychotherapie PuNeV. S3-Leitlinie Borderline-Persönlichkeitsstörung. AWMF; 2022.
164. Psychotraumatologie DGf, (DeGPT) eV. S3-Leitlinie Posttraumatische Belastungsstörung. 2019.
165. Australian National Guidelines for Medication Assisted Treatment of Opioid Dependence. 2014.

166. Preuss UW, Moggi F. Affektive Störungen und Sucht. 1 ed: Kohlhammer Verlag; 2023.
167. Gouzoulis-Mayfrank E, Walter M. Schizophrenia and Addiction. In: Dom G, Moggi F, editors. Co-occurring Addictive and Psychiatric Disorders: A Practice-Based Handbook from a European Perspective. Berlin, Heidelberg: Springer Berlin Heidelberg; 2015. p. 75–86.
168. Gouzoulis-Mayfrank E. Komorbidität Psychose und Sucht. Grundlagen und Praxis. Mit Manualen für die Psychoedukation und Verhaltenstherapie. 2 ed. Darmstadt: Steinkopff Verlag; 2007.
169. Fatséas M, Denis C, Lavie E, Auriacombe M. Relationship between anxiety disorders and opiate dependence – a systematic review of the literature: implications for diagnosis and treatment. J Subst Abuse Treat. 2010;38(3):220–30.
170. Goldner EM, Lusted A, Roerecke M, Rehm J, Fischer B. Prevalence of Axis-1 psychiatric (with focus on depression and anxiety) disorder and symptomatology among non-medical prescription opioid users in substance use treatment: systematic review and meta-analyses. Addict Behav. 2014;39(3):520–31.
171. Frei A, Rehm J. Die Prävalenz der psychiatrischen Komorbidität bei Opioidabhängigen. Psychiatrische Praxis. 2002;29(5):258–62.
172. Hassan AN, Howe AS, Samokhvalov AV, Le Foll B, George TP. Management of mood and anxiety disorders in patients receiving opioid agonist therapy: Review and meta-analysis. Am J Addict. 2017;26(6):551–63.
173. Fluyau D, Mitra P, Jain A, Kailasam VK, Pierre CG. Selective serotonin reuptake inhibitors in the treatment of depression, anxiety, and post-traumatic stress disorder in substance use disorders: a Bayesian meta-analysis. Eur J Clin Pharmacol. 2022;78(6):931–42.
174. Titievsky J, Seco G, Barranco M, Kyle EM. Doxepin as adjunctive therapy for depressed methadone maintenance patients: a double-blind study. J Clin Psychiatry. 1982;43(11):454–6.
175. Woody GE, O'Brien CP, Rickels K. Depression and anxiety in heroin addicts: a placebo-controlled study of doxepin in combination with methadone. Am J Psychiatry. 1975;132(4):447–50.
176. McRae AL, Sonne SC, Brady KT, Durkalski V, Palesch Y. A randomized, placebo-controlled trial of buspirone for the treatment of anxiety in opioid-dependent individuals. Am J Addict. 2004;13(1):53–63.
177. Jariani M, Saaki M, Nazari H, Birjandi M. The effect of Olanzapine and Sertraline on personality disorder in patients with methadone maintenance therapy. Psychiatr Danub. 2010;22(4):544–7.
178. Quello SB, Brady KT, Sonne SC. Mood disorders and substance use disorder: a complex comorbidity. Sci Pract Perspect. 2005;3(1):13–21.
179. Carey KB, Purnine DM, Maisto SA, Carey MP, Simons JS. Treating substance abuse in the context of severe and persistent mental illness: clinicians' perspectives. J Subst Abuse Treat. 2000;19(2):189–98.
180. Pettinati HM, O'Brien CP, Dundon WD. Current status of co-occurring mood and substance use disorders: a new therapeutic target. Am J Psychiatry. 2013;170(1):23–30.
181. Bischof G, Lange N, Rumpf H-J, Preuss U. Reduced drinking and harm reduction in the treatment of alcohol use disorders. Drugs and Alcohol Today. 2020;ahead-of-print.
182. Kunstmann W, Specka M, Wodarz N, Scherbaum N. Substitutions-Richtlinie der Bundesärztekammer: Basis für eine bessere Versorgung. Deutsches Ärzteblatt. 2019;116.
183. Meshberg-Cohen S, Ross MacLean R, Schnakenberg Martin AM, Sofuoglu M, Petrakis IL. Treatment outcomes in individuals diagnosed with comorbid opioid use disorder and Posttraumatic stress disorder: A review. Addict Behav. 2021;122:107026.
184. Carpenter KM, Brooks AC, Vosburg SK, Nunes EV. The effect of sertraline and environmental context on treating depression and illicit substance use among methadone maintained opiate dependent patients: a controlled clinical trial. Drug Alcohol Depend. 2004;74(2):123–34.

185. Dean AJ, Bell J, Mascord DJ, Parker G, Christie MJ. A randomised, controlled trial of fluoxetine in methadone maintenance patients with depressive symptoms. J Affect Disord. 2002;72(1):85–90.
186. Petrakis I, Carroll KM, Nich C, Gordon L, Kosten T, Rounsaville B. Fluoxetine treatment of depressive disorders in methadone-maintained opioid addicts. Drug Alcohol Depend. 1998;50(3):221–6.
187. Poling J, Pruzinsky R, Kosten TR, Gonsai K, Sofuoglu M, Gonzalez G, et al. Clinical efficacy of citalopram alone or augmented with bupropion in methadone-stabilized patients. Am J Addict. 2007;16(3):187–94.
188. Luthar SS, Suchman NE. Relational Psychotherapy Mothers' Group: a developmentally informed intervention for at-risk mothers. Dev Psychopathol. 2000;12(2):235–53.
189. Carpenter KM, Smith JL, Aharonovich E, Nunes EV. Developing therapies for depression in drug dependence: results of a stage 1 therapy study. Am J Drug Alcohol Abuse. 2008;34(5):642–52.
190. Luthar SS, Suchman NE, Altomare M. Relational Psychotherapy Mothers' Group: a randomized clinical trial for substance abusing mothers. Dev Psychopathol. 2007;19(1):243–61.
191. Saedy M, Kooshki S, Jamali Firouzabadi M, Emamipour S, Rezaei Ardani A. Effectiveness of Acceptance-Commitment Therapy on Anxiety and Depression among Patients on Methadone Treatment: A Pilot Study. Iran J Psychiatry Behav Sci. 2015;9(1):e222.
192. Kosten T, Oliveto A, Feingold A, Poling J, Sevarino K, McCance-Katz E, et al. Desipramine and contingency management for cocaine and opiate dependence in buprenorphine maintained patients. Drug Alcohol Depend. 2003;70(3):315–25.
193. Gonzalez G, Feingold A, Oliveto A, Gonsai K, Kosten TR. Comorbid major depressive disorder as a prognostic factor in cocaine-abusing buprenorphine-maintained patients treated with desipramine and contingency management. Am J Drug Alcohol Abuse. 2003;29(3):497–514.
194. Woody GE, O'Brien CP, McLellan AT, Marcovici M, Evans BD. The use of antidepressants with methadone in depressed maintenance patients. Ann N Y Acad Sci. 1982;398:120–7.
195. Stein MD, Herman DS, Kettavong M, Cioe PA, Friedmann PD, Tellioglu T, et al. Antidepressant treatment does not improve buprenorphine retention among opioid-dependent persons. J Subst Abuse Treat. 2010;39(2):157–66.
196. Nunes EV, Quitkin FM, Donovan SJ, Deliyannides D, Ocepek-Welikson K, Koenig T, et al. Imipramine treatment of opiate-dependent patients with depressive disorders. A placebo-controlled trial. Arch Gen Psychiatry. 1998;55(2):153–60.
197. Kleber HD, Weissman MM, Rounsaville BJ, Wilber CH, Prusoff BA, Riordan CE. Imipramine as treatment for depression in addicts. Arch Gen Psychiatry. 1983;40(6):649–53.
198. Arndt IO, Dorozynsky L, Woody GE, McLellan AT, O'Brien CP. Desipramine treatment of cocaine dependence in methadone-maintained patients. Arch Gen Psychiatry. 1992;49(11):888–93.
199. Darke S, Ross J, Williamson A, Teesson M. The impact of borderline personality disorder on 12-month outcomes for the treatment of heroin dependence. Addiction. 2005;100(8):1121–30.
200. Ling W, Stephenson D, Vasti E. Guidelines for Physicians Working in California Opioid Treatment Programs. 2019.
201. Pennay A, Cameron J, Reichert T, Strickland H, Lee NK, Hall K, et al. A systematic review of interventions for co-occurring substance use disorder and borderline personality disorder. J Subst Abuse Treat. 2011;41(4):363–73.
202. Linehan MM, Schmidt Iii H, Dimeff LA, Craft JC, Kanter J, Comtois KA. Dialectical behavior therapy for patients with borderline personality disorder and drug-dependence. The American Journal on Addictions. 1999;8(4):279–92.
203. Linehan MM, Dimeff LA, Reynolds SK, Comtois KA, Welch SS, Heagerty P, et al. Dialectical behavior therapy versus comprehensive validation therapy plus 12-step for the treatment of opioid dependent women meeting criteria for borderline personality disorder. Drug Alcohol Depend. 2002;67(1):13–26.

204. van den Bosch LM, Verheul R, Schippers GM, van den Brink W. Dialectical Behavior Therapy of borderline patients with and without substance use problems. Implementation and long-term effects. Addict Behav. 2002;27(6):911–23.
205. Ball SA. Manualized treatment for substance abusers with personality disorders: dual focus schema therapy. Addict Behav. 1998;23(6):883–91.
206. Ball SA, Cobb-Richardson P, Connolly AJ, Bujosa CT, O'Neall TW. Substance abuse and personality disorders in homeless drop-in center clients: symptom severity and psychotherapy retention in a randomized clinical trial. Compr Psychiatry. 2005;46(5):371–9.
207. Ball SA, Maccarelli LM, LaPaglia DM, Ostrowski MJ. Randomized trial of dual-focused vs. single-focused individual therapy for personality disorders and substance dependence. J Nerv Ment Dis. 2011;199(5):319–28.
208. Walter M, Sollberger D, Euler S. Persönlichkeitsstörungen und Sucht. Stuttgart: Kohlhammer; 2015.
209. Herpertz SC, Zanarini M, Schulz CS, Siever L, Lieb K, Möller HJ, et al. World Federation of Societies of Biological Psychiatry (WFSBP) guidelines for biological treatment of personality disorders. World J Biol Psychiatry. 2007;8(4):212–44.
210. Sibley MH, Arnold LE, Swanson JM, Hechtman LT, Kennedy TM, Owens E, et al. Variable Patterns of Remission From ADHD in the Multimodal Treatment Study of ADHD. Am J Psychiatry. 2022;179(2):142–51.
211. van Emmerik-van Oortmerssen K, van de Glind G, van den Brink W, Smit F, Crunelle CL, Swets M, et al. Prevalence of attention-deficit hyperactivity disorder in substance use disorder patients: a meta-analysis and meta-regression analysis. Drug and Alcohol Dependence. 2012;122(1–2):11–9.
212. Rohner H, Gaspar N, Philipsen A, Schulze M. Prevalence of Attention Deficit Hyperactivity Disorder (ADHD) among Substance Use Disorder (SUD) Populations: Meta-Analysis. Int J Environ Res Public Health. 2023;20(2).
213. Rohner H, Gaspar N, Rosen H, Ebert T, Kilarski LL, Schrader F, et al. ADHD Prevalence among Outpatients with Severe Opioid Use Disorder on Daily Intravenous Diamorphine and/or Oral Opioid Maintenance Treatment. *International Journal of Environmental Research and Public Health*. 2023;20(3):2534.
214. Gesellschaft, (GNP) fNeV. S3-Leitlinie Fetale Alkoholspektrumstörungen (FASD) bei Kindern und Jugendlichen -Diagnostik & Intervention – Living Guideline. 2024.
215. Daigre C, Rodríguez L, Roncero C, Palma-Álvarez RF, Perea-Ortueta M, Sorribes-Puertas M, et al. Treatment retention and abstinence of patients with substance use disorders according to addiction severity and psychiatry comorbidity: A six-month follow-up study in an outpatient unit. Addict Behav. 2021;117:106832.
216. Kast KA, Rao V, Wilens TE. Pharmacotherapy for Attention-Deficit/Hyperactivity Disorder and Retention in Outpatient Substance Use Disorder Treatment: A Retrospective Cohort Study. J Clin Psychiatry. 2021;82(2).
217. Faraone SV, Banaschewski T, Coghill D, Zheng Y, Biederman J, Bellgrove MA, et al. The World Federation of ADHD International Consensus Statement: 208 Evidence-based conclusions about the disorder. Neurosci Biobehav Rev. 2021;128:789–818.
218. Luderer M, Ramos Quiroga JA, Faraone SV, Zhang James Y, Reif A. Alcohol use disorders and ADHD. Neurosci Biobehav Rev. 2021;128:648–60.
219. Luderer M, Kiefer F, Reif A, Moggi F. [ADHD in adult patients with substance use disorders]. Nervenarzt. 2019;90(9):926–31.
220. van Emmerik-van Oortmerssen K, Vedel E, Kramer FJ, Koeter MW, Schoevers RA, van den Brink W. Diagnosing ADHD during active substance use: Feasible or flawed? Drug and Alcohol Dependence. 2017;180:371–5.
221. Crunelle CL, van den Brink W, Moggi F, Konstenius M, Franck J, Levin FR, et al. International Consensus Statement on Screening, Diagnosis and Treatment of Substance Use Disorder Patients with Comorbid Attention Deficit/Hyperactivity Disorder. Eur Addict Res. 2018;24(1):43–51.

222. Young S, Abbasian C, Al-Attar Z, Branney P, Colley B, Cortese S, et al. Identification and treatment of individuals with attention-deficit/hyperactivity disorder and substance use disorder: An expert consensus statement. World J Psychiatry. 2023;13(3):84–112.
223. Brynte C, Aeschlimann M, Barta C, Begeman AHA, Bäcker A, Crunelle CL, et al. The clinical course of comorbid substance use disorder and attention deficit/hyperactivity disorder: protocol and clinical characteristics of the INCAS study. BMC Psychiatry. 2022;22(1):625.
224. Ramos-Quiroga JA, Nasillo V, Richarte V, Corrales M, Palma F, Ibáñez P, et al. Criteria and Concurrent Validity of DIVA 2.0: A Semi-Structured Diagnostic Interview for Adult ADHD. J Atten Disord. 2019;23(10):1126–35.
225. Takeda, Pharmaceuticals. Fachinformationen Elvanse adult® 2023 [Available from: https://www.takeda-produkte.de/system/files/produkt-info/fachinformation-elvanse-adultr-30-mg-50-mg-70-mg-hartkapseln.pdf.]
226. Medice, Arzneimittel. Fachinformationen Medikinet adult® 2023 [Available from: https://medice.com/de-de/produkte/adhs-erwachsene/medikinet-r-adult.]
227. Arzneimittel I. Fachinformationen Ritalin adult® 2023 [Available from: https://www.infectopharm.com/praeparate/ritalin-adult.]
228. Janssen-Cilag. Fachinformationen Concerta® 2023 [Available from: https://static.janssen-emea.com/sites/default/files/Germany/SMPC/DE-PL-0003.pdf.]
229. Özgen H, Spijkerman R, Noack M, Holtmann M, Schellekens ASA, van de Glind G, et al. International Consensus Statement for the Screening, Diagnosis, and Treatment of Adolescents with Concurrent Attention-Deficit/Hyperactivity Disorder and Substance Use Disorder. Eur Addict Res. 2020;26(4–5):223–32.
230. Mintz CM, Xu KY, Presnall NJ, Hartz SM, Levin FR, Scherrer JF, et al. Analysis of Stimulant Prescriptions and Drug-Related Poisoning Risk Among Persons Receiving Buprenorphine Treatment for Opioid Use Disorder. JAMA Netw Open. 2022;5(5):e2211634.
231. Heikkinen M, Taipale H, Tanskanen A, Mittendorfer-Rutz E, Lähteenvuo M, Tilhonen J. Association of Pharmacological Treatments and Hospitalization and Death in Individuals With Amphetamine Use Disorders in a Swedish Nationwide Cohort of 13 965 Patients. JAMA psychiatry. 2023;80(1):31–9.
232. Bjarnadottir GD, Johannsson M, Magnusson A, Rafnar BO, Sigurdsson E, Steingrimsson S, et al. Methylphenidate disintegration from oral formulations for intravenous use by experienced substance users. Drug Alcohol Depend. 2017;178:165–9.
233. Cassidy TA, McNaughton EC, Varughese S, Russo L, Zulueta M, Butler SF. Nonmedical use of prescription ADHD stimulant medications among adults in a substance abuse treatment population: early findings from the NAVIPPRO surveillance system. J Atten Disord. 2015;19(4):275–83.
234. Jasinski DR, Krishnan S. Abuse liability and safety of oral lisdexamfetamine dimesylate in individuals with a history of stimulant abuse. J Psychopharmacol. 2009;23(4):419–27.
235. Carton L, Icick R, Weibel S, Dematteis M, Kammerer E, Batisse A, et al. What is the potential for abuse of lisdexamfetamine in adults? A preclinical and clinical literature review and expert opinion. Expert Rev Clin Pharmacol. 2022;15(8):921–5.
236. Kaland ME, Klein-Schwartz W. Comparison of lisdexamfetamine and dextroamphetamine exposures reported to U.S. poison centers. Clin Toxicol (Phila). 2015;53(5):477–85.
237. Mills KL, Teesson M, Ross J, Peters L. Trauma, PTSD, and substance use disorders: findings from the Australian National Survey of Mental Health and Well-Being. Am J Psychiatry. 2006;163(4):652–8.
238. Hien DA, Nunes E, Levin FR, Fraser D. Posttraumatic stress disorder and short-term outcome in early methadone treatment. J Subst Abuse Treat. 2000;19(1):31–7.
239. Clark HW, Masson CL, Delucchi KL, Hall SM, Sees KL. Violent traumatic events and drug abuse severity. J Subst Abuse Treat. 2001;20(2):121–7.
240. Mills KL, Marel C, Darke S, Ross J, Slade T, Teesson M. The long-term impact of post traumatic stress disorder on recovery from heroin dependence. J Subst Abuse Treat. 2018;89:60–6.

241. Mills KL, Lynskey M, Teesson M, Ross J, Darke S. Post-traumatic stress disorder among people with heroin dependence in the Australian treatment outcome study (ATOS): prevalence and correlates. Drug Alcohol Depend. 2005;77(3):243–9.
242. Schiff M, Nacasch N, Levit S, Katz N, Foa EB. Prolonged Exposure for Treating PTSD Among Female Methadone Patients Who Were Survivors of Sexual Abuse in Israel. Soc Work Health Care. 2015;54(8):687–707.
243. Schacht RL, Brooner RK, King VL, Kidorf MS, Peirce JM. Incentivizing attendance to prolonged exposure for PTSD with opioid use disorder patients: A randomized controlled trial. J Consult Clin Psychol. 2017;85(7):689–701.
244. Carter LC, Read MA, Read L, Nicholas JS, Schmidt E. Opioid use disorder during pregnancy: An overview. JAAPA. 2019;32(3):20–4.
245. Anand KJ, Campbell-Yeo M. Consequences of prenatal opioid use for newborns. Acta Paediatr. 2015;104(11):1066–9.
246. Jones HE. Treating opioid use disorders during pregnancy: historical, current, and future directions. Subst Abus. 2013;34(2):89–91.
247. Ellis LP, Parlier-Ahmad AB, Scheikl M, Martin CE. An Integrated Care Model for Pregnant and Postpartum Individuals Receiving Medication for Opioid Use Disorder. J Addict Med. 2023;17(2):131–9.
248. Clark RRS. Breastfeeding in Women on Opioid Maintenance Therapy: A Review of Policy and Practice. Journal of midwifery & women´s health. 2019;64(5):545–58.
249. Kahn LS, Mendel WE, Fallin KL, Borngraber EA, Nochajski TH, Rea WE, et al. A parenting education program for women in treatment for opioid-use disorder at an outpatient medical practice. Soc Work Health Care. 2017;56(7):649–65.
250. Kelly JF, Fallah-Sohy N, Cristello J, bergmann B. Coping with the enduring unpredictability of opioid addiction: An investigation of a novel family-focused peer-support organization. Journal of Substance Abuse Treatment. 2017;77:193–200.
251. Marshall SK, Charles G, Hare J, Ponzetti Jr JJ, Stokl M. Sheway's services for substance using pregnant and parenting women: evaluating the outcomes for infants. Canadian Journal of Community Mental Health. 2005;24(1):19–33.
252. Müller C, Trabi T. „Österreichisches Modell" der Opioidsubstitution bei Minderjährigen. Monatsschrift Kinderheilkunde. 2019;167:109–16.
253. Robinson CA, Wilson JD. Management of Opioid Misuse and Opioid Use Disorders Among Youth. Pediatrics. 2020;145(Suppl 2):153–64.
254. Müller JL, Nedopil N. Forensische Psychiatrie. Klinik, Begutachtung and Behandlung zwischen Recht und Psychiatrie. 5 ed. Stuttgart: Thieme; 2017.
255. Stöver, H, K K. Opioidsubstitutionsbehandlung im Justizvollzug: Welche Belege für die Wirksamkeit, welche Hindernisse und welche Lösungsmöglichkeiten bestehen? . Suchtmedizin. 2021;23:59–66.
256. Kastelic A, Pont J, Stöver H. Leitfaden zur Substitutionsbehandlung im Gefängnis. Brüssel: European network on Drugs and Infections prevention in prison; 2007.
257. van Selm L, White TM, Picchio CA, Requena-Méndez A, Busz M, Perez Gayo R, et al. A call to create integrated services to better address the needs of migrants who use drugs in Europe. Harm Reduct J. 2024;21(1):9.
258. De Kock C, Blomme E, Antoine J. Non-national clients in Belgian substance use treatment. Drugs and Alcohol Today. 2020;ahead-of-print.
259. Nikitin BM, Bromberg DJ, Madden LM, Stöver H, Teltzrow R, Altice FL. Leveraging existing provider networks in Europe to eliminate barriers to accessing opioid agonist maintenance therapies for Ukrainian refugees. PLOS Glob Public Health. 2023;3(7):e0002168.
260. Saleh EA, Wazaify M, Khoshnood K. Substance Use in Humanitarian Settings: A Case from Yemen. Substance Abuse Treatment, Prevention, and Policy. 2024;19(1):28.
261. Ordean A, Tubman-Broeren M. Safety and Efficacy of Buprenorphine-Naloxone in Pregnancy: A Systematic Review of the Literature. Pathophysiology. 2023;30(1):27–36.

262. Lappen JR, Stark S, Bailit JL, Gibson KS. Delivery dose of methadone, but not buprenorphine, is associated with the risk and severity of neonatal opiate withdrawal syndrome. Am J Obstet Gynecol MFM. 2020;2(1):100075.
263. Hoyeck P, Wiercigroch D, Clarke C, Moineddin R, Sheikh H, Hulme J. Understanding current practice of opioid use disorder management in emergency departments across Canada: A cross-sectional study. Canadian Journal of Emergency Medicine. 2020;22(4):494–8.
264. Yu C. Policies Affecting Pregnant Women with Substance Use Disorder. Voices in Bioethics. 2023;9.
265. Kanervo MM, Tupola SJ, Nikkola EM, Rantakari KM, Kahila HK. Buprenorphine-naloxone, buprenorphine, and methadone throughout pregnancy in maternal opioid use disorder. Acta Obstetricia et Gynecologica Scandinavica. 2023;102(3):313–22.
266. Tran TH, Griffin BL, Stone RH, Vest KM, Todd TJ. Methadone, Buprenorphine, and Naltrexone for the Treatment of Opioid Use Disorder in Pregnant Women. Pharmacotherapy. 2017;37(7):824–39.
267. Towers CV, Terry P, Rackley B, Hennessy M, Visconti K. Fetal Outcomes with Detoxification from Opioid Drugs during Pregnancy: A Systematic Review. Am J Perinatol. 2020;37(7):679–88.
268. Humphries A, Simcox K, Howell B. A review of the literature: How does prenatal opioid exposure impact placental health and fetal brain development? Dev Psychobiol. 2023;65(3):e22378.
269. Miller JS, Anderson JG. Factors in children with a history of neonatal abstinence syndrome at 10 years of age: Evidence from the maternal lifestyle study. Journal for Specialists in Pediatric Nursing. 2022;27(1):e12358.
270. Perez FA, Blythe S, Wouldes T, McNamara K, Black KI, Oei JL. Prenatal methamphetamine-impact on the mother and child-a review. Addiction. 2022;117(1):250–60.
271. Boardman JP, Mactier H, Devlin LA. Opioids and the developing brain: time to rethink perinatal care for infants of opioid-dependent mothers. Arch Dis Child Fetal Neonatal E. 2022;107(1):98–104.
272. Benninger KL, Borghese T, Kovalcik JB, Moore-Clingenpeel M, Isler C, Bonachea EM, et al. Prenatal Exposures Are Associated With Worse Neurodevelopmental Outcomes in Infants With Neonatal Opioid Withdrawal Syndrome. Front Pediatr. 2020;8:462.
273. Lee SJ, Bora S, Austin NC, Westerman A, Henderson JMT. Neurodevelopmental Outcomes of Children Born to Opioid-Dependent Mothers: A Systematic Review and Meta-Analysis. Acad Pediatr. 2020;20(3):308–18.
274. Lee SJ, Pritchard VE, Austin NC, Henderson JMT, Woodward LJ. Health and Neurodevelopment of Children Born to Opioid-Dependent Mothers at School Entry. J Dev Behav Pediatr. 2020;41(1):48–57.
275. Gregory GA, Aiton NR. Intrauterine illicit drug exposure and neurodevelopmental outcomes for children: how current literature informs management and assessment. Paediatrics and Child Health. 2017;27(8):383–7.
276. Romanowicz M, Vande Voort JL, Shekunov J, Oesterle TS, Thusius NJ, Rummans TA, et al. The effects of parental opioid use on the parent-child relationship and children's developmental and behavioral outcomes: a systematic review of published reports. Child and Adolescent Psychiatry and Mental Health. 2019;13(1):1–11.
277. Spehr MK, Coddington J, Ahmed AH, Jones E. Parental Opioid Abuse: Barriers to Care, Policy, and Implications for Primary Care Pediatric Providers. J Pediatr Health Care. 2017;31(6):695–702.
278. Winstanley E, Newhouse A, Law KB. The Impact of Opioid Use Disorder on Families and Children. In: Dunn KE, editor. The Oxford Handbook of Opiods and Opioid Use Disorder: Oxford Academic; 2023.
279. Winstanley EL, Stover AN. The Impact of the Opioid Epidemic on Children and Adolescents. Clin Ther. 2019;41(9):1655–62.

280. Bullinger LR, Wang V, Feder KA. Effects of Opioid Treatment Programs on Child Well-Being. The ANNALS of the American Academy of Political and Social Science. 2022;703(1):79–105.
281. Suthar N, Garg N, Sharma P. Opioid use disorder in a 5-year-old child: A case report from Western Rajasthan. Journal of Indian Association for Child and Adolscent Mental Health. 152019. p. 85–91.
282. Pilarinos A, Bromberg DJ, Karamouzian M. Access to Medications for Opioid Use Disorder and Associated Factors Among Adolescents and Young Adults: A Systematic Review. JAMA Pediatr. 2022;176(3):304–11.
283. Holbrook BD, Rayburn WF. Teratogenic risks from exposure to illicit drugs. Obstet Gynecol Clin North Am. 2014;41(2):229–39.
284. Suchtkrankheit ÖGfaBv, Familienmedizin ÖGfA-u, Österreichische Gesellschaft für Kinder- und Jugendpsychiatrie PuP, Psychotherapie ÖGfPu. Qualitätsstandards für die Opioid-Substitutionstherapie. 2017.
285. Carney BL, Hadland SE, Bagley SM. Medication Treatment of Adolescent Opioid Use Disorder in Primary Care. Pediatr Rev. 2018;39(1):43–5.
286. Borodovsky JT, Levy S, Fishman M, Marsch LA. Buprenorphine Treatment for Adolescents and Young Adults With Opioid Use Disorders: A Narrative Review. J Addict Med. 2018;12(3):170–83.
287. Opitz-Welke A, Lehmann M, Seidel P, Konrad N. Medicine in the Penal System. Dtsch Arztebl Int. 2018;115(48):808–14.
288. Malta M, Varatharajan T, Russell C, Pang M, Bonato S, Fischer B. Opioid-related treatment, interventions, and outcomes among incarcerated persons: A systematic review. PLoS Med. 2019;16(12):e1003002.
289. Hedrich D, Alves P, Farrell M, Stöver H, Møller L, Mayet S. The effectiveness of opioid maintenance treatment in prison settings: a systematic review. Addiction. 2012;107(3):501–17.
290. Rich JD, McKenzie M, Larney S, Wong JB, Tran L, Clarke J, et al. Methadone continuation versus forced withdrawal on incarceration in a combined US prison and jail: a randomised, open-label trial. Lancet. 2015;386(9991):350–9.
291. Cherian T, Lim S, Katyal M, Goldfeld KS, McDonald R, Wiewel E, et al. Impact of jail-based methadone or buprenorphine treatment on non-fatal opioid overdose after incarceration. Drug Alcohol Depend. 2024;259:111274.
292. Will J, Abare M, Olson M, Chyorny A, Wilhelm-Leen E. Emergency department utilization by individuals with opioid use disorder who were recently incarcerated. J Subst Abuse Treat. 2022;141:108838.
293. Brinkley-Rubinstein L, McKenzie M, Macmadu A, Larney S, Zaller N, Dauria E, et al. A randomized, open label trial of methadone continuation versus forced withdrawal in a combined US prison and jail: Findings at 12 months post-release. Drug Alcohol Depend. 2018;184:57–63.
294. Chladek JS, Chui MA. Access to medications for opioid use disorder for formerly incarcerated individuals during community reentry: a mini narrative review. Front Public Health. 2024;12:1377193.
295. Schalast N, Frey M, Nau B, Boateng S, Leygraf N. Zum Ertrag der Unterbringung in einer Entziehungsanstalt und zu methodischen Einwänden gegen die Essener Evaluationsstudie. Psychiatrische Praxis. 2021;48(8):412–20.
296. Bryant RA, Nickerson A, Morina N, Liddell B. Posttraumatic Stress Disorder in Refugees. Annu Rev Clin Psychol. 2023;19:413–36.
297. European Monitoring Centre for Drugs and Drug Addiction E. Harm reduction – evidence, impacts and challenges – EMCDDA monographs. Lisboa: Publications Office; 2010.
298. Duncan DF, Nicholson T, Clifford P, Hawkins W, Petosa R. Harm reduction: an emerging new paradigm for drug education. J Drug Educ. 1994;24(4):281–90.
299. Association IHR. Was ist Harm Reduction? Eine Erklärung der International Harm Reduction Association. London; 2010.

300. Michels II, Stöver H. Harm reduction – from a conceptual framework to practical experience: the example of Germany. Subst Use Misuse. 2012;47(8–9):910–22.
301. Group CGoDMaDUIEW. Drug misuse and dependence. UK guidelines on clinical management London: Department of Health; 2017.
302. The ASAM National Practice Guideline for the Treatment of Opioid Use Disorder: 2020 Focused Update. Journal of Addiction Medicine. 2020;14(2S Suppl 1):1–91.
303. British, Health CCoSUaBCMo. A Guideline for the Clinical Management of Opioid Use Disorde. 2017.
304. Platt L, Minozzi S, Reed J, Vickerman P, Hagan H, French C, et al. Needle and syringe programmes and opioid substitution therapy for preventing HCV transmission among people who inject drugs: findings from a Cochrane Review and meta-analysis. Addiction. 2018;113(3):545–63.
305. Puzhko S, Eisenberg MJ, Filion KB, Windle SB, Hébert-Losier A, Gore G, et al. Effectiveness of Interventions for Prevention of Common Infections Among Opioid Users: A Systematic Review of Systematic Reviews. Front Public Health. 2022;10:749033.
306. Palmateer N, Hamill V, Bergenstrom A, Bloomfield H, Gordon L, Stone J, et al. Interventions to prevent HIV and Hepatitis C among people who inject drugs: Latest evidence of effectiveness from a systematic review (2011 to 2020). Int J Drug Policy. 2022;109:103872.
307. Levengood TW, Yoon GH, Davoust MJ, Ogden SN, Marshall BDL, Cahill SR, et al. Supervised Injection Facilities as Harm Reduction: A Systematic Review. Am J Prev Med. 2021;61(5):738–49.
308. Zurhold H, Degkwitz P, Verthein U, Haasen C. Drug Consumption Rooms in Hamburg, Germany: Evaluation of the Effects on Harm Reduction and the Reduction of Public Nuisance 2003 [663–88].
309. Poschadel S, Höger R, Schnitzler J, Schreckenberg D. Evaluation der Arbeit der Drogenkonsumräume in der Bundesrepublik Deutschland: Endbericht im Auftrag des Bundesministeriums für Gesundheit. 2003;149.
310. Potier C, Laprévote V, Dubois-Arber F, Cottencin O, Rolland B. Supervised injection services: what has been demonstrated? A systematic literature review. Drug and alcohol dependence. 2014;145:48–68.
311. Kraus L, Pfeiffer-Gerschel T, Seitz NN, Kurz A. Analyse drogeninduzierter Todesfälle. Berlin: Bundesgesundheitsministerium (BMG); 2018.
312. Mundipharma. Patienten-Informationskarte Nyxoid® Naloxon Nasenspray 2019 [3:[Available from: https://www.bfarm.de/DE/Arzneimittel/Pharmakovigilanz/Risikoinformationen/Schulungsmaterial/_functions/Schulungsmaterial_Formular.html?resultsPerPage=50&queryResultId=null&pageNo=0&wirkstoffPrefix=listWirkstoffN.]
313. Mundipharma. Fachinformationen Nyxoid® 1,8 mg Nasenspray, Lösung im Einzeldosisbehältnis 2019 [Available from: https://de.mundipharma.com/sites/mundi-pharma-ger/files/mundipharma-ger/fachinformationen/FI%20Nyxoid%201.8%20mg%20Nasenspray%20Lsung%20im%20Einzeldosisbehltnis%20M%C3%A4rz%202019.pdf.]
314. Lewis CR, Vo HT, Fishman M. Intranasal naloxone and related strategies for opioid overdose intervention by nonmedical personnel: a review. Subst Abuse Rehabil. 2017;8:79–95.
315. Chimbar L, Moleta Y. Naloxone Effectiveness: A Systematic Review. J Addict Nurs. 2018;29(3):167–71.
316. Behar E, Bagnulo R, Coffin PO. Acceptability and feasibility of naloxone prescribing in primary care settings: A systematic review. Prev Med. 2018;114:79–87.
317. McDonald R, Strang J. Are take-home naloxone programmes effective? Systematic review utilizing application of the Bradford Hill criteria. Addiction. 2016;111(7):1177–87.
318. Clark AK, Wilder CM, Winstanley EL. A systematic review of community opioid overdose prevention and naloxone distribution programs. J Addict Med. 2014;8(3):153–63.
319. Mitchell KD, Higgins LJ. Combating Opioid Overdose With Public Access to Naloxone. J Addict Nurs. 2016;27(3):160–79.

320. Walley AY, Xuan Z, Hackman HH, Quinn E, Doe-Simkins M, Sorensen-Alawad A, et al. Opioid overdose rates and implementation of overdose education and nasal naloxone distribution in Massachusetts: interrupted time series analysis. BMJ. 2013;346:f174.
321. Fleißner S, Stöver H, Schäffer D. Take-Home Naloxon: Ein Baustein der Drogennotfallprophylaxe auch in Deutschland. Bundesgesundheitsblatt – Gesundheitsforschung – Gesundheitsschutz. 2023;66(9):1035–41.
322. Jones JD, Campbell A, Metz VE, Comer SD. No evidence of compensatory drug use risk behavior among heroin users after receiving take-home naloxone. Addict Behav. 2017;71:104–6.
323. Süß W, Trojan A. Gesundheitsbezogene Gemeinwesenarbeit. Leitbegriffe der Gesundheitsförderung und Prävention Glossar zu Konzepten, Strategien und Methoden: Bundeszentrale für gesundheitliche Aufklärung (BZgA); 2020.
324. Diebäcker M, Wild G. Streetwork und Aufsuchende Soziale Arbeit im öffentlichen Raum. Wiesbaden: Springer; 2020.
325. Brüchmann, K., Busch-Geertsema V, Henke J, Steffen A. Erhebung und Modellentwicklung zur Neukonzeptionierung der Straßensozialarbeit in Hamburg. Bestandsaufnahme der Straßensozialarbeit in Hamburg. Recherchebeitrag in drei anderen Großstädten und Beispiele aus dem Ausland. Bremen; 2023.
326. Stöver H, Schäffer D. Stöver, H.; Schäffer, D. (2014): Handbuch: Zugehende Sozialarbeit mit Drogen gebrauchenden Frauen und Männern 2014. Berlin: Deutsche Aids-Hilfe114 Seiten2014.
327. V. Fe. Sachbericht 2020: Aufsuchende Drogenhilfe in Charlottenburg-Wilmersdorf. 2020.
328. Schroers A. Szenealltag im Kontaktcafé. Eine sozial-ökologische Analyse akzeptanzorientierter Drogenarbeit. Berlin: Verlag für Wissenschaft und Bildung; 1995.
329. Stöver H. Kontaktladen – Anlaufstelle mit Brückenfunktion In: Böllinger, L. S, H., Fietzek, L., editors. Drogenpraxis, Drogenrecht, Drogenpolitik. Frankfurt am Main: Fachhochschulverlag; 2002.
330. Unterkofler U. Lebensgeschichten (all)täglich begleiten. Eine ethnografische Fallstudie über professionelles Handeln im Kontaktladen In: Institut, zur Förderung qualitativer Drogenforschung aDu, e. V. rDI, editors. Akzeptanzorientierte Drogenarbeit. Münster2021.
331. Martens M-S, Neumann-Runde E. Suchthilfe in Hamburg. Statusbericht 2022 der Hamburger Basisdatendokumentation in der ambulanten Suchthilfe und der Eingliederungshilfe. Hamburg: BADO e. V; 2023.
332. Cramer V. Sachbericht Kontaktladen limit Beschäftigungsprojekt Spendenladen 2021. München; 2022.
333. Stöver H, Förster S. Drogenkonsumraum-Dokumentation. Auswertung der Daten der vier Frankfurter Drogenkonsumräume. Jahresbericht 2022. Frankfurt am Main: Institut für Suchtforschung Frankfurt am Main, ISFF; 2023.
334. Fredersdorf F. Verantwortung leben: ambulante Drogenselbsthilfe in Deutschland: Neuland; 2002.
335. 335.Pasdzior J, Rumpf H-J, Bischof G. Digitalisierung im Zuge der COVID-19-Pandemie: Chancen und Risiken digitaler Angebote der Sucht-Selbsthilfe. Suchttherapie. 2024;25:22–9.
336. Albrecht U-V, Kopp I, Wagner W, Kreienberg R. Stellungnahme der Arbeitsgemeinschaft der Wissenschaftlichen Medizinischen Fachgesellschaften (AWMF) zu Qualitätsprinzipien für Gesundheits-Apps2019.
337. George-Gaentzsc h, L., Barsch G, Wiewald S. Die Checkpoint-S-App für Menschen in Substitutionsbehandlung. Digitale Therapiebegleitung und Mittel der aktiven Mitgestaltung: KONTUREN online; 2021 [Available from: https://www.konturen.de/fachbeitraege/die-checkpoint-s-app-fuer-menschen-in-substitutionsbehandlung.]
338. CKEPOINT-S. CHECKPOINT-S: Die App zur Substitutionsbegleitung. Zur Unterstützung von PatientInnen im Alltag [Available from: https://www.kvhessen.de/fileadmin/user_upload/kvhessen/Mitglieder/Qualitaet_Behandlung/GENEHMIGUNG_SUBSTITUTION_Checkpoint-S-App.pdf.]

339. Verthein U. KISS „Kontrolle im selbstbestimmten Substanzkonsum". Evaluation eines Selbstmanagement-Programms zum kontrollierten Drogenkonsum. abhängigkeiten. 2010.
340. Becker G, Körkel J, Happel V, Lipsmeier G. Reduktion des Drogenkonsums durch Selbstkontrolltraining: Die Wirksamkeit des Programms „KISS"–ein Randomized Controlled Trial. Suchttherapie. 2009;10(S 01):S953.
341. Körkel J, Quest G. Kontrolle im selbstbestimmten Substanzkonsum (KISS). Teilnehmerhandbuch und Trainermanual. 3 ed. Heidelberg: GK Quest A; 2007.
342. D'Onofrio G, Melnick ER, Hawk KF. Improve Access to Care for Opioid Use Disorder: A Call to Eliminate the X-Waiver Requirement Now. Ann Emerg Med. 2021;78(2):220–2.
343. Madras BK, Ahmad NJ, Wen J, Sharfstein JS. Improving Access to Evidence-Based Medical Treatment for Opioid Use Disorder: Strategies to Address Key Barriers within the Treatment System. NAM Perspect. 2020;2020.
344. Bahorik AL, Satre DD, Kline-Simon AH, Weisner CM, Campbell CI. Alcohol, Cannabis, and Opioid Use Disorders, and Disease Burden in an Integrated Health Care System. J Addict Med. 2017;11(1):3–9.
345. Schippers GM, Schramade M, Walburg JA. Reforming Dutch substance abuse treatment services. Addict Behav. 2002;27(6):995–1007.
346. Sue KL. Supporting Any Positive Change: Harm Reduction as an Integral Pillar of Opioid Use Disorder Treatment. In: Wakeman SE, Rich JD, editors. Treating Opioid Use Disorder in General Medical Settings. Cham: Springer; 2021. p. 143–59.
347. 347.Faulkner-Gurstein R. The social logic of naloxone: Peer administration, harm reduction, and the transformation of social policy. Soc Sci Med. 2017;180:20–7.
348. Chang ET, Oberman RS, Cohen AN, Taylor SL, Gumm E, Mardian AS, et al. Increasing Access to Medications for Opioid Use Disorder and Complementary and Integrative Health Services in Primary Care. J Gen Intern Med. 2020;35(Suppl 3):918–26.
349. Compton WM, Wiley T, Blanco C. The Importance of Learning Health Systems in Addressing the Opioid Crisis. J Gen Intern Med. 2020;35(Suppl 3):891–4.
350. Brooner RK, Kidorf MS, King VL, Peirce J, Neufeld K, Stoller K, et al. Managing psychiatric comorbidity within versus outside of methadone treatment settings: a randomized and controlled evaluation. Addiction. 2013;108(11):1942–51.
351. Cabanis M, Outadi A, Choi F. Early childhood trauma, substance use and complex concurrent disorders among adolescents. Curr Opin Psychiatry. 2021;34(4):393–9.
352. Han B. Opioid Use Disorder Among Older Adults: Addressing Multimorbidity and Geriatric Conditions. Innov Aging. 2022;6:163.
353. Datta P, Kruk JS, Jordan K, Fisher KA. Dying with dignity: the challenges of end-of-life care in patients with substance use disorders. BMJ Case Rep. 2021;14(11).
354. Frank JW, Bohnert ASB, Sandbrink F, McGuire M, Drexler K. Implementation and Policy Recommendations from the VHA State-of-the-Art Conference on Strategies to Improve Opioid Safety. J Gen Intern Med. 2020;35(Suppl 3):983–7.
355. Kumar N, Oles W, Howell BA, Janmohamed K, Lee ST, Funaro MC, et al. The role of social network support in treatment outcomes for medication for opioid use disorder: A systematic review. J Subst Abuse Treat. 2021;127:108367.
356. Liddle HA, Dakof GA, Rowe CL, Henderson C, Greenbaum P, Wang W, et al. Multidimensional Family Therapy as a community-based alternative to residential treatment for adolescents with substance use and co-occurring mental health disorders. J Subst Abuse Treat. 2018;90:47–56.
357. Hruschak V, Cochran G, Wasan AD. Psychosocial interventions for chronic pain and comorbid prescription opioid use disorders: A narrative review of the literature. J Opioid Manag. 2018;14(5):345–58.
358. Yen Li M, Mitton JA, Bearnot BI. Treatment of Refractory Opioid Use Disorder. J Gen Intern Med. 2021;36(6):1792.
359. Organization WH. International Standards for the Treatment of Drug Use Disorders2020.
360. Reuvers L. Alkohol 2020. Integrierte Versorgung von Menschen mit einer Alkoholerkrankung: Das Wiener Modell KONTURen online. 2017.

361. Steinberg J, Azofeifa A, Sigounas G. Mobilizing Primary Care to Address the Opioid Use Disorder Treatment Gap. Public Health Rep. 2019;134(5):456–60.
362. Becker WC. Commentary on Ilgen et al. (2016): Integrating chronic pain programs into addiction treatment-full steam ahead. Addiction. 2016;111(8):1394–5.
363. El-Bassel N, Marotta PL, Gilbert L, Wu E, Springer S, Goddard-Eckrich D, et al. Integrating Treatment for Opioid Use Disorders and HIV Services into Primary Care: Solutions for the 21st Century. In: Crosby RA, DiClemente RJ, editors. Structural Interventions for HIV Prevention: Optimizing Strategies for Reducing New Infections and Improving Care. New York: Oxford Academic; 2018. p. 221–54.
364. Chang DC, Klimas J, Wood E, Fairbairn N. Medication-assisted treatment for youth with opioid use disorder: Current dilemmas and remaining questions. Am J Drug Alcohol Abuse. 2018;44(2):143–6.

GPSR Compliance

The European Union's (EU) General Product Safety Regulation (GPSR) is a set of rules that requires consumer products to be safe and our obligations to ensure this.

If you have any concerns about our products, you can contact us on ProductSafety@springernature.com

In case Publisher is established outside the EU, the EU authorized representative is:

Springer Nature Customer Service Center GmbH
Europaplatz 3
69115 Heidelberg, Germany

Batch number: 10683281

Printed by Printforce, the Netherlands